Mucha teta

Alba Padró

Mucha teta

El manual de lactancia materna

LactApp

Grijalbo

ÍNDICE GENERAL

PRÓLOGO

Me siento a escribir este prólogo en el AVE de Barcelona a Madrid, con mi hijo de 16 meses enganchado en la teta izquierda y mi hija de 2 años y 9 meses en la teta derecha. Mi intención era comenzarlo a escribir cuando estuviera sola y más tranquila, pero, siendo madre de estos dos terremotos, nunca sé cuándo llegará ese momento, así que aprovecho este «momento teta» porque es cuando más calmados van a estar en todo el trayecto.

Desde que soy pequeña he vivido la lactancia como algo natural en la vida de todo ser humano. Mi madre me dio pecho hasta los 3 años y siempre hablaba maravillas de su experiencia conmigo y con mis dos hermanos, así que no me planteaba nada distinto en mi caso para cuando llegara el momento. Pero, como siempre, la vida es caprichosa y Lia, mi primera hija, nació prematura. Por suerte nació con el reflejo de succión ya formado, pero hizo falta mucha mucha ayuda de profesionales, enfermeras, matronas y asesoras de lactancia para que consiguiera mamar durante más de 5 segundos sin cansarse y consiguiera ganar peso.

Tuve que vivir pegada al sacaleches el primer mes (día y noche) para conseguir suplementarla con darle el pecho y que ganara peso correctamente. Tras ese pequeño bache, pudimos gozar de una lactancia preciosa incluso al quedarme embarazada de mi segundo hijo, Neo, a los 5 meses. La lactancia fue de maravilla durante todo ese segundo embarazo (exceptuando una pequeña sensibilidad extra en el pecho los 2 primeros meses) hasta que, en la recta final, me empezaron a asaltar las dudas de ¡cómo iba a hacerlo cuando naciera Neo! «¿Se podrá amamantar a la vez? ¿La mayor no le "robará" leche al pequeño? ¿Le tendré que asignar una teta a cada uno? ¡¿Cómo lo hago?!».

Fue entonces cuando mi hermana Sandra me habló de Alba por primera vez. Comencé a seguirla en Instagram y, en tan solo unos días, ya había devorado todos sus artículos de LactApp, todos sus *posts*, y me había convertido en una «incondicional» a su ronda de «preguntas y respuestas» matutinas. No podía parar... Todo lo que contaba era tan útil como fascinante y no paraba de preguntarme cómo era posible que tuviéramos tan poca información sobre lactancia, siendo algo tan necesario ¡y tan primario! ¿Por qué no la había conocido antes? ¡Era la Diosa de la Lactancia!

Gracias a ella aprendí todo lo necesario sobre la lactancia en tándem y le di carpetazo a tantos mitos absurdos sobre la lactancia en general... Pero la lactancia no siempre es un camino de rosas y, tras el segundo parto, tuve una ingurgitación mamaria que por poco acaba en mastitis. Conseguí superarla gracias a los masajes de presión inversa suavizante, la extracción manual y las hojas de col congelada, pero a los 2 meses, sin explicación aparente, Neo empezó a perder mucho peso y mi pecho dejó de estar tan «lleno» como antes. Contacté desesperada con pediatras y médicos y ninguno supo darme una solución más allá de dejar el pecho y darle fórmula. Por supuesto, lo primero era la salud del pequeñín y comencé a alimentarlo con biberones de leche materna que tenía congelada y leche de fórmula. Sin embargo yo, por dentro (y por fuera), lloraba desesperada porque, aunque tenía

claro que no quería dejar la lactancia, aquello no pintaba bien.

Fue ahí cuando contacté personalmente con Alba. Le escribí por Instagram y a las pocas horas me recibió en su consulta.

Tanto a ella como a su (gran) equipo, les resultó un caso bastante extraño porque el peque mamaba perfectamente, no tenía problemas de frenillo, ni infección de orina, había estado ganando mucho peso las semanas anteriores y venía de una lactancia exitosa con la mayor... Quizá, decían, había podido ser el estrés de los dos bebés, no dormir, no comer bien y un cúmulo de pequeñas cosas. El caso es que no me prometían que pudiéramos recuperar la lactancia, pero sí que «lo íbamos a intentar». Me grabé esas últimas palabras de Alba a fuego y decidí entregarme a ella al 100 %.

Dos semanas después, tras miles de horas de sacaleches y mil consejos más, conseguí recuperar mi lactancia... Me emociono al pensarlo porque fue durísimo luchar contra todo pronóstico y contra todo mi entorno, incluida la familia, quien, en ocasiones y aun con su mejor intención, carecen de información y pueden no ser de gran ayuda en la lactancia y en la crianza en general. Pero gracias a Alba y a su gran equipo, a día de hoy, sigo con esta lactancia en tándem que me agota y me hace feliz a partes iguales. GRACIAS.

Cuando conocí a Alba personalmente, me encantó poder ver con mis propios ojos que era la misma mujer increíble delante y detrás de las redes. Eso la hacía, y la hace, aún más auténtica y honesta.

Alba es de esas personas carismáticas, contundentes y hechizantes que contestan al WhatsApp inmediatamente y que siempre tiene respuesta y sonrisa ¡para todo! Conozco a muy pocas personas que disfruten tanto con lo que hacen como ella. Es una *workaholic* que me fascinó desde la primera vez que la vi y que consigue que entiendas a la mujer y a la lactancia como lo que son: piezas fundamentales en la vida de todo recién nacido y todo/a niño/a, a las que hay que proporcionarles toda la información posible para ayudarlas a volar libres y felices. Y a ello se dedica: a hacernos libres y felices en este apasionante viaje.

De este libro, que no puede tener un título más acertado, deseo que te lleves eso mismo, «mucha teta» y la respuesta a todas tus dudas para que puedas respirar y disfrutar del viaje como os merecéis tu bebé y tú. El camino no siempre es sencillo, la sociedad no siempre lo pone fácil y el entorno, a veces, tampoco. De ahí la importancia de contar con cuanta más información, mejor, para poder estar tranquilas en los momentos difíciles y tomar decisiones con la mayor conciencia posible. Gracias, Alba, por existir y por hacernos este regalo que nos acompañará toda la vida, a nosotras y a nuestros/as hijos/as.

Y a ti, que tienes esta «joya» entre tus manos: te mando todo mi cariño femenino para que disfrutes de este apasionante viaje. Recuerda que no estás sola. Pide ayuda siempre que lo necesites y ¡ánimo! ¡Ya lo estás haciendo genial! ¡TÚ PUEDES!

NATALIA SÁNCHEZ

ACERCA DE ESTE MANUAL

Los manuales de instrucciones dan pereza, lo sé. Tantas páginas, tantas letras, tanto dibujito…, pereza máxima tener que leer todo eso y mucha ansia para usar lo que te has comprado.

¡Total, seguro que instintivamente sabes cómo funciona! ¿No? Nadie lee nada. La mayoría de las veces somos capaces de hacer funcionar el aparato que sea sin mirar las instrucciones, pero como tengas una dificultad y algo no salga como esperas no queda otra que abrir el libro y ponerte a ello.

Y esto es justo lo que tienes entre las manos: el manual para cuando las cosas no salen de manera intuitiva o algo no se soluciona solo. Y es que la lactancia es instintiva para los bebés, pero no lo es para nosotras; tenemos que aprender y muchas veces resolver sobre la marcha todo lo que irá aconteciendo en nuestra lactancia.

A lo largo de estos años he aprendido que una madre tiene dudas a todas horas y a veces no sabemos qué hay que hacer. Es cierto que vivimos en la era de la información, pero no siempre es fácil dar con ella y nuestro cerebro tampoco está en el momento ideal para poder leer por leer, así que he intentado ser el máximo de sintética para que te sea fácil encontrar lo que buscas y aplicar las sugerencias.

Este libro está dividido en diferentes capítulos, y no, no es necesario que empieces a leerlo por el primero; empieza por el que más necesites o incluso salta de capítulo en capítulo si es necesario. Este manual quiere acompañarte y darte respuestas rápidas a situaciones habituales en la lactancia y, por ello, quizá se repita alguna información.

Por otro lado, tengo que decirte que este manual es para situaciones en las que pueden aparecer dificultades y que complementa la información clave de lactancia que podrás encontrar en mi primer libro, *Somos la leche*. Por este motivo, quizá alguna de las dudas que tengas no aparezcan aquí. Creo que los dos se complementan muy bien y te serán de ayuda para poder entender la normalidad de la lactancia y, en el caso de que tengas dificultades, encontrar soluciones.

También encontrarás un pequeño apartado sobre el destete, pero si realmente estás pensando esta opción, mejor que te leas

Destete, final de una etapa, que contiene toda la información necesaria para llevarlo a cabo según tus deseos y la edad de tu bebé.

Sé que parece que esté vendiendo los otros dos libros, pero es que concibo este como un manual para ampliar y tratar más a fondo muchas de las situaciones que causan dudas durante la lactancia o que no quedaron lo suficientemente trabajadas en ellos. Este libro te va a permitir encontrar las respuestas a las dudas que tengas y, más importante, aquí vas a encontrar las soluciones a las situaciones que estés experimentando o aquellos aspectos de la lactancia para los que necesites una información más precisa. En cada una de las situaciones o preguntas he planteado primero una pequeña explicación y descripción, luego la información concreta y paso a paso en muchas ocasiones para que puedas resolver aquello que te ocurra. Y es que disponer de información que te permita fomentar los autocuidados es clave en una situación tan delicada como es la lactancia materna.

Siempre que escribo lo hago pensando en ayudarte, en que lo tengas lo más fácil posible y, si tienes dificultades, las resuelvas cuanto antes. Es normal que te puedas sentir sola, que no sepas a quién acudir (o has dado vueltas y vueltas en busca de ayuda) y te desesperes. Creo en tus (nuestras) capacidades para resolver las pequeñas y grandes dificultades, creo en la autoeficacia, creo que la voluntad de una madre mueve montañas y que lo único que te puede faltar es la información específica para poder conseguirlo. Tienes el poder, tienes la información y ahora, a por ello, porque recuerda: **¡no puedes resolver lo que no sabes!**

1

Cómo prepararse para la lactancia

Durante el embarazo el pecho se va preparando para la lactancia y es cuando empezamos a notar cambios o molestias que nos pueden inquietar.

A partir del primer trimestre el tejido mamario, que será el encargado de fabricar la leche, aumenta. Esto conlleva que sientas el pecho más grande, pesado y sensible. De la misma manera podrás observar que el pezón y la areola también crecen y se oscurecen. El bebé tiene ciertas limitaciones para distinguir el mundo que le rodea, no tiene bien desarrollado el sentido de la vista, pero puede observar perfectamente los contrastes; por ello, el pezón y la areola se preparan para el inicio de la lactancia, para que al nacer el bebé pueda encontrar con más facilidad el pecho.

Vamos a repasar algunas de las condiciones que puedes experimentar durante el embarazo. Sin embargo, si tienes esta o alguna otra duda, comenta las inquietudes con tu comadrona o ginecólogo para que puedan verificar que todo va perfectamente.

EN EL PRIMER EMBARAZO

No sé si quiero dar el pecho

Empezamos fuerte. Pues sí, estoy segura de que no esperabas esta cuestión planteada en este libro, pero no puedo evitar que sea la primera. Es más, quiero que lo sea. Amamantar no es una obligación, sino que tiene que ser algo de lo que tengas ganas, algo que *a priori* te apetezca y tengas ganas de disfrutar... Por supuesto, durante el proceso vas a tener miedo, dudas y mil emociones encontradas, pero

nunca te sientas obligada a dar el pecho si no quieres.

La lactancia es una experiencia maravillosa para muchas mujeres y muy traumática para muchas otras. Y lo es, porque se han sentido obligadas a intentarlo, porque no les ha gustado la experiencia o porque no han encontrado ayuda cuando han experimentado problemas.

Descubrirás que este es aún un proceso en el que muchos te van a animar a participar, pero no vas a tener comodines de ayuda, no te los van a dar. Cuando hay problemas es un «sálvese quien pueda» y esto genera muchos sentimientos muy feos: rabia, ira, frustración, culpa...

Si empiezas y no te gusta, déjalo; y si cuando tienes que empezar no lo sientes, no lo hagas; si no te ves con un niño colgado de la teta, no lo hagas; si una vez que llevas un tiempo no te gusta, no sigas. Eres adulta, es tu bebé y tu crianza, tú mandas.

 Recursos

¡Escúchate solo a ti! Hagas lo que hagas lo harás bien y nadie tiene derecho a decirte lo contrario. **¡En tu cuerpo y en el uso de tus tetas, solo mandas tú!**

Dolor en el pecho y el pezón durante el embarazo

Es muy habitual que el crecimiento del pecho te produzca molestias o incluso dolor y a veces el roce de la ropa o si tu pareja te toca el pecho puede resultar muy molesto. Estas sensaciones se producen por los cambios hormonales que tu cuerpo está experimentando. Los estrógenos y la progesterona están elevadísimos y de ahí esta sensibilidad tan extrema.

 Soluciones

Hay poca solución, por no decir ninguna. Es un tema fisiológico y no queda más que esperar a que el embarazo avance un poco, lo que suele traducirse en una ligera mejoría. Hay que tener paciencia y avisar a tu pareja de que el pecho puede ser una zona a «no tocar» durante unos meses.

Picor en el pecho

Durante el primer trimestre el tejido mamario crece. Bueno, en general todo el pecho y el resto de nuestro cuerpo crece, tanto por dentro como por fuera. Y de la misma manera que la barriga te pica por la distensión de los tejidos, también lo hará la piel del pecho. Es una sensación muy desagradable.

 Soluciones

Aplica una crema hidratante, no tiene por qué ser específica para el embarazo o la lactancia. Un aceite de almendras dulces puede ser perfecto. Normalmente solo hace falta durante el primer trimestre de embarazo, que es cuando más crece todo el tejido mamario.

Cambios de color y crecimiento del pezón y la areola

En el embarazo tu pecho se prepara para la lactancia. Y dos de los cambios más significativos son el oscurecimiento del pezón y la areola y el crecimiento de la zona. Y eso, ¿por qué? Pues porque el bebé al nacer tiene el sentido de la vista muy poco desarrollado, ve sombras y los objetos más oscuros. De ahí que esta zona se agrande y oscurezca. De esta manera el bebé, cuando está a pocos centímetros del pecho, la ve más oscura y, junto al reflejo de búsqueda que se activa cuando el pezón roza sus mejillas, hace que busque el pecho y abra la boca para empezar a mamar.

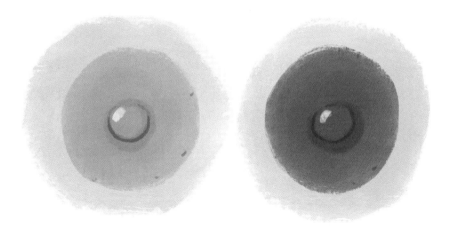

El pecho cambia y se adapta durante el embarazo para preparar la lactancia.

Información

Cuando ya hayas iniciado la lactancia, a medida que pasen los meses, el color del pezón y la areola se van a ir normalizando y volverán al color anterior al embarazo. Lo que debes observar durante la lactancia es si la areola se despigmenta por partes. En ese caso, si además tienes dolor, te está indicando un agarre deficiente al pecho y que el bebé está haciendo mucha fuerza para poder mamar. Si es tu caso, no dudes en consultar con una comadrona o experta en lactancia.

Los «granitos» en la areola

Igual aún no lo has observado, pero vas a poder comprobar cómo aparecen en la areola unos curiosos «granitos». Se llaman glándulas areolares,[1] (también corpúsculos o tubérculos areolares) y son como pequeñas protuberancias con una punta blanca. Cuando la areola se contrae y endurece,[2] parecen pequeñas montañitas. Contienen una sustancia aceitosa o cerosa que protege el área del pezón y la areola y ayuda a mante-

ner los pezones suaves y flexibles. Además, esta sustancia también tiene propiedades antiinfecciosas que ayudan a mantener alejadas las bacterias. Y esto es importante, porque es posible que te hayan dicho que debes preparar el pecho en el embarazo o que una vez empiece la lactancia debes limpiar el pezón y la areola en cada toma. Pero este trabajo ya lo hacen de serie los corpúsculos areolares.

El número de corpúsculos puede variar mucho y tan normal es ver dos o tres como hasta veinticinco o más.

 Observa

Cuando empezamos la toma, el bebé suele realizar pequeños golpecitos en esta zona, ya sea con la boca, con sus manos o con la nariz. Esto hace que la areola y los corpúsculos areolares se contraigan para que de esta manera al bebé le sea más fácil encontrar la zona, agarrarse y succionar.

Si no te has fijado nunca y quieres observar cómo se prepara la areola y el pezón para una toma, puedes estimular la zona para verlo:

---

[1] Incluso yo, hasta hace muy poco, las llamaba corpúsculos de Montgomery. Se aboga por eliminar los epónimos (nombres propios) para nombrar la anatomía del cuerpo humano, así que vamos a seguir dicha recomendación y hablar de corpúsculos areolares.

[2] Los puedes observar con facilidad en un orgasmo, cuando aparecen con más claridad al replegarse la piel contráctil de la areola.

1. Lávate las manos y ten cuidado si llevas las uñas largas.

2. Estimula la zona haciendo masajes circulares sobre la areola.

3. Deberías ver cómo se contrae la areola y se endurece el pezón.

4. Si no funciona, puedes hacer lo mismo con un poco de hielo (ten cuidado de no quemarte) o fijarte cuando tengas un orgasmo.

Sequedad de la areola y el pezón

Durante el embarazo el pecho aumenta de volumen. Este crecimiento afecta a todas las zonas del pecho, pero puede hacerlo de manera más visible en la zona de la areola y el pezón.

La piel está seca, tensa y se descama con facilidad, lo que puede producirte una sensación muy desagradable de quemazón o picor.

 Solución

Muy fácil: hidratación en la zona. Y no, no tiene por qué ser aceite de rosa mosqueta, con un aceite de almendras o similar va a ser más que suficiente. Aplícatelo una o dos veces al día y comprueba si la zona mejora. En caso de que no mejore en unos días, no dudes en consultar a tu comadrona o ginecóloga.

Secreción de calostro

A partir de las 12-13 semanas de gestación puedes observar la aparición de precalostro.[3] Antes de seguir, tan normal es ver el calostro (o el precalostro) como no verlo. Se trata de un líquido que puede ser de diferentes colores, y eso a veces sorprende. Puede ser transparente, amarillento, naranja... o incluso que solo veas una mancha seca en el sujetador o en las camisetas. Esta primera secreción de leche (sí, tanto el precalostro como el calostro son leche), sea como sea, no determina cómo va a ser tu lactancia ni qué producción de leche vas a tener y, como te decía, es tan normal que lo observes como que no veas ni rastro durante el embarazo. En ocasiones no se observa en el primero, pero sí en los siguientes.

---

[3] El precalostro es el tipo de leche que se produce antes del calostro. Durante el embarazo solemos hablar de manera genérica de «calostro» cuando en realidad se trata de precalostro, puesto que a nivel nutricional el calostro no es tal hasta el momento de dar a luz. El precalostro es más similar a la leche en cuanto a composición, y el calostro con todo su poder inmunológico y protector se frabricará cuando estés dando a luz y los días posteriores.

La aparición de calostro suele ser muy limitada y no suele molestar en absoluto, y esto es porque los estrógenos y la progesterona frenan la hormona prolactina, que es la que se encargará de producir leche cuando nazca el bebé.

Como te decía, puede pasar que veas calostro o que no lo veas. Si lo vemos, nos suele dar mucha tranquilidad y seguridad. Es como si mentalmente hiciéramos un *check* que parece garantizar que todo está en marcha y que todo va a ir bien. Pero **muchas mujeres no ven ni gota de calostro durante el embarazo, incluso ni siquiera durante las primeras horas del nacimiento del bebé, y para nada determina que no vayan a tener calostro y mucho menos que su lactancia no vaya a funcionar**.

Todas hemos oído la vivencia de mujeres cercanas que no tuvieron leche y los miedos nos inundan. En este libro leerás que hay mujeres que pueden tener una baja producción de leche, pero calostro siempre hay, aunque no lo veas. Aunque no lo parezca, tu bebé los primeros días va a tomar calostro.

Si por lo que sea te molesta esta secreción, puedes usar protectores para evitar que te manches o que se te pegue la ropa al pezón. Busca de algodón, lino o materiales naturales y evita los de plástico, que impiden la transpiración de la piel.

¿El calostro será suficiente?

Este es un aspecto de la lactancia que da mucho miedo. Tanto el hecho de que el calostro no sea suficiente como que no haya. Este se produce por la acción de una hormona, en concreto del lactógeno placentario. Además, durante la gestación esta hormona desarrolla otras dos funciones clave:

- Regula el metabolismo materno: facilita que las grasas que la madre ingiere se aprovechen mejor y ayuda a liberar glucosa (azúcar) para el feto.

- Causa una resistencia a la insulina: una hormona que se encarga de llevar la glucosa del torrente sanguíneo a las células. Al haber una resistencia a esta hormona, la glucosa permanece en mayor cantidad en sangre y, por lo tanto, también en el feto, asegurando su nutrición.

i Información

El calostro se produce en muy pequeñas cantidades, la suficiente para que, cuando lo tome el bebé, proteja todo su sistema digestivo. Quizá has visto alguna vez un dibujo que corre por internet que compara el estómago del bebé con frutas. Lo que pretende mostrar esta infografía es que el estómago del bebé es muy pequeño, por lo que con muy poco calostro es suficiente. Bueno, aunque esto sea cierto, es un poco más grande de lo que se ve en el dibujo. Pero ¡calma total!, calostro siempre hay, y el bebé tomará la cantidad que necesite en espera de la subida de leche. La primera función del calostro es protectora y por eso se sirve en pequeñas dosis, como si fuera una vacuna. Y también contiene calorías, en concreto unas 58 kilocalorías por cada 100 mililitros, mientras que la leche madura tiene unas 70 kilocalorías. Ya ves que no hay tanta diferencia entre ambas. Quédate con esta conclusión: **vas a tener calostro y vas a tener el suficiente para tu bebé**.

El calostro es «malo»

En algunas culturas el calostro se considera oro líquido, en otras se piensa que es malo para el bebé y es necesario esperar a que se produzca la subida de leche para poder amamantar al pequeño. Se dice que:

> • La leche «amarilla» está podrida, en mal estado.

> • El calostro se debe desechar.
>
> • No hay que dar el pecho hasta que el calostro haya desaparecido.

Es probable que estas afirmaciones te hayan sorprendido o te hayan dejado atónita.

 Información

Tenemos evidencia científica de que el calostro es un tesoro, que ofrece inmunidad pasiva al bebé y le protege de diversos tipos de infecciones. A pesar de ello, los mitos de la lactancia abundan y es fácil que tengan más peso que toda la evidencia científica junta.

Las tres afirmaciones anteriores son totalmente falsas y **no hay razón para esperar a amamantar ni desechar el calostro**. Es probable que este mito provenga de que en algunas culturas se dejaba al bebé recién nacido sin alimento, o solo se le ofrecía bebidas a base de plantas y miel,[4] durante unos días. Se trataba de un proceso de selección natural: si el bebé sobrevivía, era indicativo de que era fuerte y que tendría oportunidades de seguir con vida, pensamiento muy muy lejano a nuestra realidad y conocimientos actuales.

---

[4] La miel es un alimento peligroso para los bebés, ya que puede contener esporas de botulismo que pueden causarles la muerte.

Aparición de costras en el pezón

Muchas mujeres se sorprenden al observar periódicamente la aparición de pieles o costras en el pezón. Se trata, en la mayoría de las ocasiones, de la presencia de calostro seco, que puede tener un aspecto entre blanquecino y amarillo. Quizá no siempre te das cuenta de que existe secreción, sino que solo ves estas costras que quedan secas en el pezón y que parece que la piel del pezón se descame.

 Soluciones

Las costras no tienen ninguna trascendencia. Su presencia no determina nada, no son peligrosas ni pueden causarte molestia alguna. Hay mujeres que prefieren frotar un poco la zona con los dedos en la ducha diaria para eliminarlas. Solo hay que tener en cuenta que van a seguir apareciendo, a veces hasta el nacimiento del bebé.

Aparición de verrugas

Durante el embarazo se oscurecen ciertas partes de nuestro cuerpo, en especial las areolas y los pezones y la línea alba, pero también otras zonas no tan evidentes: los genitales, las axilas... Aparecen también acrocordones (los llamamos verrugas) en la zona de las areolas o el escote debido a los diferentes cambios hormonales que se producen en el embarazo y por el aumento de peso. Es importante que lo valore el dermatólogo para verificar de qué se trata exactamente.

 Información

Y ¿puede interferir en la lactancia si aparecen en la areola? ¿Es necesario eliminarlas? Bueno, pues puede que sea necesario o que no haga falta. En caso de que haya que eliminarlas, es interesante hacerlo lo antes posible y más si están en la areola. Si estás embarazada y las detectas en la areola, pide cita con el médico para que las pueda valorar y, si es necesario, extirparlas lo antes posible para que la zona tenga tiempo para cicatrizar antes de empezar con la lactancia. El tratamiento es compatible con esta, pero las pequeñas cicatrices que causa el proceso te pueden molestar una vez iniciada la lactancia.

Mi pezón está raro

Vale, a veces esta es una situación que cuesta definir y que puede ser causada por diferentes motivos. **El pezón y la areola crecen durante el embarazo por efecto hormonal** y estos cambios pueden manifestarse como:

- Crecimiento del pezón en forma de frambuesa: imagina esta fruta, con sus pequeñas protuberancias rosadas, y ahora imagina que es más pequeña de lo habitual y, por tanto, las protuberancias serán más pequeñas. Pues algo parecido ocurre con el pezón cuando la cara (la parte delantera) adquiere aspecto de frambuesa, quizá un poco más irregular, de diferentes tonos rosados y con mayor o menor protuberancia.

- Crecimiento de placas escamosas en la cara del pezón: este proceso se llama hiperqueratosis benigna del pezón. Se manifiesta con la aparición de escamas oscuras y bastante duras. Se pueden diferenciar de las escamas producidas por el calostro porque la hiperqueratosis no se va cuando te das una ducha y, si insistes en eliminarla, puedes producirte pequeñas lesiones en la piel.

En ambos casos no está de más que, durante el embarazo, lo evalúe tu comadrona para estar completamente segura de que se trata de esto.

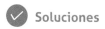 **Soluciones**

En el caso de que tengas un pezón de «frambuesa», no vamos a poder cambiarlo. Es una característica anatómica. Es posible que, al iniciar la lactancia, veas que algunas partes del pezón sobresalen por encima de las otras, que queda irregular después de la succión del bebé. En el caso de que haya alguna dificultad en el agarre o en la succión, una de estas diminutas porciones de tu pezón se puede ver más inflamada o incluso de colores diferentes. No por tener un pezón con estas características tendrás más dificultades en la lactancia, solo es necesario que sepas que la cara del pezón se puede ver diferente y que no es más que una condición anatómica.

En el caso de que se confirme que se trata de una hiperqueratosis benigna del pezón, hay poco que hacer durante el embarazo. Las placas van a estar ahí, no van a desaparecer. Y si las quitas, puedes producirte bastante dolor y volverán a salir durante el embarazo. Eso sí, se suelen caer una vez ha empezado la lactancia. Hay mujeres a las que les resulta más doloroso que a otras. Es un proceso relativamente rápido y cuando caen [5] todas las placas durante la lactancia ya no vuelven a aparecer.

---

[5] El bebé se las traga al mamar sin que esto sea un problema.

Mi pezón es…

Es muy habitual que tengas dudas sobre si tu pezón será adecuado o no para amamantar. Le damos mucha importancia en la lactancia, cuando en realidad tiene relativamente poca. El bebé necesita introducir el pezón en la boca para mamar y comprimir la areola con la lengua. Para él, el pezón tan solo es un referente táctil por donde sale la leche. Por ello, da un poco igual cómo sea tu pezón.

Te dejo una pequeña descripción de las formas más habituales de los pezones:

- Pezón muy pequeño: a veces el pezón es más pequeño que el meñique de tu dedo y no pasa nada.

- Pezón muy grande: puede costar un poco más que el bebé se agarre si tiene la boca extremadamente pequeña[6] (*spoiler*: todos los bebés tienen la boca pequeña, pero saben abrirla).

- Pezón muy largo: sí, a veces, si los pezones son muy largos, se puede activar el reflejo de náusea,[7] aunque te adelanto que, en ocasiones, se pueden contener con una pezonera hasta que le crezca un poco más la boca al bebé y deje de interferir.

- Pezón plano: es cuando no sobresale de la areola. A medida que el bebé succione, irá saliendo.

- Pezón pseudoinvertido: es un tipo de pezón que parece que está hundido (como si fuera el ombligo), pero cuando se produce excitación sexual o el bebé succiona sale sin más dificultad.

- Pezón invertido: este es el único tipo de pezón que puede complicar la lactancia. Está malformado, los conductos suelen ser más cortos y, cuando el bebé succiona, en vez de protruir hacia fuera, se hunde hacia dentro. La fuerza de succión del bebé hace que las fibras que rodean el pezón se rompan, lo que en algunos casos puede producir dolor, san-

---

[6] Es el caso de un bebé prematuro, que si tiene la boca muy pequeña, los pezones con un diámetro muy grande pueden producir alguna dificultad en el inicio de la lactancia.

[7] Es un reflejo protector del bebé durante los primeros meses de vida, que evita que pueda tragar cualquier objeto o alimento que no sea leche y que le pudiera causar un atragantamiento o ahogo.

grados y pequeñas infecciones en el pecho. Si crees que este es tu tipo de pezón, sería ideal consultar con una experta en lactancia antes de dar a luz.

Sean como sean los pezones, no se puede hacer demasiado en el embarazo, y no son recomendables los ejercicios de tracción ni de estimulación, como tampoco frotar el pezón con guantes de crin para endurecerlo.

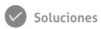 **Soluciones**

Ya ves que no hay nada que preparar. Por tanto, la recomendación es **aprender al máximo sobre lactancia: habla con el equipo médico que te va a atender en el parto y pregunta qué rutinas y protocolos siguen, expresa tu deseo de amamantar y de que exista un contacto precoz con el bebé, que nazca y lo pongan encima de tu pecho para que inicie la lactancia. Y en el caso de que sea una cesárea, ver qué protocolos tienen y, si os van a separar, una opción a valorar quizá sería preparar un banco de calostro.** En este mismo capítulo vas a encontrar información sobre cómo hacerlo.

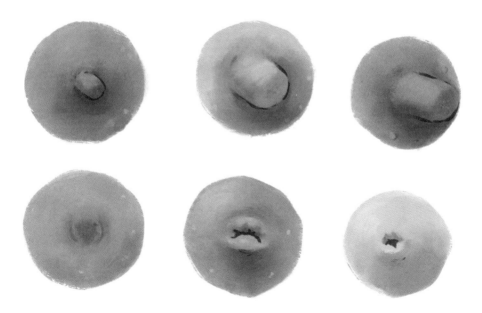

Todos los pezones son diferentes, pero no es lo más importante en una lactancia.

Preparar el pezón para la lactancia

Parece imposible que, en el siglo en que estamos, aún se recomiende a las mujeres embarazadas preparar el pezón para la lactancia. Y, además, con la «amenaza» de que si no se realizan una serie de movimientos, fricciones o aplicaciones de productos en el pezón, no se van a librar de las grietas cuando inicien la lactancia. Los pezones vienen preparados de serie y hacer o no hacer cosas en el embarazo no te va a evitar nada. Las recomendaciones que te van a llegar son de lo más variopintas, algunas más inocuas que otras.

> Las más inadecuadas:
>
> • Frotar los pezones con un guante de crin.
>
> • Aplicar una mezcla de alcohol y vaselina en los pezones.
>
> • Realizar estiramientos o tracciones en el pezón.

> Las menos inadecuadas (pero innecesarias):
>
> • Aplicar una crema o pomada hidratante y emoliente en los pezones.

> • Exponer cada día 5 minutos el pecho al sol.
>
> • Masajear los pechos.

Lo que no parecen tener en cuenta estas recomendaciones es que el pezón no es demasiado importante en la lactancia. El pezón para el bebé es un recurso táctil que le indica dónde está la comida, pues su visión es bastante limitada los primeros meses, para que sepan encontrar la zona donde deben mamar. De donde realmente comen es de la areola y ¿a que nadie te propone nada especial para preparar la areola? Pues esto te indica el desconocimiento general que hay en torno a la lactancia.

 Soluciones

Pues ya ves que no hay que preparar el pezón, «solo» nos tenemos que preparar nosotras para nuestra futura lactancia: lee, observa, pregunta, resuelve... Esto es lo que hay que preparar. La lactancia va más allá de algo físico: requiere entender lo complejo del proceso de crianza, que implica una atención continuada y sostenida. Los bebés nacen muy inmaduros y, de hecho, somos las crías más inmaduras de entre todos los mamíferos, por lo que van a necesitar nuestra presencia y nuestro cuerpo durante muchos meses. El bebé va a querer mamar siempre, con una frecuencia que es posible que te avasalle y te sorprenda. ¡Este sí es un aspecto importante a preparar y a tener muy en cuenta, porque los pezones tienen la suerte de prepararse solos!

Soy pelirroja o tengo la piel delicada

En la Edad Media las mujeres pelirrojas, si además tenían los ojos verdes, eran consideradas brujas y se las quemaba en la hoguera. Y ahora, en pleno siglo XXI, a las mujeres pelirrojas se les dice que no van a poder dar el pecho porque tienen la piel sensible. ¿Qué hay de cierto?

Una investigación[8] ha determinado que **las personas pelirrojas tienen un gen que las hace más sensibles al dolor**. No es que la piel sea más sensible y por eso les duela, no, sino que, en el caso de que tengan dolor al amamantar, es posible que este sea más intenso.

 Solución

Es cierto que el gen MC1R puede producir todas estas molestias extras, pero como cualquier otra madre cuando siente dolor al amamantar, la clave es pedir ayuda lo antes posible. No se trata de que no vayas a poder dar el pecho por ser pelirroja o que tengas más probabilidades de tener grietas en el pezón. Así que prepárate igual y pide ayuda si lo necesitas.

Mis pechos han crecido

Una de las primeras señales que nos indican que estamos embarazadas es el aumento de sensibilidad y el volumen del pecho a los pocos días de que se produzca la fecundación. De la misma manera que en cada menstruación el tejido del pecho se desarrolla y prepara una futura lactancia, lo hace mucho más cuando se produce el embarazo.

Gracias a todo el cóctel hormonal que este causa, se acelera el crecimiento del tejido mamario. Los estrógenos facilitan el crecimiento de los conductos mamarios, mientras que la progesterona se encarga de hacer crecer los lóbulos y alvéolos, donde se va a fabricar la leche.

A partir de las 16-18 semanas de gestación (a veces un poco antes) empieza la secreción de precalostro, sí, aún no es calostro como tal, como ya mencionamos antes. Las arterias cercanas al pecho también se pondrán a trabajar intensamente, y aumentará la irrigación de la zona. Todo ello hará que el pecho crezca durante el embarazo de 400 a 600 gramos.

[8] Binkley, C. J., A. Beacham, W. Neace, R. G. Gregg, E. B. Liem, D. I. Sessler, «Genetic variations associated with red hair color and fear of dental pain, anxiety regarding dental care and avoidance of dental care», *The Journal of the American Dental Association*, 2009, 140(7), pp. 896-905. doi: 10.14219/jada.archive.2009.0283. PMID: 19571053; PMCID: PMC2740987.

En resumen, es muy normal que sientas cambios en el pecho, porque se está preparando para vuestra lactancia.

 Ideas

Esta es una etapa en la que los sujetadores, las costuras, los aros, los rellenos… que usas habitualmente quizá empiezan a molestarte o te sientas incómoda con ellos, por lo que puede que te encuentres mejor si compras un sujetador de lactancia. Es cierto que es complicado acertar la talla para que te pueda servir cuando ya estés dando el pecho, pues crece aún un poco más justo al inicio de la lactancia, pero en general te puede venir bien comprar una talla superior a la que llevas normalmente, aunque el pecho puede ir cambiando de forma durante la lactancia. El sujetador lo puedes usar o no, por supuesto. Si eres de las que lo llevan, debes saber que no es obligatorio que lo uses por la noche y que lo más importante es que te sientas cómoda.

Mis pechos no han crecido

Vale, si has leído el punto anterior, ya ves que es necesario que el pecho crezca durante el embarazo para preparar la lactancia. Antes de hacer cualquier consulta, hay que tener en cuenta diversos aspectos: que aún estés embarazada de pocas semanas y no se hayan producido cambios significativos en el pecho o que no sea tu primer embarazo o lactancia. Este tipo de situaciones, y seguro que algunas otras, pueden hacer que no hayas notado el desarrollo glandular esperado.

 Soluciones

Si nada de lo anterior coincide con tu situación y no has notado ningún tipo de modificación en el pecho, estaría bien consultarlo con tu comadrona durante el embarazo para que pueda aconsejarte y guiarte.

Dudas sobre mi pecho (hipoplasia)

En los últimos años se habla cada vez más del pecho hipoplásico y de las dificultades que puede acarrear en la lactancia. El pecho hipoplásico o tubular tiene una estructura glandular en la que no existe suficiente tejido mamario para mantener una lactancia exclusiva los primeros meses de vida del bebé. No se trata de que sea un pecho pequeño, sino que su forma es lo que puede dificultar nuestra futura lactancia.

Las características de este tipo de pecho son:

- Se puede observar mucha separación entre ambos pechos.

- El pecho tiene una forma cónica o tubular.

- La areola puede ser igual de prominente que el pecho.

- Puede observarse diferencias notables entre ambos pechos.

Es importante no confundir este tipo de pecho con un pecho que tenga una forma caída, que a veces nos puede dar una idea equivocada y no tiene nada que ver con esto. Si es tu caso o tienes dudas, contacta con la comadrona durante tu embarazo para verificarlo.

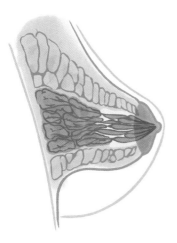

Pecho con escaso tejido mamario que puede dificultar la consecución de una lactancia materna exclusiva.

 Recursos

Si se confirma que tu pecho es hipoplásico, lo primero que debes tener claro es que, a pesar de que *a priori* se pueden producir más dificultades, esto no implica que no puedas iniciar la lactancia materna o que no puedas hacer una lactancia mixta.[9]

También debes saber que hay recursos que puedes intentar antes de dar a luz y justo después para que la glándula trabaje al máximo.

- Iniciar en la semana 34 la extracción prenatal de calostro. Te cuento al final del capítulo cómo hacerlo.

- Iniciar la extracción de calostro antes de las 6 horas siguientes al nacimiento de tu bebé.

Estos procesos, juntos o por separado, te van a permitir conocer tu pecho a fondo y estimular al máximo la productividad de la glándula mamaria. A pesar de ello, no te aseguran una lactancia materna exclusiva. Es importante que lo sepas de cara a evitar la frustración que puede producir esta situación.

[9] La lactancia mixta es la alimentación basada en la combinación de leche materna y leche artificial.

Intervenciones previas en el pecho

Si nos hemos sometido a cualquier intervención en el pecho que afecte a la sensibilidad del mismo o que ha cambiado de sitio la areola y el pezón, puede interferir en el transcurso de la lactancia. Las cirugías de mama se han popularizado y muchas mujeres en edad reproductiva se han sometido a ellas. **Tanto las reducciones como los aumentos de mama pueden ser un hándicap en una futura lactancia.** Muchas de vosotras preguntasteis a los cirujanos que os in- tervinieron si podríais o no amamantar llegado el momento. Muchas recibisteis un sí por respuesta y no es que no sea posible, solo que debemos tenerlo en cuenta y estar preparadas para saber actuar en el caso de que sea necesario.

Hay aspectos que nos dan pistas de cómo puede ir todo:

> • Cuánto tiempo hace de la intervención: cuanto más tiempo haya pasado, más tiempo habrá tenido la glándula para recuperarse.

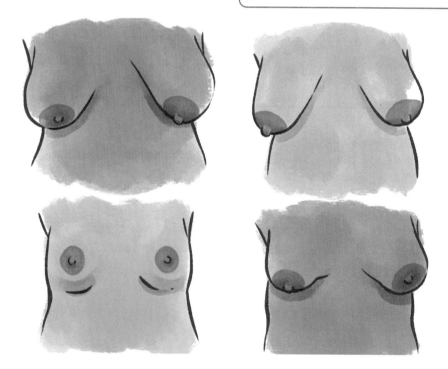

La forma alargada del pecho o la separación excesiva entre ambos nos puede indicar que el pecho es tubular.

- Por dónde se ha realizado la intervención: las que se realizan a través de la areola comprometen más la lactancia que las que se practican por la zona submamaria o la axila.

- En el caso de la cirugía de aumento, valorar cómo era el pecho antes: si simplemente era pequeño, es más probable que no existan tantas dificultades como si se trataba de un pecho con mucha asimetría entre las dos mamas, tubular o hipoplásico.

- Sensibilidad: cuanta más sensibilidad tengas en la mama, más probable es que la lactancia funcione.

Ya ves que son muchos aspectos que debes tener en cuenta y revisar. Si quieres dar el pecho, no pierdes nada en intentarlo y, a unas malas, si no funciona una lactancia materna exclusiva, lo que sí funciona seguro es una lactancia mixta.

 Recursos

Si tienes ganas de intentarlo, si quieres vivir la experiencia de alguna manera, busca ayuda. Deberías contactar con una experta en lactancia meses o semanas antes de dar a luz. Explora los aspectos de los que hemos hablado en el texto anterior. Habla con ella de tus expectativas y de tus miedos. De esta manera podrás estar preparada cuando llegue el momento y sabrás tomar decisiones clave si es necesario.

Tengo diabetes o diabetes gestacional

Vale, esto es posible que no lo sepas, pero **en caso de diabetes o diabetes gestacional la subida de leche se puede retrasar un poco más de lo habitual**. En vez de producirse a las 48-72 horas, se puede retrasar hasta 5 días más o menos. No siempre pasa, pero es una de las causas de retraso, por lo que habría que iniciar una suplementación con leche artificial.

Si estás embarazada y estás leyendo esto, debes valorar qué quieres hacer. Si te planteas una lactancia mixta, quizá no es necesario que hagas nada. Si lo que te planteas es una lactancia exclusiva, y en un primer momento no te gustaría que tu bebé tomase leche de fórmula, puedes preparar durante el embarazo vuestra futura lactancia.

Los bebés nacidos de madres diabéticas tienen más riesgo de sufrir bajadas de azúcar en las horas posteriores al nacimiento.

Recursos

Si quieres optar, al menos *a priori*, por una lactancia materna exclusiva, hay aspectos a tener en cuenta y que pueden ayudarte:

1. Consulta con el equipo médico cómo será la atención en el posparto en vuestro caso.

2. Realiza una extracción de calostro durante el embarazo, para que si el bebé tiene bajadas de azúcar se le pueda administrar lo antes posible. Al final del capítulo te cuento cómo se hace.

3. Para evitar que el bebé pierda peso y tenga bajadas de azúcar es muy importante fomentar el contacto piel con piel nada más nacer y mantenerlo el máximo tiempo posible.

4. Una vez que el bebé nazca, sé proactiva[10] los primeros días y asegúrate de que el bebé realiza de 8 a 12 tomas en 24 horas.

5. Cuando mame, haz compresión mamaria (tienes más información de esta técnica en el apartado «Recursos finales» del capítulo 2) para que reciba la máxima cantidad de calostro posible.

6. Suplementa con el calostro extraído antes de dar a luz o con calostro extraído en el momento.

Realizarán glucemias al bebé para ir valorando tanto su evolución como la necesidad que tiene de suplementación. Si por lo que fuera se recurre a la leche artificial, esto no tiene por qué significar nada si no quieres el fin de la lactancia. Esto solo acaba de empezar y queda mucho por hacer.

Tendré un parto prematuro

1 de cada 13 nacimientos en España se van a producir de forma prematura. Esto tiene muchas implicaciones y una de ellas es la lactancia materna. **Si para los bebés sanos la leche materna es un tesoro, para los prematuros es un medicamento.** Nacimiento prematuro se considera aquel que se produce antes de las 37 semanas de edad gestacional, pero debemos concretar un poco más:

---

[10] Ser proactiva implica estar pendiente de las tomas del bebé. Si no es capaz de establecer un ritmo de tomas suficiente (de 8 a 12 en 24 horas), es muy recomendable que tú marques el ritmo: despiértalo y ofrécele el pecho.

- Si un bebé nace con menos de 28 semanas de gestación, se considera prematuro extremo.

- En caso de nacer entre las semanas 28 y 32, se considera prematuro moderado.

- Y si nace entre la semana 32 y la 37, prematuro tardío.

Cuando un bebé está dentro del útero, tiene un crecimiento óptimo; cuando es prematuro, debe afrontar muchos hándicaps relacionados con su nacimiento. El tema da para un libro entero, así que vamos a centrarnos en la lactancia.

Mientras los bebés están dentro del útero están aprendiendo. Las estructuras orales son las primeras que se forman y son clave para que el bebé, una vez haya nacido, pueda alimentarse. Y como la alimentación es crucial, todos los reflejos que le harán falta para comer los practica dentro del útero. Hasta las 34 semanas de gestación, aproximadamente, todavía no coordina perfectamente los tres reflejos claves en la alimentación: búsqueda, succión y deglución. Por tanto, la primera dificultad de un bebé prematuro es adquirir las «habilidades» necesarias para alimentarse. Dependiendo de la edad gestacional quizá no pueda aún ni to-

mar leche materna, y será alimentado mediante una vía parenteral (endovenosa) y, a medida que esté listo, mediante una sonda en la nariz o la boca. Se le administrará leche a través de ella, a poder ser leche materna.

Cuando tienes un bebé prematuro sientes que hay muchas cosas que no están en tus manos, que casi nada depende de ti. En el hospital se ocupan de tu bebé y hay máquinas de las que seguramente depende... Parece que puedas hacer poco, pero es posible que te pidan que te saques la leche y que estimules tu producción para dársela lo antes posible.

Aquí quiero hacer un inciso. Solo una madre de un bebé enfermo o prematuro sabe la presión que se siente cuando todo el mundo está pendiente de cuántas veces se extrae leche o de la cantidad que consigue. Te van a recomendar que lo hagas, pues sin duda es la mejor alimentación para el bebé, pero acabas de dar a luz, estás en pleno posparto y necesitas que te cuiden y tener cierta tranquilidad que es muy probable que no tengas. Además, a todo esto se junta la tensión, el miedo, la incertidumbre de tener un bebé al que lo mínimo que le puede pasar es que va a estar es separado de ti, pero en algunas ocasiones puede vivir una situación muy delicada que le haga debatirse entre la vida o la muerte. Sacarse leche en estas condiciones es extremadamente difícil, diría que es toda una hazaña. Así que, sin duda, si puedes extraerte leche para tu bebé es un acierto, pero no sientas que si no le alcanza porque no sacas demasiada, le estás fallando. **¡Cada gota cuenta!** Y para conseguir optimizar la producción de leche necesitas mucha ayuda e información de la que no siempre se dispone.

Si sabes que tu bebé va a nacer de manera prematura, te puedes preparar para ello, y si acabas de tener uno, espero darte claves que te sean de la máxima utilidad.

  Recursos e ideas

Si hay tiempo, aunque sean unos días, la planificación es, sin duda, un gran acierto. ¿Qué puedes hacer y qué puedes preparar? Vamos allá:

> • Lo primero es hablar con el equipo médico para saber qué protocolos tienen en su unidad. Cada vez se promueven más unidades abiertas en las que los progenitores pueden entrar con libertad de horarios. Pero aún hay algunas que no han adoptado este tipo de políticas y mantienen los horarios de visitas en turnos durante las 24 horas. Si tienes la posibilidad de que sea una unidad abierta, es muy positivo.

> • Otra necesidad va a ser un sacaleches hospitalario. A mayor prematuridad del bebé, más necesario será contar con él. En prematuros tardíos, entre las 35-37 semanas, con un sacaleches doble o individual podrías tener más que suficiente. En el hospital suelen tener, y podrás acceder a ellos mientras estás ingresada y una vez te den el alta, y si no quieres o no puedes estar pendiente del sacaleches del hospital, puedes tener el tuyo en casa. Hay mujeres que prefieren desde el primer momento alquilar uno hospitalario y tenerlo permanentemente a su disposición, es una opción a considerar. Es tan fácil como *googlear*: «sacaleches alquiler». Así verás dónde conseguirlo, los precios y opciones disponibles.

> • Aprende cómo se hace la extracción manual de leche. YouTube está lleno de vídeos que te serán de mucha ayuda. Toca el pecho e intenta reproducir los movimientos. Controla que no te produzcan contracciones dolorosas, de ser así, solo aprende cómo se hace para que cuando des a luz te sea todo más intuitivo.

> • Si no sientes contracciones uterinas activas al realizar la extracción ma-

nual, a partir de la semana 32 puedes valorar la opción de realizar una extracción prenatal de calostro. Al final del capítulo te cuento cómo se hace.

- Infórmate sobre la extracción, la manipulación y la conservación de la leche.

- Prepara la intendencia y a la familia. A parte de los primeros días que vas a estar en el hospital ingresada, es probable que vayas de casa al hospital sin tener tiempo para nada. Vas a necesitar que te faciliten la vida en las cosas más básicas y que no te tengas que ocupar casi de nada. Prepárate y pide ayuda; sé que cuesta, pero encontrar la ropa limpia o una comida sabrosa lista te mantendrá algo más cuerda.

- Busca acompañamiento y ayuda de lactancia fuera de la que te puedan prestar en el hospital. Las profesionales sanitarias de las unidades neonatales hacen un trabajo inmenso y soportan cargas de trabajo altísimas. Si ves que necesitas más ayuda fuera de la que te brindan ellas, no lo dudes.

Ya ves que la clave puede ser la planificación de la situación. Cuantas más cosas puedas tener pensadas o estructuradas, más fácil te puede resultar todo el proceso. Tener a un bebé ingresado será muy duro a nivel físico y emocional, es una maratón lenta y agotadora. ¡Muchos ánimos y pide ayuda cuando lo necesites!

Nos van a separar

Esta también es una situación extremadamente complicada. Sin duda, no poder estar con tu bebé inmediatamente después de su nacimiento es un aspecto complicado de gestionar a nivel emocional y, si quieres amamantarlo, planificar al máximo la situación puede ser de mucha ayuda.

La razón por la que una madre se ve separada de su bebé o viceversa es generalmente que uno de los dos necesite asistencia médica de urgencia después del nacimiento. De las dos situaciones, la que solemos saber con un poco más de tiempo son las relacionadas con nuestros bebés; y las más complicadas de gestionar, ya que no se suelen prever, son las relacionadas con nuestra salud.

 Recursos

Si bien es cierto que en los hospitales suelen disponer de sacaleches eléctricos dobles, no está de más que dispongas de uno propio en la habitación y que no tengas que esperar a que te lo traigan ni debas desplazarte para realizar las extracciones.

En el caso que sea tu bebé el que esté ingresado, aquí te doy unos consejos:

1. Empieza a realizar extracciones manuales 1 hora después de dar a luz si es posible.

2. Una vez realizada la extracción manual, estimula los dos pechos con el sacaleches doble.

3. Sé que puede ser muy estresante y te puedes agobiar, por lo que una cosa es la extracción ideal, que te voy a contar a continuación, y otra lo que en realidad puedas hacer: lo ideal sería extracciones cada 2 horas de día y cada 3 horas de noche, para que puedas descansar un poco.

4. Cuando tengas la subida de leche, puedes realizar la técnica «*hands on pumping*», de la que te hablo al final del siguiente capítulo.

5. Si tu bebé puede tomar leche, se la irán administrando; si no puede comer aún por vía oral, la leche se puede mantener congelada.

6. Cuando sea posible, empieza el contacto piel con piel.

7. Las profesionales del hospital te ayudarán a empezar a ir estableciendo la lactancia materna.

Puede ser una carrera de fondo, que requiere tiempo y mucha energía. Piensa que cada gota es un tesoro.

Me van a inducir el parto o tendré a mi hijo mediante cesárea

Es posible que hayas escuchado que, si vas a dar a luz mediante inducción o cesárea, tardes más en tener leche para tu bebé, y es normal que esto te asuste. Pero ¿qué hay de cierto en ello?

Vamos a ver una parte de fisiología para entender cómo funciona.

El inicio de la producción de leche, lo que conocemos como subida de leche, se pone en marcha con la expulsión de la placenta del útero. Y esto ocurrirá con independencia de cómo sea el nacimiento de tu pequeño. Por tanto, el problema en sí no es el tipo de nacimiento, sino las situaciones y rutinas asociadas a este. Me refiero a:

- La separación rutinaria y muchas veces injustificada que se produce después de un parto inducido o una cesárea.

- El retraso en el inicio de la primera toma, e incluso de las siguientes, sea por separación o por haber ofrecido leche artificial al bebé.

- La posibilidad de que el bebé esté más adormilado, menos interesado en mamar o, según la edad gestacional, tenga dificultades para conseguirlo.

Sin duda, si sabes que la llegada de tu bebé al mundo será mediante una inducción o una cesárea y quieres intentar controlar un poco la situación, prepara vuestra lactancia.

 Ideas

Lo primero es hablar con el equipo que te va a atender y preguntar por los protocolos que se darán después del nacimiento de tu bebé. En el caso del nacimiento por cesárea,

afortunadamente, poco a poco los protocolos están cambiando y se van humanizando:

1. Se permite la entrada de la pareja.

2. No se atan[11] los brazos de la madre para permitir que inmediatamente después del nacimiento pueda sujetar al bebé.

3. En algunos centros se permite que sea la madre quien saque al bebé del vientre y se lo coloque entre sus pechos.

4. Si este último punto no se permite, al menos sí el contacto directo entre madre y bebé después de nacer, situando al bebé cruzado sobre el torso de la madre, para que de esta manera se puedan reconocer (tocar, oler, besar) y el bebé se calme con el contacto con su madre.

5. En el caso de que se produzca alguna dificultad que haga imposible que la madre realice este primer

---

[11] Se atan los brazos de la madre para colocar la vía del suero en un brazo y en la otra un tensiómetro para medir la tensión arterial. Además, también se hace para evitar que en un acto reflejo la madre pueda acercar sus manos a la herida quirúrgica, lo que puede comprometer el campo estéril. Esta es una práctica que crea mucha indefensión, incluso experiencias muy traumáticas que la hacen totalmente desaconsejable.

contacto piel con piel, que sea la pareja la que lo lleve a cabo.

6. Si la madre tiene que estar posteriormente en la zona de reanimación, debe seguir acompañada de su pareja y de su bebé.

Puede ocurrir que, ya una vez en la habitación y en las horas posteriores al nacimiento, el bebé no muestre interés por el pecho y esté completamente dormido. Es algo habitual en este tipo de nacimientos y debes ser proactiva y asegurarte de que va comiendo de manera regular. Te propongo lo siguiente:

1. Mantén al bebé piel con piel todo lo que puedas.

2. Una vez pasadas las horas posteriores al letargo[12] (que pueden llegar a ser de 6 a 8), si el bebé no parece interesado en que le ofrezcas el pecho, desnúdalo o déjale con la mínima ropa posible, cám-

biale el pañal y mójale un poco el culete, balancéalo con cuidado de derecha a izquierda para activar sus reflejos de caída[13], y añade a todo mucha paciencia porque puedes tardar horas en despertar al bebé.

3. Acerca a tu bebé al pecho y, previamente, intenta extraer un poco de calostro y dejarlo en la cara del pezón para que lo huela.

4. Si nada de esto funciona, siempre puedes extraer un poco de calostro y ofrecerlo con jeringa-dedo para animar a tu bebé a mamar.

Los bebés que nacen así pueden estar unos días o incluso unas semanas muy poco demandantes y adormilados. No te desesperes, es solo un tiempo, eso sí, de tensión, donde debes estar muy activa y pendiente de tu bebé, en un momento como es el posparto en el que estamos con mucha labilidad emocional, muchos cambios emocionales, y también muy cansadas. Pasará.

---

[12] El proceso de letargo es un proceso fisiológico en el que entra el bebé unas horas después del nacimiento. Le toca descansar y recuperarse de todo el proceso del nacimiento.

[13] El reflejo de caída o de paracaidista es un reflejo neonatal primario que el bebé activa cuando siente que cae y eso le lleva a extender las extremidades hacia adelante.

Miedo a la lactancia

No me parece nada raro que le tengas miedo a la lactancia, cómo no tenerle miedo con todo lo que habrás leído y escuchado. Dicho esto, el miedo no es un mal sentimiento si lo identificamos y aplacamos (más o menos) o podemos llegar a gestionarlo. El miedo puede ser el resorte que te lleve a prepararte más, a buscar ayuda para el posparto, a leer como una loca todo lo que caiga en tus manos para deshacer las dudas y miedos que tengas (que seguro que los tienes)... Ya ves que no es siempre un mal aliado en el embarazo. La mayoría de las mujeres se quejan de que nadie les avisó de lo duro que es el posparto, con o sin lactancia, de lo agotador de esta nueva etapa y de las situaciones tan complejas que se pueden presentar. Por tanto, este miedo, si le puedes dar la vuelta y vivirlo como algo positivo, te puede ser de mucha ayuda.

 Soluciones

Nueve meses (o los que estés embarazada) dan para mucho y es el momento de prepararse y tener recursos listos:

- Habla con los profesionales del hospital en el que vas a dar a luz e infórmate de sus protocolos y si cuentan con IBCLC[14] en plantilla que puedan ayudarte en el posparto inmediato.

- Busca a una persona experta en lactancia a la que puedas avisar para que venga al hospital o a tu casa.

- Busca grupos de apoyo a la lactancia que tengas cerca, e infórmate de su funcionamiento.

- Descarga LactApp en tu teléfono, te puede ser de mucha ayuda en cualquier momento del día o de la noche.

- Lee, lee todo lo que puedas y marca aspectos clave en los libros para que te sea fácil encontrarlos cuando necesites una información concreta.

Es posible que el miedo te acompañe durante semanas, incluso cuando ya hayas dado a luz. Pero el miedo no siempre es malo, el miedo nos ofrece la posibilidad de prepararnos, de estar listos para el momento.

---

[14] Las IBCLC, o consultoras internacionales de lactancia, son profesionales expertas y formadas en lactancia que deben certificar sus conocimientos cada 5 años para garantizar la atención más adecuada a las madres y los bebés en el periodo de lactancia.

Formaré una familia monomarental

Afrontar la llegada de un bebé sin pareja cada vez nos sorprende menos. De hecho, en el 2018 en España, la fundación Adecco[15] señalaba que: «los hogares monoparentales en España ya representan el 10,3 % del total y rozan los 2 millones: en 2017 se contabilizaban 1.842.800 familias compuestas por 1 adulto y 1 o más hijos dependientes, el 83 % de ellas encabezadas por una mujer».

En todos mis libros, este incluido, insisto en lo importante de la ayuda de la pareja para conseguir los objetivos planteados, ya sean de lactancia o de destete, y parece que solo se puede hacer si estás acompañada. Pero claro que puedes hacer todo lo que te propongas sin pareja, ¡solo faltaría! Solo te diría que quizá tengas a alguien de la familia o amigas que te pueden ayudar en lo que va a venir. Hay quien se ofrece y hay quien no se mete, pero **si lo necesitas, pide!** El no ya lo tienes y quizá te sorprendes.

 Ideas

Que tu maternidad sea en solitario, sin pareja, puede ser una decisión propia o algo inesperado. Sea como sea, nunca estamos solas del todo: piensa en quién te gustaría que te echara una mano si fuera necesario, que te sujete al bebé para que te puedas dar una ducha, que te acompañe unas horas durante el día o la noche, alguien que te escuche y te ayude... Seguro que hay alguien. A veces, en situaciones similares, los primeros días quizá los quieres pasar en casa de tu madre, de tu hermana o de una amiga... Se lo puedes proponer antes de dar a luz (si no te lo proponen antes ellas) y ver qué os puede funcionar. Habla con más de una persona, si luego no hace falta y te apañas sola, pues genial, pero siempre es más práctico y menos agobiante tener todo un poco preparado antes de que llegue el bebé.

¿Qué productos tengo que comprar para la lactancia?

Pues *a priori*, ninguno, o máximo si no lo tienes del embarazo, un sujetador de lactancia, pero, ojo, no es necesario que lo uses si no quieres, solo en el caso que te sientas cómoda con él.

Volvamos a todo lo que parece que tenemos que comprar durante la lactancia o todo lo que te van a regalar para esta y que a veces no sirve para nada porque, en realidad, hacen falta muy pocas cosas materiales. Y en el caso de que necesites alguna, siempre lo puedes conseguir en menos y nada.

[15] https://fundacionadecco.org/533-las-familias-monoparentales-se-encuentra-riesgo-exclusion-pobreza-frente-al-279-general/

Recursos

Al final de este libro dispones de información sobre los diferentes productos para la lactancia. No te hacen falta todos, y muchos de los que te van a regalar van a criar polvo. Lo que sí es importante es que, en el caso de que necesites alguno, sepas sus características y cómo usarlo. Nos vemos al final del libro.

¿Y comprar un sacaleches?

No sé por qué se ha extendido la idea de que los primeros días los bebés no maman «bien» y es necesario usar un sacaleches. Es probable que en algún momento de la lactancia puedas necesitarlo, pero ni mucho menos lo van a necesitar todas las mujeres y aún menos al inicio de la lactancia. Además, si se produce alguna dificultad inesperada y lo necesitas durante las primeras horas o días de vida del bebé, en el hospital te van a prestar uno de uso hospitalario y, aparte, comprar un sacaleches no te va a costar nada.

 Información

Durante los primeros días de vida vas a tener calostro, pero en el caso de que el bebé no pudiera mamar, la primera opción es su extracción manual. Al ser tan denso y haber tan poca cantidad, se puede perder dentro del sacaleches, por lo que la extracción manual en los primeros días es ideal.

EN LOS SIGUIENTES EMBARAZOS

Asimetría de los pechos

Son hermanos, pero no gemelos. Nuestros pechos no son simétricos y uno de ellos siempre suele ser más grande que el otro. Al igual que ocurre con los ojos e incluso con los agujeros de la nariz. Es un tema que agobia a muchas mujeres y más porque durante la lactancia es habitual que uno crezca mucho más que el otro, y esta diferencia salta a la vista.

Información

Si tenías una asimetría previa es muy probable que durante el embarazo se normalice un poco. Hay mujeres que han experimentado un cambio desproporcionado en su anterior embarazo y no quieren que suceda en el segundo. Me temo que, como en otras situaciones, no tengo una solución mágica para evitarlo. Puedes intentar ir cambiando de pecho al bebé una vez empiece a mamar, pero es muy probable que en algún momento de la lactancia decida que le gusta más uno de los pechos. Al terminar la lactancia, la asimetría mejora.

La primera lactancia no funcionó

Me imagino que mientras estás leyendo esto piensas qué hacer esta vez. Quizá has decidido que lo vas a volver a intentar y el miedo puede estar muy presente en esa decisión. Te mentiría si te dijera que va a ir mejor, que todo será más fácil. La verdad es que no tengo ni idea, ni yo ni nadie sabemos cómo puede ir esta nueva lactancia. Hay tantos factores que no dependen de ti que solo puedes controlar una parte muy pequeña de ella.

Una ventaja que tienes ahora respecto a la anterior es la experiencia. Y este es sin duda un tesoro valioso. Aunque no lo creas, sabes muchas cosas y que es necesario prepararse, contar con el apoyo de la familia y de otros profesionales de la salud.

 Ideas

Si tienes medio, aprovéchalo para prepararte con antelación. A veces se siente la necesidad de entender qué pasó, qué aspectos no funcionaron, y esto puede ser de ayuda. Nos permite informarnos y entender cómo funciona la lactancia. Es posible que sola no consigas respuestas, y puede ser una buena idea consultar con una experta que te ayude a despejar dudas, apartar miedos y preparar la próxima lactancia.

Si la primera lactancia fue un éxito, ¿esta también?

Pues nadie lo puede saber. Hay una serie de factores que no controlamos, que no dependen de nosotras, y eso complica mucho las cosas, ya lo sabes. Lo más importante es que tienes experiencia y eso es clave. Además, sabes detectar los posibles aspectos de mejora. Pero también debemos recordar que muchas cosas se nos olvidan de una lactancia a la otra. A pesar de que hayas tenido una experiencia positiva anterior y te sientas confiada en que la siguiente también lo sea, no está de más que también prepares recursos de contacto para los días o semanas posteriores al nacimiento. Quizá no los vas a necesitar, pero una madre preparada vale por 100.

 Recursos

Si en tu primera lactancia acudiste a un grupo de apoyo, si consultaste con una experta o quizá fue tu comadrona la que te acompañó..., no dudes en reconectar con ellas, saber si tienen los mismos horarios o han cambiado de espacio.

Aparición de calostro

En el segundo embarazo suele ser más habitual ver el calostro que en el primero. Aparece en forma de pequeñas escamas transparentes sobre el pezón o quizá puedes observar manchas en la ropa. El precalostro, que es lo que estás fabricando ahora, es denso y pegajoso, no es tan líquido como la leche y las manchas o las escamas secas son bastante duras.

 Recursos

Con la ducha diaria es más que suficiente. Se eliminan y volverán a aparecer a las pocas horas, es normal. Deja que caiga un poco de agua templada por el pecho y que vaya humedeciendo el pezón hasta que se caigan.

Lactancia en el embarazo

La lactancia durante el embarazo aún despierta muchos miedos, tanto a las mujeres como a los profesionales que las acompañan. Es habitual que cuando una mujer se queda embarazada y aún da el pecho, reciba mil profecías (ninguna halagüeña) sobre todo lo que le puede pasar a ella, a su hijo y a su futuro hijo. Los presagios van desde la pérdida del bebé, al parto prematuro, a la descalcificación, a que el mayor (el que sigue mamando) enferme al tomar «esa» leche.

¿Qué hay de cierto? Pues más bien poco. **La lactancia en el embarazo es segura** y solo debería interrumpirse en el caso de que:

- La madre así lo desee.

- La succión del bebé produzca contracciones activas dolorosas.

- La succión del bebé cause sangrados vaginales.

En estos casos y, por prudencia, la indicación suele ser cesar la lactancia o disminuirla lo máximo posible. Pero aquí es necesario aclarar que hacerlo no garantiza que el embarazo llegue a buen puerto. Muchas mujeres no ven posible dejar la lactancia y lo que intentan es reducir a una o dos tomas al día. Sin duda, es algo bastante complicado de gestionar según a qué edad y en qué momento se encuentra el bebé. Si quieres seguir amamantando o no le ves salida, intenta hacerlo por la mañana o estando lo más descansada que puedas para que el útero reaccione lo menos posible.

Pero, independientemente de estas situaciones que te pueden poner ante la disyuntiva de dejar la lactancia, si te quedas embarazada de nuevo y aún amamantas, no te tiene que pasar nada de nada. En primer lugar, porque lo que hace la glándula es dejar de producir leche, por lo que si el bebé succiona, va a conseguir gotas de leche o de precalostro, según la etapa del embarazo. Esto, por tanto, no supone un dispendio energético a ninguna mujer. El precalostro o calostro que puede tomar el hijo mayor no le puede hacer daño, más bien al contrario, porque el precalostro a nivel nutricional es inmunológico y se parece a la leche de transición, y el calostro ya sabemos que es una primera vacuna (segunda en este caso) excelente. Y para el feto en formación tampoco supone nada, pues como hemos dicho, no se produce gasto energético de la madre y la leche que toma su hermano no le está quitando nada.

Los principales inconvenientes de la lactancia en el embarazo suelen ser las molestias que se sienten en los pezones debido a que están muy sensibles por el aumento hormonal de estrógenos y progesterona. Además, los niños, al ver que sale poca leche, intentan mamar con más frecuencia o haciendo más fuerza, lo que aumenta aún más el dolor. Esto condiciona que muchas madres sientan agitación por amamantamiento[16] (rechazo hacia su hijo) y quieran dejar la lactancia. Si es tu caso, debes saber que un 60% de niños se suelen destetar durante el embarazo y un 40% siguen mamando como si nada, y es necesario «ayudarles» un poco para que lo dejen.

Dolor en los pezones en la lactancia durante el embarazo

De la misma manera que los pezones en el embarazo están muy sensibles, lo mismo ocurre durante la lactancia en el embarazo. El dolor es hormonal, pero, además, a esto se le une un aumento de succión por parte del bebé y la presión que hace al mamar para intentar extraer la leche, que no sale con tanta facilidad.

 Información

Ya sabemos que durante el embarazo aumenta la sensibilidad en el pezón y, si le sumamos la succión del bebé, el malestar puede ser una bomba, ya que por mucho que lo intente, sigue sin darse la producción de leche. El dolor puede ser tan intenso y desagradable que te plantees qué hacer con vuestra lactancia. Sin embargo, antes de pensar en el destete, algo normal que valores, puedes intentar:

- Disminuir las tomas que hace tu hijo, intentando que haga las justas o las que puedas controlar. Por ejemplo, las nocturnas suelen causar más molestias, ya que además

---

[16] En el capítulo 4 tienes más información sobre la agitación por amamantamiento.

del dolor habitual se puede añadir la agitación por amamantamiento.

- También, una opción es pactar el tiempo que dura la toma e intentar que sea lo más breve posible.

- Si lo que te molesta es el dolor inicial, puedes masajear y traccionar un poco los pezones con mucho cuidado antes de la toma.

Y si nada de esto funciona, no queda otra que esperar. Habitualmente estas molestias son más intensas en el primer trimestre de embarazo y poco a poco disminuyen, lo que hace más llevaderas las tomas.

¿El calostro se termina?

Esta es otra pregunta habitual de la lactancia durante el embarazo, si el bebé mayor mama, ¿va a gastar el calostro del pequeño?

 Información

Es cierto que después del nacimiento el calostro solo dura unos días, durante los cuales se va produciendo sin que haya un límite. Además, durante el embarazo lo que se produce es precalostro, que a nivel nutricional es más similar a la leche madura que al

calostro. El precalostro tampoco tiene una cantidad máxima, sino que se va produciendo a medida que el bebé mama. El calostro se produce durante los 2 o 3 días posteriores al nacimiento. Así que, a menos que no pongas al pequeño a mamar, lo que es casi impensable, va a recibir todo el calostro que necesite a pesar de que su hermano también lo esté tomando. Por tanto, que el primer hijo mame durante el embarazo y también los días posteriores al nacimiento del segundo no causa que el pequeño se quede sin calostro.

RECURSOS FINALES

Extracción prenatal de calostro

La extracción prenatal de calostro se ha puesto de «moda» en los últimos años. Como casi todo en la lactancia, no es algo nuevo. Antes de los años 70, a la mayoría de las mujeres se las instruía en la extracción de calostro durante el embarazo. Esto les permitía conocer su pecho y conseguir pequeñas cantidades que podían administrarse al bebé, en caso de necesidad, después del nacimiento.

El miedo a que la estimulación del pecho produjera contracciones y abortos o nacimientos prematuros hizo que esta técnica pasara al olvido hasta hace pocos años. Por supuesto, no es algo que tengan que hacer todas las mujeres en el embarazo, pero sí es un recurso que puede ser de mucha utilidad en estos casos:

- Madres con diabetes tipo 1 o gestacional.

- Madres con hipoplasia mamaria (escaso tejido mamario).

- Madres con síndrome de ovarios poliquísticos.

- Cesárea programada.

- Bebés con patologías detectadas durante el embarazo.

- Bebés que se espera que tengan un peso bajo al nacimiento (PEG o CIR).

- Madres con alguna cirugía torácica previa o reducción mamaria.

- Madres en riesgo de ser separadas de su bebé en el parto.

- Historial previo de hipogalactia.

- (…)

En estas situaciones, y quizá en algunas más, puede ser de utilizad extraer calostro durante el embarazo. Y es fácil ver los beneficios para el bebé, pero ¿y para la madre? La respuesta es que también. Aquí te resumo los principales:

- Facilita el autoconocimiento de nuestros pechos y de su funcionamiento.

- Evita miedos habituales referentes a la capacidad de producir leche, ya que empezamos a entender cómo funciona el cuerpo y a confiar en él.

- Otorga la seguridad y confianza de contar con el alimento óptimo para ofrecer al bebé.

- La estimulación de la glándula parece aumentar los receptores de oxitocina y optimizar la producción de leche.

- Ayuda a evitar el retraso de la subida de leche.

- Facilita el aprendizaje sobre la extracción y conservación que deberás realizar durante el posparto.

Y ¿qué le aporta al bebé poder disponer de pequeñas cantidades de calostro extra las horas o días después de nacer?

- Evita el suministro de leche artificial o suero glucosado durante los primeros días de vida.

- También evita los riesgos asociados a la ingesta de un suplemento de fórmula[17].

- En caso de madres diabéticas, además, reduce el riesgo de que el bebé tome suplementos que puedan condicionar la aparición de diabetes.

- Las reservas de calostro permiten evitar hipoglucemias y deshidratación los primeros días.

Consulta con el equipo que te va a atender en el hospital la conveniencia de realizar este proceso en el embarazo. Si además te apetece y crees que te vas a sentir más tranquila contando con este suministro de calostro extra, te cuento cómo hacerlo.

¿Cómo hacerlo?

A partir de la semana 34 de embarazo puedes empezar a extraer y guardar calostro. Es un procedimiento fácil y rápido al que solo vas a tener que dedicar un rato al día.

Para realizar la extracción necesitas:

- Jeringas de insulina, que son pequeñas y muy delgadas (la aguja no es necesaria).

- Algunas bolsas de zip o un *tupper* que cierre herméticamente.

- Una cuchara limpia.

- Y poder darte una ducha a la hora que estés más relajada.

Es así de fácil. Una vez al día después de una ducha, cuando estés relajada y sin presión de llegar tarde o tener que hacer otra cosa, vas a extraer calostro.

1. Realiza un masaje manual en el pecho, de las costillas hacia el pezón.

2. Después de unos minutos, empieza con la extracción manual. Coloca tu mano en forma de C, sujetando el

---

[17] Los bebés que reciben suplementos de leche artificial los primeros días de vida tienen más riesgo de padecer APLV. Referencia: Lapeña López de Armentia, S., D. Naranjo Vivas, «Alergia a proteínas de leche de vaca», *Pediatra Integral*, XVII(8), pp. 554-563. Unidad de Alergia y Respiratorio Infantil. Servicio de Pediatría. Complejo Asistencial Universitario de León.

pecho, dirígelo hacia las costillas y después realiza un movimiento hacia delante comprimiendo la zona de la areola.

3. Coloca la mano contraria debajo del pecho para sujetar la cuchara y recoger las gotas que vayan saliendo.

4. Ten en cuenta que la cantidad que va a salir es mínima: de 0,5 o 1 mililitro.

5. Si te resulta más cómodo, puedes usar directamente la jeringa sobre la cara del pezón y aspirar las gotas.

6. Si lo haces en la cuchara, una vez hayas estado unos 5 minutos, usa la jeringa para absorber el calostro.

7. Coloca una etiqueta con la fecha en la jeringa.

8. Métela dentro de la bolsa o el *tupper* y procede a congelarlo.

Las cantidades recogidas son muy pequeñas e incluso puede ser que los primeros días no salga nada. Piensa que aprender a realizar el masaje y la extracción es todo un reto.

Cuando te pongas de parto, puedes hacer dos cosas: o llevarte el calostro que hayas conseguido o bien que algún familiar lo tenga en su congelador para que te lo pueda ir llevando. Tanto si haces una cosa como la otra, transpórtalo siempre en frío. Cuando tengas que usarlo:

- Descongela las jeringas con las manos o con un poco de agua caliente.

- Ofréceselo al bebé cuando sea necesario en la misma jeringa, con la técnica jeringa-dedo.

- Si necesitas más calostro, y lo has dividido en varios congeladores, pide que te lo vayan llevando a medida que lo necesites.

Y si por lo que sea no lo necesitas y no haces uso de él, ten en cuenta que tienes un tesoro en el congelador. Si el bebé en algún momento tiene cuatro mocos o no se encuentra bien, le puedes ofrecer un chupito de calostro que le ayudará a recuperarse.

Las primeras horas y días con tu bebé

Este es un momento único en la vida, los olores, el tacto, los sonidos... se quedan para siempre en nuestra mente. También se produce un cambio importante e injusto porque poco a poco vas a perder el protagonismo que has tenido durante el embarazo y pasarás a ocupar un papel secundario en el proceso. Si durante este tiempo todos los cuidados, atenciones y cuestiones giran en torno a ti, ahora este pequeño ser que crees que no conoces (y que parece que se ha olvidado de traer un manual de instrucciones consigo) será el gran, absoluto y total protagonista. El bebé será tu centro, pero tú debes recibir también todos los cuidados que necesites, ya que empieza una época, el posparto, que puede ser muy dura tanto física como emocionalmente.

Además, todo el mundo presupone que sabes qué hay que hacer o qué le pasa al bebé cada vez que llora un poco. ¡Respira! Al principio la mayoría de las madres no tenemos ni idea de nada, nos sentimos perdidas o incluso desvalidas, y las dudas respecto a la lactancia son grandes interrogantes que planean sobre nuestra cabeza.

Convertirse en madre es convertirse en cuidadora de un ser que nos necesita y que dependerá de nosotras durante bastantes meses. Si te dicen que te manipula, tienen toda la razón. Te manipula para que lo cuides, le quieras y lo alimentes, ya que de ello depende su supervivencia. Tu voz, tu olor es todo lo que conoce en el mundo y si está contigo, todo va bien.

Disfruta de estos primeros momentos, os toca reconoceros y os toca aprender juntos cómo funciona esto de la lactancia.

DESPUÉS DEL PARTO

Esta es vuestra gran cita a ciegas, y como podrás leer por ahí, vas a conocer al amor de tu vida. **En cuanto nazca el bebé lo deberían colocar de manera inmediata sobre tu vientre o tu pecho, tanto si has tenido un parto natural como una cesárea.** Es importante que, justo después del nacimiento, no aseen al bebé ni le pesen ni le realicen rutinas que impliquen separación hasta que hayáis podido disfrutar de este primer contacto.

Cuando esté encima de tu cuerpo, el bebé se va a poner a buscar el pecho. Vas a poder observar su comportamiento innato para buscar la teta, encontrarla y empezar a mamar.

Sabemos que este primer contacto precoz os ofrece a ambos un mejor inicio de la lactancia y, además, iniciar la lactancia materna de forma temprana conlleva beneficios positivos en su duración. ¿Qué pasará? Pues algo tan mágico como esto:[1]

1. El bebé llorará o sollozará cuando lo pongan sobre tu cuerpo.

2. En el momento que encuentre el contacto con tu piel, tu olor, tu respiración y el sonido de tu corazón, se va a calmar.

3. Se irá como despertando o desperezando (le hace falta un poco de tiempo para recuperarse del proceso del parto).

4. Poco a poco se irá activando y verás que va moviendo las extremidades.

5. Se chupará la mano para recordar qué debe buscar (el líquido amniótico sabe y huele igual que el calostro).

6. Empezará a levantar la cabeza y auparse (vas a flipar).

7. Llegará a la zona del pezón, irá sacando la lengua e intentará mamar.

8. Después de algunos intentos, logrará agarrarse y tomar su primer chupito de calostro (recuerda que se sirve en pequeñas cantidades) y te mirará a la cara (en ese momento, te fundes de tanto amor, la oxitocina hace muy bien su trabajo).

---

[1] Widström, A. M., K. Brimdyr, K. Svensson, K. Cadwell, E. Nissen, «Skin-to-skin contact the first hour after birth, underlying implications and clinical practice», *Acta paediatrica*, Oslo, Norway:1992, 2019, 108(7), pp. 1.192-1.204. https://doi.org/10.1111/apa.14754

> **9.** Después de mamar, queda rendido durante, habitualmente, unas horas.

Esta es la hora mágica o sagrada, unos instantes únicos que te van a hacer sentir la fortaleza de tu bebé y cuando empezará a surgir el amor[2] entre vosotros. Ya te aviso de que este proceso de 9 pasos puede ser largo, unos 60-69[3] minutos. Y vas a tener ganas de ayudar a tu bebé a encontrar el pecho, es normal. No es malo ayudarle si sientes que lo necesita, pero prepárate, pues es una de las primeras lecciones relacionadas con la lactancia: requiere tiempo y mucha paciencia.

 Cosas que pasan

Si lo que te he contado anteriormente no ha sido posible o se ha producido algún tipo de intervención: calma.

Los bebés nacen para mamar, pero si no ha podido tener esa primera toma, puedes intentar hacer lo mismo una vez estéis jun-tos y tranquilos en la habitación. Un poco más abajo te cuento cómo.

No he podido hacer piel con piel

Por desgracia, aún hay hospitales y clínicas que no respetan la hora sagrada. Y otros que por tener poco tiempo y muchas prisas intentan acelerar este momento. También puede pasar que tu bebé haya tenido que ser valorado por el neonatólogo o que tú hayas tenido alguna complicación que haya imposibilitado disfrutar de ese momento. Es cierto que es algo muy importante y único, solo debemos tener claro que, si no ha sido posible, siempre podemos poner en marcha un plan B: cuando estéis juntos, coloca a tu bebé piel con piel. Desnúdate de cintura para arriba, deja al bebé solo con pañal y tapaos los dos. Acomódate en la cama, medio sentada,[4] con el bebé encima y deja que active sus reflejos. Intenta tan solo «contenerlo», proporcionarle tu cuerpo para que se sienta estable[5] y no tenga miedo de caerse.

---

[2] El amor no tiene por qué aparecer de manera inmediata, a veces cuesta y no pasa nada por no sentirlo desde el primer momento. Date tiempo.

[3] https://www.quenoosseparen.info/articulos/documentacion/documentos/CPP_actualizacion_2006.pdf

[4] Intenta colocarte lo más cómoda que puedas, si has tenido un parto vaginal y presionas la zona genital te puede molestar. Si has dado a luz por cesárea, no dudes en cubrir la zona de la herida con una toalla de baño plegada o con una almohada finita, de manera que proteja la zona de los movimientos que pueda hacer tu bebé y que pueden causar dolor.

[5] Cuanto más estable se sienta, más tranquilo va a estar y más fácil es que ponga en marcha toda la cascada de movimientos innatos que le llevarán a buscar el pecho.

Tus brazos no le aprietan, solo evitan que se caiga hacia los lados, ya que se suelen tirar de cabeza a por uno de los pechos de manera muy espectacular.

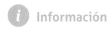 Información

Puedes repetir este proceso todas las veces que quieras. A veces, la primera vez el bebé o nosotras nos inquietamos, o se encuentra tan a gusto sobre el pecho que decide hacer una siesta larga. Los bebés, hasta los 4 meses aproximadamente, pueden reproducir este comportamiento, así que vale la pena vivirlo. Y puedes repetir el proceso sin buscar un efecto concreto, solo por el placer que se experimenta al tener al bebé cerca de nuestro cuerpo, poder olerle y tocarle.

No se ha agarrado en el piel con piel

A pesar de que la mayoría de los bebés nacen listos para mamar y si se les permite pueden llegar al pecho solos, si el parto ha sido muy largo, por inducción, una cesárea programada o si el bebé presenta alguna patología o malformación oral, es posible que no consiga realizar este primer agarre al pecho en el periodo posterior al nacimiento. También, en ocasiones, algunos sanitarios son muy invasivos y colocan ellos al pequeño en el pecho, pero muchos bebés no lo viven demasiado bien y pueden no querer mamar. En otras, incluso no se permite a las mujeres iniciar el primer contacto piel con piel y la toma se retrasa. Que no haya pasado o no sea posible en ese momento no implica que la lactancia no vaya a funcionar o que no se pueda volver a intentar posteriormente.

 Recursos

Que no haya mamado después de nacer no implica que no pueda hacerlo una vez estéis solos en la habitación. **Los bebés mantienen este reflejo de búsqueda del pecho hasta más o menos los 4 meses de vida**, así que, si te apetece experimentarlo, no lo dudes.

1. Intenta estar recostada, desnuda de cintura para arriba, en la cama.

2. Para saber si estás colocada de manera óptima, el bebé debe poder apoyar los pies en tus piernas.

3. Disminuye la luz de la habitación para estar en penumbra.

4. Desnuda al bebé, dejándole solo con pañal y tapaos los dos con una sábana para que no tenga frío.

5. Sitúa la cabeza del bebé un poco más arriba de tus pechos, de manera que si bajas tu cabeza le puedas besar.

6. Rodea el bebé con tus manos y tus brazos; debes mantenerlo sujeto, pero permitiendo que se mueva si lo necesita.

7. Deja que el bebé se mueva libremente, solo debes evitar que se caiga, ya que hará movimientos muy bruscos buscando el pecho.

8. Habla con él durante el proceso.

9. Es posible que se pase de largo del pezón, le puedes ayudar un poco si te pones nerviosa.

Lo puedes repetir las veces que quieras y si el bebé tiene dificultades de agarre, es mejor intentar uno espontáneo, ya que al no manipularlo para conseguir el agarre está más tranquilo y lo hace mejor.

Nos han separado

Esta es quizá una de las situaciones más duras que nos toca vivir como madres. Pasar nueves meses esperando conocer a tu bebé y que cuando llegue ese momento no sea posible, genera mucha tristeza y frustración.

Las causas de separación pueden ser múltiples y, a grandes rasgos, pueden ocurrir dos cosas: que el bebé necesite estar un tiempo en una unidad de cuidados intensivos o medios o que te haya pasado algo a ti y que seas tú la que necesites recibir atención médica. En el caso que sea esta última situación y dependiendo de la gravedad de la misma, la lactancia puede pasar a un segundo plano.

 Recursos

Sabemos que es muy importante que se estimule el pecho lo antes posible para poder garantizar un buen suministro de leche. Hace unos años e incluso ahora en algunos hospitales, no se anima a las madres que han sido separadas de su bebé a que empiecen lo antes posible con las rutinas de extracción. En estos momentos sabemos que lo ideal para simular la estimulación del bebé es empezar a la misma hora tras el nacimiento. Si no puede ser en esta primera hora, mejor lo antes posible.

A veces las separaciones pueden durar horas; otras, semanas, así que establecer rutinas de extracción puede ser clave para conseguir leche y estabilizar la producción.

En las primeras horas puedes hacer extracción manual de calostro[6] e idealmente realizar una extracción combinada (manual y con sacaleches).

---

[6] En el apartado «recursos» del primer capítulo tienes la información que necesitas para aprender a realizar esta técnica.

Puede parecer que no, pero la experiencia con el sacaleches es agotadora y frustrante. Sin embargo, mantener la rutina de extracción es clave: cada 2 horas de día y cada 3 de noche. Si la situación te supera, no te sientas mal, es muy habitual. Para, haz una pausa técnica y valora la situación, intenta llegar a un acuerdo contigo misma: ¿cuántas veces al día puedo sacarme leche? Esa será la cantidad de extracciones que deberás realizar.

E independientemente de todo esto, en la medida que la situación lo permita y si no te lo ofrecen, intenta mantener el contacto piel con piel con tu bebé.

Si eres tú la que ha necesitado atención médica, depende de la gravedad de la situación, pues lo último a lo que los profesionales van a dar prioridad es a vuestra lactancia. Si tu estado te lo permite, es posible que quieras intentarlo. Es probable que te toque luchar mucho y que no te sientas acompañada en el proceso.

Si tu estado no lo permite temporalmente,[7] es posible que se opte por una inhibición farmacológica de la lactancia. Una vez recuperada, quizá quieras intentar relactar. En otros capítulos tienes información de cómo hacerlo.

Y si no pudo ser, si vuestra lactancia terminó o ni siquiera empezó y lo recuerdas o lo vives con dolor..., un sincero abrazo. Puede ser difícil que los que te rodean entiendan lo que se siente cuando las metas y sueños que tenemos, en este caso la lactancia, no se cumplen. Y, sin duda, si después de un tiempo este sentimiento sigue presente y te afecta, no dudes en consultar con una psicóloga perinatal.

Hasta cuándo mantener el piel con piel

Cuando en una consulta en el grupo de apoyo las madres me preguntaban hasta cuándo mantener el piel con piel con sus bebés, mi respuesta era siempre la misma: «hasta que tu hijo te mire a los ojos y te diga que ya está harto».

Bromas aparte, mantener este contacto es algo que nos planteamos solo para las primeras horas de vida de nuestro bebé y que, después, ya nos podemos vestir todos y nunca más se supo de él. Esto no tiene por qué ser así si no quieres. El contacto piel con piel puede tener múltiples beneficios, pero el más destacable es lo placentero que resulta y, cuando algo es placentero, es señal de que hay que repetirlo.

---

[7] Este libro se redactó durante la quinta ola de la pandemia de COVID-19, que afectó a muchas mujeres embarazadas. A muchas se les practicó una cesárea de urgencia y se vieron separadas de sus hijos hasta recuperarse. Sin duda, no fue fácil.

Recursos

Lo ideal sería mantener este primer contacto lo máximo posible. Nils Bergman,[8] especialista en neurodesarrollo perinatal, sugiere que el tiempo ideal para mantener este primer contacto es de unas 16,6 horas, es decir, durante el primer día de vida del bebé. En cambio, solemos mantenerlo muy poco tiempo o hacerlo de manera anecdótica. **Mantener el contacto piel con piel para el bebé es clave para su bienestar, para que mantenga la temperatura estable, para que no pierda calor... y, lo más importante, porque es un placer.** Unas horas únicas.

Son dos (o más)

¡Felicidades! Espero que te hayas repuesto del susto que puede causar descubrir que van a ser más de un bebé.

Lo primero que debes saber es que fisiológicamente es posible realizar una lactancia materna exclusiva con dos o incluso con tres bebés. Sí, como has leído: he dicho que es posible a nivel fisiológico, otra cosa es a nivel práctico. Y es que sin duda esto es más complicado de gestionar. Si amamantar a un bebé es duro, hacerlo con dos o con tres, pues se va complicando.

Volvamos a reforzar lo fisiológico. Cada glándula mamaria es capaz de producir lo necesario para un bebé y un excedente extra. Por tanto, si son dos bebés y tenemos dos pechos, podemos dar un pecho a cada bebé, y si son tres, tenemos dos pechos y un extra de cada pecho para el tercero. Pero claro, no todo es fisiología, la parte dura es el día a día.

 Recursos

Esta es una situación en la que la organización y el trabajo en equipo con la pareja son clave. Si, además, podemos sumar el apoyo familiar, ya es la bomba. Aunque te lo puedas imaginar, no vas a hacer otra cosa que dar el pecho durante muchos meses y te va a quedar muy poco tiempo para cualquier otra actividad. Es duro, sin ninguna duda. Y que te faciliten al máximo el trabajo que representa alimentar a esas dos personitas puede ser la clave del éxito.

Cuando hablamos de lactancia múltiple pensamos en dar el pecho a la vez, pero no siempre pasa: los bebés no siempre están sincronizados ni van a tener hambre al mismo tiempo.

---

[8] Moore, E. R., G. C. Anderson, N. Bergman, T. Dowswell, «Early skin-to-skin contact for mothers and their healthy newborn infants», *The Cochrane database of systematic reviews*, 2012, 5(5), CD003519. https://doi.org/10.1002/14651858.CD003519.pub3

Recursos para la lactancia

- Los primeros días te puede parecer práctico dar el pecho a cada uno por separado. Es cierto que alargas el tiempo que vas a dedicar a amamantar, pero te va a permitir ver las diferencias entre cada uno de tus hijos y ajustar los aspectos básicos (agarre y posición); cuando tengas más práctica y todo vaya más rodado, dar el pecho a los dos a la vez te ahorrará tiempo.

- Las almohadas de lactancia te pueden ayudar a ofrecer el pecho a los dos a la vez, o a tener al bebé que no está comiendo cerca. Si las usas, es importante que al inicio de la lactancia mantengas al bebé sujeto por la espalda con tus manos. A veces, al utilizar este tipo de cojines, colocamos los bebés al pecho, las manos nos quedan libres y los bebés, al relajarse, se van separando del pecho o hundiendo el cojín, lo que hace que el agarre empeore.

- Los nacimientos múltiples están muy relacionados con la prematuridad o el bajo peso. Son bebés con los que vas a tener que vigilar el aumento de peso, animar a mamar ofreciendo el pecho con frecuencia y quizá haciendo compresiones mamarias si no están activos.

- En algunos casos, y por diferentes motivos, la lactancia mixta es la base de la alimentación de los bebés. Idealmente les puedes ofrecer el biberón igual que les ofreces el pecho, siempre lo más lento posible y respetando la saciedad del bebé. Si necesitas ayuda, tu pareja les puede ofrecer la leche.

Recursos para sobrevivir

- ¡Comida! vas a tener poco tiempo para ti, así que pide ayuda a amigos y familiares, que no falten los *tuppers* de comida rica y cortadita para que puedas comer con facilidad.

- Intenta descansar con ellos (si con un bebé es importante que lo hagas, con dos ni te cuento). Amamantar en la cama con los bebés colocados encima, rodeada de almohadas debajo de los brazos, te va a permitir dar alguna cabezada mientras maman.

- Reserva 10-15 minutos para poder ducharte y asearse con relativa calma, el mundo se ve de otra manera. A veces hay que hacer una tabla de «brazos voluntarios» que te den estos minutos de tiempo para ti.

- Pide voluntarios para todo lo demás: para limpiar, ordenar, planchar, sacar al perro, cuidar a otro hijo si lo hay…, pero siempre teniendo en cuenta que la que manda en qué tareas necesitas ayuda eres solo tú.

Es sin duda un trabajazo, pero no imposible. Si tienes ganas y apoyo, ¡a por ello!

Mi bebé es prematuro

Un nacimiento prematuro suele ser algo inesperado que nos rompe los planes: quizá no podrás tener el parto deseado, es posible que no hayas podido tener contacto con tu bebé y que veas peligrar la lactancia.

Dependiendo de la edad gestacional y el peso de tu pequeño, se alimentará de una manera u otra. Los bebés que pesan menos de 1500 gramos pueden ser alimentados con leche donada[9] los primeros días.

Para un bebé prematuro, la leche materna es el alimento óptimo, se puede considerar un medicamento. La leche que una madre fabrica para su bebé pretérmino mantiene la composición similar durante los 6 primeros meses y entre otros elementos encontramos:

- Más anticuerpos.

- Más proteínas.

- Más ácidos grasos.

Esta leche pretérmino y la leche humana donada que pueden recibir tienen una función clave en su desarrollo, entre otras:

- Mejora su sistema inmune.

- Promueve el rápido vaciamiento gástrico.

- Los ácidos grasos y los aminoácidos de la leche materna facilitan la digestión y la absorción de los nutrientes.

- Supone una baja carga renal.

- Favorece el desarrollo y maduración del intestino.

Los bebés prematuros tienen unos altos requerimientos nutricionales, pero un volumen limitado en lo que a tolerancia digestiva se refiere. Por tanto, una vez superado el *shock* por la situación, algo que puedes hacer es ponerte manos a la obra lo antes posible. En el caso que tu bebé ya haya nacido y aún tengas calostro, te recomiendo que hagas cuanto antes:

---

[9] Los bancos de donación de leche humana ofrecen suministros en las situaciones en que los neonatólogos creen que es clave para la salud del bebé, a la espera de que su madre tenga la subida de leche y pueda alimentarlo. La leche que fabrica la madre de un bebé prematuro es especial, y la leche donada cubre ese periodo de transición para evitar que el bebé pierda peso. La leche donada es sometida a varios procesos de control y pasteurización que garantizan su calidad.

1. Si estás a tiempo, intenta empezar la extracción de leche 1 hora después del nacimiento del bebé.

2. Si ya hace más de 1 hora del nacimiento, empieza lo antes posible.

3. Puedes empezar con un masaje manual (te lo enseño al final del capítulo) para conseguir extraer y recolectar el calostro. Una vez extraído, cuando ya no salen gotas, estimula con un sacaleches eléctrico.

4. Si es posible, repite el proceso anterior cada 2 horas de día y cada 3 de noche, simulando la succión del bebé. Esto sería lo ideal, pero claro está que deberás adaptar la extracción de calostro a tus necesidades.

5. Si es posible estar con el bebé haciendo piel con piel en la unidad neonatal, acude tan pronto te sea posible y recuerda que tu pareja también puede hacer piel con piel mientras estás descansando o extrayéndote leche.

6. Al final del capítulo te cuento más trucos para aumentar la extracción.

En el caso de que ya estés produciendo leche:

1. Sigue la extracción cada dos horas de día y cada 3 horas de noche.

2. Para conseguir estabilizar la producción de leche, puedes realizar la técnica llamada «*hands on pumping*»,[10] con la que se aumenta un 48 % la leche conseguida y con un mayor volumen de grasa. Te cuento al final del siguiente capítulo cómo realizarla.

Este es solo el inicio de la aventura de ser la madre de un prematuro. Algunas familias solo vais a pasar días en el hospital y otras vais a estar meses. Esta es una carrera de fondo. Hay que dosificar las fuerzas y vivir el día a día.

Una vez en casa, las situaciones que se pueden dar son variadas y puedes necesitar más o menos ayuda externa, tanto en el día

---

[10] https://www.researchgate.net/publication/26335360_Combining_hand_techniques_with_electric_pumping_increases_milk_production_in_mothers_of_preterm_infants/references

a día como en la intendencia familiar. Es posible que tu bebé reciba suplementos de leche artificial que quizá quieras eliminar. También es probable que debas seguir siendo proactiva durante unas semanas y tener que ir valorando el crecimiento del bebé con regularidad, algo que sin duda agobia mucho. Y, por último, quizá también necesites seguir usando el sacaleches si la succión de tu peque aún no es del todo eficaz... Seguro que me dejo situaciones y te recomiendo que, si te ves perdida, busques ayuda especializada que te acompañe en el seguimiento de la evolución de vuestra lactancia.

¿Qué hacer durante el periodo de letargo?

El letargo, el sueño reparador en el que cae el bebé, se suele producir unas 2 horas después del parto. Habitualmente, el bebé no va a mostrar ningún interés por mamar entre 6-9 horas. Este debería ser un periodo de reparación para ambos, un tiempo para descansar después del nacimiento.

En ocasiones, y a pesar de que sepamos de este periodo, nos inquietamos y nos extraña que el bebé no quiera mamar, o nos asustamos por no querer que falle nada y por que el bebé pueda dormir tantas horas.

 Ideas

Lo principal es descansar, a ser posible haciendo piel con piel con tu bebé. Si estás muy cansada y, en especial, si no puedes estar atenta al pequeño, es mejor que la pareja o esta persona que os acompaña las primeras horas haga piel con piel con el bebé hasta que estés más recuperada. Es importante que estas horas en que el bebé va a estar dormido esté controlado por un adulto. Esto es clave, pues en ocasiones puede quedar colocado de manera que la vía aérea quede comprometida, y aún es demasiado pequeño para reaccionar. No se trata de tener miedo y no hacer piel con piel, se trata (al igual que cuando vas en coche con el bebé o haces colecho) de tomar las medidas de seguridad óptimas.

Qué hacer con la familia

Sin duda, cuando nace un bebé todo el mundo le quiere conocer. Esto hace que después de dar luz sea habitual que toda la familia (incluso esa prima que ves solo por Navidad y en los entierros) se presente en la clínica dispuesta a conocerlo. Y como ni la madre ni el bebé están enfermos, pues la familia puede no tener medida.

El parto es un proceso largo, lo que se ve en las películas es ficción. Lo de pegar un grito e ir corriendo al hospital y en nada tener al bebé en brazos como que no es así.

Su desarrollo requiere muchas horas, a veces días. Es un proceso muy físico y emocionalmente intenso. Súmale que puedes tener dolor y pocas ganas de hablar con nadie. Además, es vuestro momento, el momento de conoceros con tu bebé, el momento de intentar que se agarre al pecho y estar horas probando y mejorando vuestra técnica. Estar los tres o cuatro (si tienes otros hijos) solos en el hospital suele ser la mejor opción. Esto a menos que tengas la necesidad de que alguna persona en concreto esté con vosotros. Lo que debe quedar claro es que eres tú la que decides quién quieres que esté.

 Ideas

Sé de sobras que este punto genera muchos conflictos con la familia. Muchas se indignan cuando no se les avisa de que el bebé ya ha nacido o, peor aún, se les dice que no vayan al hospital a conocerlo.

Si aún estás embarazada, te diría que te lo tomes con calma y valores muy bien qué es lo que quieres, qué te gustaría y cómo quieres que se haga todo. Estos enfados de la familia duran poco y es cierto que hay que aguantar malas caras y a veces comentarios fuera de lugar..., pero si estás segura de tu decisión, nada debería cambiarla. La familia tendrá mucho tiempo para conocer al bebé, y las primeras horas y días de vida de tu pequeño son únicas.

- Organiza las visitas o da pautas para cuando vengan; que no te dé reparo, tú mandas.

- Pide a las visitas que, si van a venir, estén el tiempo que tú quieras; si te cansas, el bebé se inquieta o quieres dar la teta en calma: DILO sin más.

- Ten cuidado con las opiniones y comentarios que te va a tocar escuchar. La gente opina sin ton ni son; ten en cuenta que bajo su mirada todo lo harás mal (aceptar este aspecto te va a ayudar a no sentirte en la miseria) y que, en realidad, no tienen ni idea de lactancia.

- Pacta con tu pareja una palabra de seguridad, algo que le haga saber que no puedes más y necesitas espacio y quedarte sola.

Es algo muy complicado de gestionar y se hieren muchas sensibilidades. Pero son adultos y podrán superarlo. Los protagonistas sois vosotros, y el protagonista es el que manda.

Diferentes opiniones de los profesionales

Imagina que estás de turismo en una nueva ciudad. Quieres ir a ver un monumento precioso del que has oído hablar. Tienes herramientas para hacerlo por ti misma, claro: Google Maps en el teléfono y un bonito mapa dentro de una guía de la ciudad. Pero, aun así, te parece que lo más fácil es consultar a los transeúntes que, como viven allí, seguro que te cuentan en primera persona y de manera fácil cómo llegar. Paras a una mujer que te dice que sí, que es muy fácil llegar: solo tienes que caminar 900 metros, después girar a la derecha y luego a la izquierda. Llegado a ese punto, verás una pequeña calle a tu derecha; pues no vayas por ahí, mejor por la siguiente y luego caminas unos metros más y ya verás el monumento que buscas. Ella te acompañaría, pero no puede porque tiene mucho trabajo en ese momento. Te ha liado un poco, quizá la mujer era un poco mayor y no sabía muy bien explicarte cómo llegar. Así que decides preguntar a una chica joven. Ella, sin mirarte prácticamente, te indica que es mucho más fácil: andas un poco, giras a la izquierda y sigues recto, verás una rotonda y debes tomar la segunda salida y ahí estará tu objetivo. Ahora ya no entiendes nada, te han dado informaciones completamente diferentes..., pero sigues queriendo llegar, así que decides preguntar a un señor con el que te cruzas, a ver si con esta tercera opinión entiendes cómo ir. Y para tu sorpresa te dice que lo mejor que puedes hacer es parar un taxi para que te lleve hasta ahí, luego de vuelta ya podrás volver andando y así todo será más fácil, no te cansarás y que no vale la pena.

¿Cómo te sientes? Más perdida que un pulpo en un garaje, para qué nos vamos a engañar.

Pues justo este sentimiento de no saber nada es lo que sientes muchas veces después de dar a luz y pedir, o no, los comentarios de los diferentes profesionales que van entrando en tu habitación. Es complicado que todo el mundo tenga la misma opinión en esta vida, y que todos los sanitarios que atiendan después del parto te den la misma información relacionada con la lactancia es aún más difícil. Lo habitual es que cada persona a la que consultes te diga cosas diferentes y, lo peor, contrarias. Aún hay pocos hospitales que protocolizan la información que se da a las mujeres, de manera que cada vez que alguien pregunte reciba una información similar.

 Recursos

Como todo, lo primero es saber que esto puede pasar, así se vive con menos angustia. Lo segundo, es tener en cuenta que las sanitarias de una planta de maternidad suelen tener muy poco tiempo y mucho trabajo, y eso es sin duda uno de los grandes hándicaps. Por tanto, si aún no has dado a luz, busca tus propios recursos; amamantar requiere aprendizaje y tiempo y disponer de ayuda de calidad los primeros días puede marcar la diferencia. Si ya has dado a luz y estás justo en este punto, es el momento de ponerse las pilas:

1. Pregunta en el hospital en el que has dado a luz si hay una IBCLC [11] o una comadrona experta que os pueda ver.

2. Si no hay nadie, busca en este listado, [12] https://ibclc.es, una IBCLC en tu zona que haga visitas al hospital, idealmente, o como segunda opción que pueda ir a veros a casa.

3. Contacta con tu centro de salud y pregunta si la comadrona os podrá hacer una visita a domicilio una vez estéis en casa.

4. Si nada de lo anterior funciona o las tarifas te resultan caras, busca una asesora de lactancia. En ocasiones son voluntarias de grupos de apoyo a la lactancia (https://www.ihan.es/grupos-apoyo/) y sus tarifas son asequibles.

5. Busca alguna amiga que haya dado el pecho y tenga experiencia, seguro que te podrá dar información y al menos escucharte y entender por lo que estás pasando.

Recuerda que los primeros días son para aprender, desaprender y volver a aprender. Que raramente todo sale a la primera y que este proceso requiere escucharte y descubrir qué deseas.

Tiene más de 10 horas y no quiere mamar

Aún podría ser normal que estuviera en letargo, pero es probable que estés pensando que han pasado muchas horas y te gustaría que se activara, o necesitas hacer algo para que lo haga.

---

[11] Consultora Internacional de Lactancia (IBCLC, International Board Certified Lactation Consultant por sus siglas en inglés).

[12] Este es el listado de IBCLC en España, si estás leyendo este libro desde otro país solo debes hacer una búsqueda simple en internet: IBCLC + el nombre de tu país. De esta manera si hay una asociación, listado oficial o consultores individuales te van a aparecer.

Recursos

Si ha mamado un rato después de nacer, podemos seguir observando al bebé, eso sí, facilitando que esté lo más cerca posible del pecho:

1. Si no sientes dolor en la vulva o en el abdomen, intenta estar un poco incorporada, en un ángulo de 30-45 grados, pero debes estar cómoda.

2. Contacto piel con piel real (tan solo con el pañal y tapados).

3. Su cabeza en la zona de tu cuello, de manera que si bajas la cara le puedas besar y oler.

4. Toca y habla a tu bebé con un tono suave y pausado.

5. Exprime un poco de calostro, mójate los dedos y se lo puedes pasar por la nariz para ver si se activa.

Como te digo, si ha mamado, podemos tomarnos las cosas con un poco más de calma e ir viendo cómo se comporta el bebé. A veces solo está adormilado en esta primera etapa y luego ya mama con más regularidad. Si ves que no es así y que sigue teniendo mucha afición por dormir, repite el proceso cada 3 horas aproximadamente. Sí, sé lo que estás pensando: «la lactancia es a demanda». Totalmente cierto, pero a demanda del bebé y de la madre, y en este caso te va a tocar a ti marcar las tomas y ver si poco a poco muestra más interés. Cuando esto pase, ya no será necesario que seas proactiva: tu pequeño despertador de 3 kilos y poco te avisará cuando quiera comer.

Si no ha mamado en sala de partos ni en la habitación y se ha dormido, vamos a tener una conducta un poco más atenta y proactiva. Puedes repetir las propuestas anteriores y le vamos a sumar:

- Intenta cambiarle el pañal y mojar un poco su culito antes de empezar.

- Puedes colocarlo en tus brazos y moverlo con suavidad un poco de lado a lado, para despertar los reflejos vestibulares de caída.

- A veces también es útil separarlo un poco de nuestro cuerpo y que nuestra pareja le llene de besos.

- Y si nada funciona, podemos intentar extraer calostro y ofrecer en la comisura de los labios mediante una jeringa para que se active.

Puede que solo ocurra esta primera vez, o que le tengas que animar a mamar durante los primeros días de lactancia. Sin duda, es una experiencia angustiante y tendrás muchas ganas de que el bebé muestre un poco más de interés. Si necesitas ayuda una vez en casa, no dudes en pedirla.

Tiene más de 10 horas y lucha con el pecho

Cuando hablamos de que el bebé parece luchar con el pecho, puede ser que no sea capaz de agarrar el pezón, que se muestre desorientado cuando intentes acercarle, que se niegue a mamar o que se suelte y se agarre al pecho mientras se va desesperando y llora.

Sería importante que estuvierais acompañados de una matrona o de una enfermera experta en lactancia para que os eche una mano en estos momentos por si te sientes un poco desconcertada por el comportamiento de tu bebé. Cuando se muestran contrariados a la hora de mamar pueden estar pasando varias cosas que tienen soluciones diferentes. Vamos a descubrir alguna de ellas para que puedas ir valorando qué está pasando.

 Recursos

Esta situación puede originarse por varios motivos; nos va a costar entender algunos, otros los podremos solucionar casi al momento... Intenta contar con la mirada de una experta para que te ayude a encontrar las posibles causas del comportamiento del bebé.

- Puede que sienta dolor en la cara, la cabeza, la nuca o la espalda. Puede ser por la manera que estaba posicionado en el útero o por el instrumental utilizado en el parto.

- Puede sentirse desorientado si le han aseado con jabones o colonias con perfume. Los bebés nacen con el sentido del olfato muy desarrollado y los olores fuertes pueden molestarles, lo que dificulta el acceso al pecho.

- De la misma manera, puede sentirse confuso si tú hueles a algo que no sea a ti misma. Es importante evitar olores intensos en estos primeros días, ya que nuestro olor corporal aumenta para facilitar al bebé la tarea de localizarnos y encontrar la comida.

- El bebé puede presentar alguna dificultad oral: frenillo de la lengua corto, paladar de burbuja, fisuras en el paladar...

- Si el bebé está demasiado hambriento, en alerta activa o llorando (al final del capítulo tienes más información), le puede dificultar mamar.

- Si lo colocas en el hueco del codo para mamar y no en la muñeca, esto hace que su cabeza no pueda desplazarse hacia atrás y le puede costar succionar.

- Si al acercarle al pecho lo haces presionando su cabeza contra la piel, él se aparta rápidamente hacia atrás para asegurar que la vía aérea no va a quedar obstruida.

- Le han dado algún suplemento de leche artificial o suero glucosado y no tiene hambre.

- (…) Seguro que hay más situaciones que se me escapan.

Revisa si es una de estas causas la que puede estar interfiriendo en el agarre e intenta solucionarla. En estos casos, cuando ya lo hemos intentado y revisado todo, podemos probar a usar una pezonera y ver si el bebé responde. Las pezoneras[13] despiertan mucha ambivalencia, pero creo que es innegable que es mejor un inicio de lactancia con pezonera, que una no lactancia.

Dolor en el agarre

En los primeros 15-20 días de vida el agarre del bebé puede producirte una ligera molestia, una sensación como de un pellizco, que dura unos segundos y desaparece. Esta sensibilidad del pezón está relacionada con el descenso hormonal, que es el causante de todas las molestias que sentimos en el embarazo. Es gradual y por eso lo notas durante unos días cuando el bebé se agarra. Lo importante es que esta molestia no sea dolor, y que no perdure durante la toma. Debería, a medida que pasen los días, ir desapareciendo completamente.

 Recursos

Cuando eres primeriza y es la primera vez que amamantas es complicado saber qué es normal y qué no lo es. Aquí tienes unos *tips* para que descubras si el proceso que estás experimentando es normal o debes pedir ayuda:

---

[13] En el capítulo 7 tienes más información sobre las pezoneras.

- La sensación es intensa y solo dura unos segundos.

- La sensación no reaparece durante la toma ni al final de la misma.

En el caso de que hayas contestado sí a las dos preguntas, es muy probable que se trate de esa sensibilidad inicial. Si en alguna de las dos has contestado que no, hay que revisar la toma con una experta en lactancia.

Uso de las pezoneras

Las pezoneras son protectores de silicona que se adaptan al pezón y a la areola y cuyo uso se ha popularizado en los últimos años. Las razones por las que se ofrecen son diversas, pero por lo general podríamos destacar:

- Que el bebé presente dificultades para agarrarse.

- Que la madre sienta dolor durante la toma o tenga grietas en la piel.

No digo que en estos dos casos sean necesarias, pero sí se suelen recomendar. Las pezoneras pueden ser una herramienta útil en algunas situaciones, pero por desgracia se suelen ofrecer con demasiada facilidad y normalmente por falta de tiempo de los profesionales sanitarios.

 Recursos

Hay situaciones en las que puede ser ventajoso usarlas, mejor una lactancia con pezoneras que una no lactancia, y después ya intentamos sacarlas.

Cuando NO son o pueden no ser necesarias:

- Por la forma o tamaño de tu pezón, todos los pezones sirven para amamantar, sean como sean.

- Cuando el bebé no se agarra las primeras horas; hay tiempo de sobra y simplemente podemos esperar haciendo piel con piel.

- Cuando amamantar duele. Las pezoneras son una tirita, no una solución al problema.

- Si el bebé tiene la boca pequeña. Malas noticias, todos los bebés tienen la boca pequeña.

Pero en otros casos, pueden ser útiles:

- Si después de haber revisado la técnica de lactancia y la anatomía del bebé, sigues con dolor.

- En caso de bebés prematuros.

- En caso de bebés que presentan frenillo lingual corto o la barbilla retraída.

- Partos instrumentados.

- Si te estás inquietando mucho y no puedes más.

- (...)

Antes de usar una pezonera podemos intentar:

- Revisa con una experta la posición y el agarre del bebé.

- Ofrece el pecho al bebé en «rugby» o «caballito».

- Fomenta el contacto piel con piel.

- Tienta al bebé exprimiendo un poco de calostro en la areola.

- Introduce tu dedo meñique en la boca del bebé (con la uña bien cortada y las manos limpias) y acaríciale el paladar con la yema del dedo.

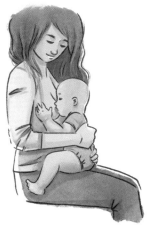

Colocar al bebé en el regazo y sostener el pecho puede ser de mucha utilidad para aquellos que presentan dificultades para mamar o tienen el frenillo de la lengua corto.

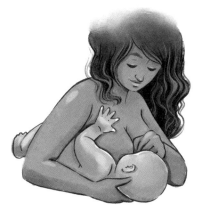

Colocar al bebé en «rugby» puede ayudar a conseguir un mejor agarre en niños prematuros, que presentan dificultades de succión o cuando la madre tiene el pecho grande y caído.

> Debería empezar a succionar y, tras unos segundos, colócalo al pecho con rapidez.
>
> • Coloca al bebé para mamar cuando esté adormilado o en alerta tranquila. Tienes más información en las tablas finales.

Si las usas, revisa que sean de tu talla y que el bebé esté bien agarrado a ellas. Las pezoneras son molestas de usar, pero llegado el momento se pueden eliminar.

Bajada de azúcar

Que el bebé tenga una bajada de azúcar es algo que la mayoría de las madres han escuchado y que cuesta entender por qué pasa o qué hacer para evitarlo. Dentro del útero reciben toda la alimentación que necesitan a través del cordón umbilical. Sin embargo, cuando nacen, dependen de una reserva llamada glucógeno, una energía que van acumulando en el hígado durante su estancia en el útero y que les tiene que permitir iniciar la vida fuera de él. Esta reserva es la que le va a dar energía en los primeros días de vida. Las glucemias, los valores de azúcar en sangre del bebé, irán cambiando a medida que pasan las horas para que se vaya adaptando. En ocasiones, estos cambios metabólicos se ven alterados y es cuando el bebé puede presentar bajadas de azúcar en la sangre que hay que controlar de cerca, ya que pueden ser críticas. Entre las situaciones que alteran el metabolismo encontramos bebés con las siguientes características:

> • Con un peso inferior a 2500 gramos al nacer.
>
> • Prematuros.
>
> • Con un peso superior a 4000 gramos.
>
> • Gemelos, en el caso de que uno presente un peso muy discordante.
>
> • Hijos de madres diabéticas, ya sea diabetes gestacional o insulinodependientes.
>
> • Traumatismos craneoencefálicos en el nacimiento o estrés perinatal.
>
> • Infecciones neonatales.
>
> • Patologías neonatales.
>
> • Hipotermia.
>
> • (...)

En algunas de estas situaciones, se le realizan al bebé controles de glucemia rutinarias por protocolo para asegurar que no hagan bajadas y actuar lo antes posible.

Cuando un bebé sufre una hipoglucemia, podemos observar:

- Cambios de coloración en la piel.

- Llanto débil, muy agudo o ausencia de reacción.

- Bajo tono muscular, como si fuera un muñeco de trapo.

- Dificultades para respirar o respiración acelerada.

- Reflejo de succión ausente.

- Bebé muy nervioso, extremadamente irritable.

- Temblores.

- Vómitos.

- (...)

Recursos

Si el bebé padece una bajada de azúcar, se le va a administrar leche artificial o calostro extraído, si dispones de él. Además, se recomienda:

- Mantener el contacto piel con piel ininterrumpido, para que el bebé no tenga que gastar energía en mantener su temperatura corporal. Es la estrategia más simple tanto para evitarlas como para controlarlas si el bebé ya las ha sufrido.

- Lactancia cada 2-3 horas; si el bebé no se despierta, animarle a mamar y mantenerte proactiva.

- Si lees esto durante el embarazo, busca la información que encontrarás en los recursos del primer capítulo sobre la extracción prenatal de calostro.

- Si lees esto una vez ya has dado a luz, no dudes en extraerte, aparte de las tomas, calostro de manera manual para ofrecérselo a tu bebé entre tomas, por si se producen las bajadas de azúcar.

Este es un cuadro temporal y una vez el bebé se ha recuperado y empiece a ganar peso, es una condición que deja de producirse. En realidad, el miedo a las bajadas de azúcar puede durar unos días y no ayuda que las recomendaciones en cuanto a la lactancia sean difíciles de comprender: «Dale el pecho a demanda, pero no antes de que hayan pasado 2 horas y evita que pase 4 horas sin comer». ¡Todo fácil!

Si los primeros días de vida tu bebé tiene bajadas de azúcar, le van a controlar mucho. Una vez en casa, si va mamando de 8 a 12 veces en 24 horas y mancha los pañales de manera adecuada, es muy raro que el episodio se repita.

No abre la boca

Vamos a estar todas de acuerdo en que los bebés al nacer tienen la boca pequeña. Lo que debemos tener claro es que, con la boquita de piñón, saben abrir la boca para mamar y lo harán de manera instintiva cuando algo roce sus mejillas, la zona del bigote o sus labios. También es cierto que debido a acontecimientos intrauterinos (como la colocación de la cabeza) o situaciones que se producen en el nacimiento (tracción manual del cuello, uso de instrumental, partos muy largos o extremadamente rápidos...), el bebé puede presentar más dificultades para conseguir abrir la boca de la manera adecuada y poder agarrar correctamente gran parte de la areola y el pezón al completo.

En general, de todas maneras, cuando un bebé no abre la boca, puede ser porque no se lo estamos poniendo demasiado fácil. Aquí te doy algunos ejemplos:

- Introducir el pezón y la areola directamente en la boca del bebé mientras llora, bosteza o se está preparando para mamar.

- Colocar la cabeza del bebé en nuestro hueco del codo en vez de la muñeca, lo que impide que pueda desplazar la cabeza hacia atrás.

- En el agarre, dirigir nuestro cuerpo hacia el bebé y no el bebé hacia nosotras.

También es posible que existan otras dificultades que debemos tener en cuenta y que se relacionan con lo que llamamos compensaciones de succión: el bebé no puede mamar de la manera esperada y lo que hace es buscar la manera de conseguirlo, compensando la succión con otras partes de la boca, de la musculatura de la cara, o aumentando la presión intraoral que hace al succionar. Las causas habituales para que haga esto pueden ser:

- Que el bebé tenga dolor en la cara, la cabeza, el cuello o la espalda.

- Que presente alguna alteración en la boca: frenillo lingual corto, paladar de burbuja...

- Que sea prematuro o presente bajo peso al nacer. No por el hecho de tener la boca pequeña, sino por presentar poco tejido adiposo en las mejillas, lo que hará que tenga que cerrar la boca para poder conseguir la succión.

- Que haya tenido contacto con chupetes o tetinas las primeras horas de vida.

 Recursos

Para conseguir un adecuado agarre al pecho es importante que el bebé abra la boca en un ángulo superior a 90 grados, de manera que gran parte de la areola pueda entrar en su boca junto con el pezón. Para conseguir que el bebé abra la boca de manera adecuada, podemos ayudarle con las siguientes medidas:

1. Intentar colocar al bebé al pecho cuando esté aún adormilado o en alerta tranquila. Revisa las tablas finales.

2. Coloca la cabeza del bebé en la zona de tu muñeca, donde te pondrías un reloj.

3. La mano del pecho que le ofreces queda en su espalda.

4. Anima al bebé a mamar, pasando el pezón desde su nariz hasta su barbilla.

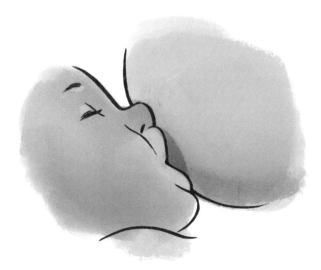

Si el agarre del bebé no es igual que el que muestran las ilustraciones, pero no tienes dolor, no le des más importancia.

5. Verás que va desplazando la cabeza hacia atrás, el mismo gesto que haces al beber de una botella.

6. Observa si va abriendo la boca, la podrás ver por unos segundos más abierta.

7. Cuando lo repita, con la mano que tienes en la espalda lleva al bebé hacia ti con decisión.

Si no funciona o ves que se recoloca a los pocos segundos para pasar a tener la boca más cerrada, es probable que esté compensando la succión. Intenta contactar lo antes posible con una experta que pueda evaluar el resto de posibles causas.

Eructo

Algo que habrás visto en todas las series de televisión o películas es que los bebés después de mamar deben eructar. Así que, manos a la obra, bebé al hombro y tanda de golpecitos en la espalda hasta que el bebé suelta un eructo. ¿Pero es necesario? Pues no, no lo es y si lo hacemos casi como un ritual es porque lo tenemos incorporado de la cultura del biberón.

 Información

Cuando un bebé succiona el biberón traga una pequeña cantidad de aire que está en el interior de la botella. Cuando termina de tomarlo, la mayoría necesita eructar. Pero ¿es necesario si amamantamos? Cuando un bebé mama con un agarre adecuado, hace el vacío completamente al mamar, por lo que no puede tragar aire.

Sin embargo, los bebés que tienen un agarre mejorable o que lloran mucho, puede que sí lo tomen. A pesar de esto, el eructo no lo hacen por los golpecitos que se les da en la espalda, sino porque los elevamos y su cabeza queda más alta que su estómago y el aire sube.

Por tanto:

- Si el bebé se queda tranquilo y relajado después de la toma, no hacemos nada.

- Si se muestra inquieto o se mueve y no quiere más pecho, lo elevamos un poco, sin necesidad de darle golpes para que el aire pueda salir.

¿Le tengo que despertar?

Esta primera etapa de la vida es especial. La lactancia materna es a demanda, pero puede pasar que el bebé no esté por la labor y le cueste estar activo para comer. Por tanto, **a pesar de que la lactancia materna funciona a demanda, es esencial que los prime-**

ros días de vida seas proactiva y mantengas el ritmo de tomas, aunque tu bebé quiera solo dormir.

 Recursos

Vas a descubrir relativamente rápido el comportamiento de tu bebé en estas primeras horas y días de vida. Si ves que podría pasar horas durmiendo sin presentar interés alguno por comer, es mejor que marques las tomas, que pongas alarmas en el teléfono que te vayan avisando y que te permitan ir despertando a tu bebé, a poder ser cada 2 horas de día y cada 3 horas de noche. ¡Por cierto, si se despierta y quiere mamar antes, estupendo!

Valora el global de tomas que realiza, no la organización de las tomas. La mayoría de los bebés están bastante tranquilos durante la mañana y, a medida que llega la tarde y la noche, se activan y aumentan la demanda. Por tanto, lleva la cuenta de todas las tomas en 24 horas para descubrir si tienes que ser más o menos proactiva.

Si a tu bebé le cuesta despertarse, intenta lo siguiente:

> • Mantener el contacto piel con piel.
>
> • Estar atenta a las señales de hambre (te cuento más al final del capítulo).

> • Ofrecer el pecho siempre que esté dispuesto o si percibes que el ritmo de tomas es insuficiente para llegar a las 8-12 en 24 horas.

«Cada 3 horas, 5 minutos de cada pecho»

Esta frase aún se repite como un mantra, por supuesto con variaciones muy divertidas que hacen que te estallen las neuronas:

> • A demanda, pero nunca antes de las 3 horas.
>
> • A demanda, pero nunca antes de las 3 horas ni después de las 4 horas.
>
> • A demanda, pero que pase 1 hora entre cada toma.
>
> • Cada 3 horas desde el inicio de la toma.
>
> • Cada 3 horas desde el final de la toma.
>
> • A demanda, pero solo 15 minutos de cada pecho.

- A demanda, pero 5 minutos de cada pecho para que no traguen aire.

¡Y la creatividad parece no tener límites! Como siempre, todo es mucho más fácil de lo que te han contado hasta el momento.

ℹ️ Información

La lactancia materna funciona sin horarios, pero los primeros días es importante ser proactiva y despertar al bebé si por sí mismo no lo hace. El bebé hará de 8 a 10 tomas en 24 horas, la manera de gestionar estas tomas es lo de menos. Los recién nacidos suelen estar más adormilados por las mañanas y se van activando a medida que pasa el día. No tienen por qué ser un reloj y, de hecho, no suelen aguantar 3 horas y piden mucho antes. Estas son algunas de las situaciones más habituales:

- Un bebé puede estar 1 hora mamando del mismo pecho hasta que se suelta, estando más o menos activo.

- Puedes dejarlo en un pecho hasta que se suelte y, si al soltarse parece inquieto, puedes intentar ofrecerle el segundo pecho. Pero en ningún

caso es necesario cronometrar el rato que está en el pecho, y menos aún sacarle la teta de la boca si ha transcurrido un tiempo determinado.

- Tan solo debes ir verificando que haga unas 8-10 tomas en 24 horas (es normal que aumenten poco a poco hasta las 12 tomas a medida que crezca). Como las repartas da igual.

- La lactancia es a demanda de la madre y el bebé; también puedes despertarle y ofrecer el pecho.

Los primeros días son los que estamos más alerta, así que, cuando sepas que gana peso poco a poco, ya podrás bajar la guardia.

No deja de mamar

Hay bebés que parece que llegan con hambre atrasada y no están dispuestos a dormir ni estar aletargados ni nada por el estilo. Se muestran extremadamente activos ya desde las primeras horas de vida. Quieren ir de teta a teta, no se sueltan y si lo haces y los dejas en brazos ajenos, te hacen saber que no están para nada de acuerdo y siguen mamando y mamando, casi como si fueran un pozo sin fondo.

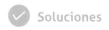 Soluciones

Estos bebés tan activos están realizando un proceso llamado «*catch up*»: se ponen al día de lo que habrían tenido que crecer en el útero. Son bebés que pierden poco peso (un 7 %) después del nacimiento y que les dan el alta a los 3 días de nacer ya ganando peso. Además, son niños que bastante antes de los 15 días de vida ya han recuperado el peso del nacimiento, lo que sin duda sorprende a la vez que genera muchas dudas por la intensidad que presentan a la hora de mamar.

Puede ser un inicio un poco abrumador, pero del que puedes estar muy orgullosa. Como podrás imaginar, no existen demasiadas soluciones a esta situación, solo podemos:

- Intentar estar tranquilas (fácil de decir y difícil de conseguir).

- Mantener el piel con piel todo lo que podamos y pedir relevos cuando lo necesitemos.

- Si te duele el pecho, pide ayuda lo antes posible, porque si tu bebé tiene mucha demanda y te duele, puede producirte lesiones.

- Intentar estar lo más cómoda posible; es extremadamente importante que estés rodeada de almohadas para evitar que te duela todo el cuerpo en un par de días.

- Sé que te parecerá absurdo, pero intenta comer.

Normalmente la locura dura unos días, el bebé gana bastante peso y todo vuelve a una cierta calma.

Demanda en la segunda noche

Apunta la segunda noche en el calendario. Mentalízate para lo que se avecina (espero llegar a tiempo y que leas esto embarazada; si lo lees cuando ya has dado a luz, es muy probable que te suene mucho lo que vas a leer) e intenta entender que lo que va a pasar es normal, deseable y tiene una función.

Es más que probable que la segunda noche de vida de tu bebé estés agotada, especialmente si es tu primera maternidad y todo te parece nuevo y confuso.

Cuando una acaba de dar a luz soñaría con descansar, dormir 10 horas seguidas, comer algo delicioso y ver la vida pasar…, pero no, ahora te toca cuidar a una pequeña personita que depende de ti al 100 % y a la que vas a atender 24 horas 365 días al año (si es año bisiesto, te lo comes un día más), sin derecho a vacaciones, bajas ni nada por el estilo.

Y la segunda noche es cuando que te das cuenta de ello. La llamamos «la noche de las vacas locas». Es poco alentador, lo sé, pero una cosa que tiene la lactancia es que está llena de «palabros» raros, y este es uno de los primeros.

¿Qué va a pasar? Imagino que a estas alturas debes estar muy intrigada, pues vamos allá. Esta segunda noche lo último que vas a hacer es dormir. El bebé va a estar despierto y activo todo el rato, va a ir de teta en teta, va a llorar (lo que más angustia) y no te va a dejar descansar ni 5 minutos... Claro, ahora lo lees y quizá te parece que no hay para tanto, pero cuando estás en ese momento lo único que deseas es que el bebé se calme, los dos durmáis un rato y que salga el sol de una vez.

¿Por qué pasa eso? Al bebé le toca activarse y le toca mamar mucho y estresarte un poco. Todo esto no es más que una estrategia para conseguir que la leche te suba lo antes posible. La oxitocina[14] que el bebé recibe durante el parto desciende y por eso se «despierta», se activa, se pone en marcha para que en pocas horas tengas leche en lugar de calostro. Es normal que cuando pase te inquietes, te pongas nerviosa y te pasen mil cosas por la cabeza. El agotamiento es un mal compañero de viaje, y sin duda es una noche muy dura.

 ## Recursos

No hay atajos, te aviso antes de que esperes una solución mágica. Lo único que puedes hacer es estar preparada y segura de que no está pasando nada grave, que tu bebé no se está muriendo de hambre y que con el calostro le basta.

Intenta ir pasando el bebé de pecho en pecho cada vez que se inquiete en uno. A ratos tu pareja te puede ayudar meciéndolo y volviéndolo a colocar en el pecho en el caso de que se desespere demasiado. Sin duda, contar con el apoyo de la pareja o de algún familiar es clave para no desfallecer y esperar a que salga el sol y todo se calme.

En todo este proceso también pueden pasar otras cosas, por ejemplo: en el hospital, si te ven desesperada, es posible que te ofrezcan darle un suplemento de leche artificial al bebé o que directamente lo pidas tú o tu pareja.

Si ves que no puedes más, que la situación te está sobrepasando y quieres darle un poco de fórmula, intenta que sea mediante un método no invasivo con la lactancia, que no pueda comprometerla: en jeringa-dedo, vaso, cuchara...

---

[14] La oxitocina endógena es la hormona que produce la mujer de manera natural durante el parto. Esta oxitocina llega al bebé y él también la segrega durante el nacimiento.

Esto no es una carrera de resistencia, con ganadores y perdedores. Tan solo debes saber qué pasa y decidir qué quieres hacer. Las siguientes noches no suelen ser tan complicadas, te lo aseguro. No es que no vayas a pasar ninguna otra noche mala, pero nada tan duro como la segunda en la que, además, físicamente estás por los suelos.

¿Qué hacer si necesita suplementación?

Al principio tenemos calostro y, si todo va bien, es más que suficiente para estos primeros días de vida del bebé. Sin embargo, existen situaciones en las que se puede hacer necesario iniciar una suplementación. La primera opción siempre será utilizar leche materna o calostro y, si no es posible, se ofrecerá fórmula.

 Ideas

Si puedes y quieres extraerte calostro o leche, esta siempre es la primera opción para ofrecer un extra al bebé. Si no, no quedará otra que ofrecer leche de fórmula. Sé que puede dar miedo cuando lo que te proponías era darle solo el pecho. Y puedes tener dudas de qué puede implicar esto en vuestra lactancia. No tiene por qué ser el final si no quieres: que necesite una suplementación no implica que la lactancia vaya a fracasar. Será importante que, una vez tengas

el alta, si el bebé sigue necesitando la suplementación y esto te inquieta, busques la ayuda de una experta en lactancia que pueda acompañarte en el proceso.

¿Cómo le doy el suplemento?

Si es necesario ofrecer una suplementación al bebé en las primeras horas o días de vida, es importante intentar no modificar los patrones de succión o la experiencia que tiene al mamar. Cuando un bebé mama, la leche sale de una manera determinada y para obtenerla debe realizar una coreografía compleja con la lengua. Estas primeras experiencias en el pecho son claves y pueden verse alteradas con facilidad cuando ofrecemos volúmenes de leche superiores a los que obtendrían con el pecho.

Por otro lado, si el bebé necesita recibir leche suplementada es necesario proporcionársela lo antes posible, solo debemos hacerlo de la manera más adecuada. Sé que existe el miedo a que, al iniciar la suplementación, pueda verse perjudicada la lactancia, pero no tiene por qué ser así.

 Recursos

Cuando planeamos ofrecer leche a un bebé, pensamos en un biberón, que puede ser un sistema poco adecuado y crearles confusión. Durante estas primeras horas y días de vida, la cantidad de leche que el bebé suele necesitar es relativamente pequeña, y hay métodos de suplementación que permiten ofrecer la leche sin comprometer la lactancia. Ya sea calostro, leche materna o leche artificial, si nuestra idea es mantener la lactancia materna, podemos ofrecer la leche en:

- Vaso: para ello, el bebé debe estar incorporado; puede ser útil que esté envuelto en una mantita o una muselina, de manera que las manos no se interpongan y la leche se derrame. La leche no se vierte dentro de la boca del bebé, sino que se deja en la punta del labio inferior o superior y se espera a que el bebé vaya sacando la lengua. Se la va a tomar muy despacio, hay que tener paciencia.

- Jeringa-dedo: solo necesitamos una jeringa y nuestro dedo meñique (o el que tenga un diámetro más similar al pezón). Lo primero es limpiarnos las manos y recortar la uña. Este método consiste en acariciarle suavemente el paladar con la yema del dedo. Notarás la lengua del bebé envolviendo tu dedo e inmediatamente el bebé empezará a succionar. Coloca en la comisura de los labios la jeringa y administra la leche poco a poco siguiendo los movi-

mientos de la lengua; si el bebé deja de succionar, te detienes y cuando esta se reactive, vuelve a ofrecérsela. Es un proceso que tiene que ir lento y te puede ser más fácil si preparas varias jeringas con leche o calostro en un vaso, para no tener que ir cargando la misma jeringa en el caso de que se la termine.

- Cuchara: sirve para ofrecer pequeñas cantidades de leche o calostro al bebé. Al igual que el vaso, la cuchara no se introduce dentro de la boca. Se le acerca a los labios y es el bebé el que saca la lengua y la va ingiriendo. La principal pega de esta técnica es que la leche se puede derramar y es necesario controlarle las manitas para que esta no se derrame. El bebé tiene que estar sentado y la leche se administra muy lentamente.

- Sonda al pecho: este es uno de los métodos que fomenta la succión del bebé y, por tanto, la estimulación del pecho. Se puede realizar con diversas sondas. Para que este método sea efectivo, es importante que el bebé se agarre el pecho, muestre interés por el pecho y succione. En caso de bebés prematuros o con poco tono muscular es posible que no consigan la leche que necesitan.

- Jeringa en el pecho: este método también permite que el bebé estimule el pecho. El bebé se coloca normalmente al pecho, y en la comisura de los labios se pone la jeringa con leche. A medida que el bebé mama, le puedes ir ofreciendo la leche. Al igual que el método anterior, es importante que el bebé consiga mantener el agarre con la boca del pecho.

Con tu comadrona o enfermera, valora qué método puede ser el más adecuado en vuestro caso. En ocasiones es necesario probar varios hasta dar con el que sea más eficaz. También es importante, en el caso de que nos funcionen varios y se prevea que el proceso de suplementación va durar unos días o semanas, ir variando para que el bebé no se acostumbre a ellos.

Y el chupete para cuándo

Parece que los bebés nacen con un chupete bajo el brazo y, no lo traen, ya se encarga todo el mundo de decirte que el bebé necesita un chupete o regalártelo. Muchas cestas de regalo lo traen como añadido y en algunos hospitales los proporcionan con cierta facilidad.

El chupete es una decisión que corresponde a la familia y que está dentro del ámbito de la crianza, pero tampoco podemos olvidar que su uso frecuente y prolongado puede causar malformaciones orales: malocusión dental, mordida abierta, deformación del paladar, futuras alteraciones del lenguaje o retraso del habla...

 Soluciones

Lo ideal es esperar unas semanas, hasta las 6-7, que es cuando consideramos que la lactancia debería estar instaurada. ¿Cómo saber que lo está? Pues no deberías sentir dolor al amamantar y el bebé debería haber ganado peso de manera óptima.

Y mientras, ¿cómo calmar al bebé?

Claro, los bebés no saben que existen los chupetes, saben que existen las tetas y es lo que esperan. Por tanto, el chupete es un recurso que necesitamos los adultos para calmarlos. Los bebés usan las tetas de la madre para mucho más que comer, y no pasa nada por usarlas de chupete, pues esta también es una de sus funciones, no hay nada de malo en ello.

Es cierto que puedes tener momentos de crisis y que la succión calme al bebé, y un truco muy fácil es dejar que succione nuestro dedo[15] en momentos de colapso.

---

[15] El dedo lo va a succionar imitando la misma manera en que le ofrecemos para realizar la suplementación jeringa-dedo

Esto nos puede facilitar a todos la vida, a la espera de si decidís usar el chupete a nivel familiar.

No me ha subido la leche

Este es un proceso que genera dudas y también suele producirse un problema de expectativas, de lo que esperamos que sea a lo que realmente es. Aunque es verdad que hay situaciones en las que no se va a producir la subida de leche, existe mucha rumorología de qué se nota en la subida, lo que hace que esperemos algo que no es. La subida de la leche causa:

- Sensación de plenitud en el pecho.

- El pecho se siente caliente y pesado.

- Aparecen venas en toda la zona del escote y el pecho.

A veces estas sensaciones son livianas y no creemos que tengamos leche. Si la subida se complica, se convierte en una ingurgitación, que es un proceso terriblemente doloroso y que para nada deberíamos entender como normal. ¿Pero qué pasa si no notas nada de nada?

 Información

La subida de leche se produce aproximadamente a los 3 días del nacimiento del bebé. El proceso se pone en marcha con la separación de la placenta del útero.[16] Por tanto, el inicio de la producción de leche, el cambio de calostro a leche de transición, se debería dar en los días siguientes al parto. Cuando no notamos cambios en el pecho en este tiempo, debemos estar atentas si además:

- El bebé no gana peso o sigue perdiendo después del tercer día de vida.

- No presenta un patrón de disposiciones adecuado (revisa el final de este capítulo).

- Padece ictericia.

- Está muy adormilado, no le puedes despertar o no tiene interés por el pecho.

- Has padecido desarreglos tiroideos antes de quedarte embarazada o durante el embarazo, o te han retirado la medicación para el hipotiroidismo justo después de dar a luz.

---

[16] Tienes más información en el capítulo 4 de este libro.

Si te encuentras en una de estas situaciones, es muy importante que contactes lo antes posible con una experta en lactancia.

Pierde peso

Sí, los bebés pierden peso los primeros días de vida. En concreto, los 3 primeros. La pérdida que van a tener se estima entre un 7 y un 10 % del peso que presentan al nacimiento. Esta es una pérdida fisiológica y se produce porque el bebé empieza a hacer cacas y pipís; además, debe gastar energía para mantenerse caliente (si no está en contacto piel con piel interrumpido) y respirar..., y todo esto le lleva a perder peso. Claro, si pesas 60 kilos y pierdes 300 gramos, no te vas a dar ni cuenta, pero cuando pesas 2 o 3 kilos, perder 300 gramos es perder bastante peso.

 Soluciones

Cuando un bebé pierde más del 10 % de peso, sin duda hay que actuar. Si estás en el momento de recibir el alta, es probable que te recomienden que ofrezcas un suplemento de leche artificial para remontar la pérdida de peso. Si te sientes segura dándole el suplemento, adelante, ten en cuenta que al hacerlo puedes:

1. Ofrecer primero el pecho realizando compresión mamaria (tienes más información al final de este capítulo en el apartado «Recursos finales») hasta que no succione o se inquiete.

2. Ofrece el suplemento que te hayan pautado, a poder ser en un método que interfiera poco en la succión del bebé.

3. Acaba la toma dejando que el bebé succione el pecho todo lo que quiera y realizando compresión mamaria.

Si ya has tenido la subida de leche, puedes sacarte un poco y suplementar al bebé con ella. Es un proceso un poco más cansado porque implica encontrar tiempo para usar el sacaleches, pero si hay ganas, adelante.

Después del alta pide hora con el pediatra o con la comadrona para revisar el peso del bebé a los 2 días, y revisa el patrón de deposiciones (¡ojo!, si toma fórmula puede presentar menos deposiciones) y que vaya comiendo de 8 a 12 veces cada 24 horas.

Si el peso remonta, ya estará, prueba superada. Si a pesar de todo esto sigue sin ganar el peso esperado, consulta con una experta en lactancia lo antes posible.

VUELTA A CASA

¿Cómo sé si come lo que necesita?

Esta es una pregunta que todas las madres nos hacemos, ¡ojalá la teta fuera transparente y de esta manera saber qué cantidad de leche toma el bebé! Vale, esto no podrá ser, ¡pero hay trucos para entender un poco qué está pasando! Podemos llegar a pensar que no seremos capaces, que no vamos a saber cómo hacerlo... No es fácil, pero sabrás si está comiendo todo lo que necesita mediante unos recursos muy básicos:

- Tu bebé pide el pecho de 8 a 12 veces en 24 horas.

- Notas cambios en el pecho antes y después de amamantar.

- Tu bebé hace pis y caca según la edad (ver las tablas finales).

- Si estás en silencio puedes escuchar cómo deglute.

- Si puedes pesar a tu bebé:

  › No ha perdido más del 10% de peso.

  › A partir del quinto día está ganando peso.

  › Lo recupera a los 15 días o incluso antes.

Hay algunos elementos que nos pueden hacer pensar que el bebé no está comiendo suficiente, pero que en realidad **no son buenos indicadores**, te los describo a continuación:

- Tarda más de 15-30 minutos en soltar el pecho.

- No aguanta 3 horas sin mamar.

- No aguanta mucho rato en la cuna o en el moisés.

- Solo quiere estar en tus brazos.

Esta lista de situaciones es normal, son cosas que hacen los bebés y que no implican que pasen hambre ni nada por el estilo.

No deja de mamar

Vamos a tener que definir el concepto «no deja de mamar» para saber si hay algún aspecto a mejorar o es el comportamiento normal del bebé. Si pudiera, un bebé se pasaría 24 horas colgado del pezón y en los brazos de su madre. Si le preguntaras (y te pudiera contestar, claro), ese sería su planazo máximo.

Los bebés maman con bastante frecuencia, mucho más de lo que esperamos (recuerda que lo de cada 3 horas es mentira) y los primeros días no haces otra cosa que dar el pecho. Pero tampoco podemos olvidar que hay bebés que se pasarían la vida al pecho y, si eso pasa, está pasando algo que debemos arreglar. ¿Cómo saber si lo que está pasando es o no normal? A continuación, te lo cuento:

 Recursos

> - Hace más de 3 cacas en 24 horas del tamaño mínimo de una cuchara sopera (si ha tomado algún suplemento de leche artificial, esto puede variar).
>
> - Moja 6 pañales o más al día con orina clara.
>
> - No deja manchas en el pañal de color rosado.
>
> - Está hidratado (al final del capítulo te cuento cómo valorarlo).
>
> - Está ganando peso (para saberlo es necesario pesar al bebé sin ropa ni pañal).

> Y la definitiva:
>
> - No tienes dolor al amamantar.

Si cumples todas las anteriores, todo va bien y es más que probable que sea la demanda normal de un recién nacido. Si sientes dolor, si el bebé apenas hace caca o son muy pequeñas, no moja pañales o deja manchas oscuras o anaranjadas... lo recomendable es que lo revise un pediatra y posteriormente acudas a una experta en lactancia que te pueda ayudar a encauzar la situación.

No duerme nada

Aquí también nos va a tocar descubrir si el bebé apenas duerme o es un tema de expectativas. Frases como «duerme como un bebé» nos hacen pensar que los bebés duermen mucho y plácidamente. Nada más lejos de la realidad. **Duermen poco, a ratos, y mientras lo hacen se mueven y gruñen. Los ciclos de sueño son cortos, de unos 45 minutos o menos, y duermen mucho más si están en nuestros brazos o en nuestro regazo.** ¿Has oído hablar de la cuna con pinchos? Si no sabes de qué va, pronto lo sabrás.

Los bebés, además, aprovechan el rato que están en el pecho para quedarse adormilados y descansar. No esperes que duerman

3 horas seguidas, lo normal es que den cabezadas y que se despierten si sienten que les dejamos.

 A tener en cuenta

Si crees realmente que tu bebé no duerme nada, hay aspectos que debemos tener en cuenta:

- Los bebés de noche suelen estar más activos.

- Algunos bebés, si no ganan el peso adecuado, están más inquietos y parecen no descansar.

- Que no le des el pecho limitando la toma o cambiándolo de pecho de manera arbitraria. Con un pecho por tomas los 3 primeros meses suele tener más que suficiente.

- Que no tengas dolor al amamantar.

Por tanto, si por la tarde-noche tu bebé empieza a ponerse nervioso, es probable que se trate de la hora bruja (en el siguiente capítulo te cuento más). Si no, será necesario revisar la evolución de su peso y, por supuesto, la técnica de lactancia. Si tienes dolor, quizá el bebé no pueda conseguir toda la leche que necesita y por eso está más activo.

No le puedo despertar

A veces querer que un bebé se duerma puede ser misión imposible, pero en otras ocasiones despertar a una pequeña marmotilla puede requerir mucha constancia e imaginación. Lo primero que debemos tener claro es que dormir es importante, pero los bebés tienen que mamar y ganar peso. Hay algunos que no se despiertan por sí mismos y, si esperamos a que lloren para ofrecerle el pecho, podemos entrar en un círculo vicioso difícil de romper. Un bebé que duerme mucho y no mama es un bebé que no come, y un bebé que no come es un bebé que pierde energía y peso por momentos. La lactancia es a demanda, pero no está de más que seas proactiva hasta que haya recuperado el peso del nacimiento y te asegures que hace de 8 a 12 tomas cada 24 horas.

Es igual cómo organice las tomas, hay bebés que por la mañana están más dormidos y tranquilos y que, a medida que pasa el día, se van activando y llegan al final del día y a primera hora de la noche a todo gas. Pero cuando el bebé no muestra interés por el pecho, solo duerme y cuando se intenta que mame se agarra unos minutos (o segundos) y se suelta, es necesario actuar lo antes posible.

 Recursos

¡Empieza el juego para despertar a la pequeña marmota de la casa!

1. Intenta desnudar al bebé y dejarle solo con el pañal y patucos si hace frío.

2. Si no funciona, el siguiente paso es cambiarle el pañal y mojarle un poco el culete.

3. Si esto tampoco funciona, sin vestir al bebé, coloca tu mano plana sobre su tripa y haz una ligera presión, como si fuera un masaje, en dirección de las agujas del reloj.

4. Si sigue sin funcionar, introduce con cuidado y respetando los tiempos del bebé, tu dedo meñique[17] en su boca para estimular el reflejo de succión. La yema del dedo toca el paladar y tu uña descansará sobre la lengua del bebé que, al notar el dedo, debería empezar a succionar. Si lo hace, intenta ser rápida y dale el cambiazo del dedo por el pecho.

5. Si nada de esto funciona y hace más de 4-5 horas que no come, intenta extraerte un poco de calostro o de leche y se lo das con el método jeringa-dedo.

Hay bebés a los que llamamos «bellas y bellos durmientes» porque les cuesta mucho mantener el ritmo de las tomas y solo parecen querer dormir. Suelen ser bebés que esperan hasta los 15-20 días para estar más activos y empezar a pedir el pecho con regularidad. Que un día te cueste más des-

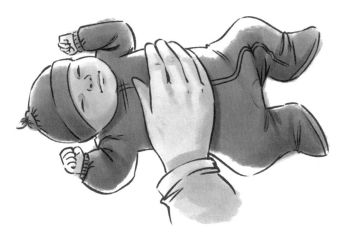

Coloca la mano sobre su tripa de esta manera, aplica una ligera presión y realiza movimientos circulares en dirección a las agujas del reloj.

---

[17] Es importante que tengas las manos limpias y la uña cortada, de manera que no le puedas causar ninguna herida en el paladar.

pertar al bebé puede ser normal, pero si en general siempre es así, parece hacer pocas tomas o tiene muy poco interés por mamar, puede tratarse de un pequeño «bello o bella durmiente» y te va a tocar mantener la guardia unos días hasta que decida conocer el mundo:

- Asegúrate de que haga un mínimo de 8 tomas.

- Que ensucie pañales según su edad.

- Si no le puedes despertar de ninguna manera o a pesar de despertarle no está activo en el pecho, no dudes en ofrecer tu leche diferida unos días.

- Va a ser importante que vayas revisando el peso de tu bebé estos primeros días para asegurar que no pierde demasiado peso.

- Como te decía, cuando deciden activarse maman con absoluta normalidad.

Así que ya ves, dormir no alimenta, por más necesario que sea para el bebé. Hay que mantener un equilibrio entre comer y dormir.

Se duerme al pecho

Cuando un bebé empieza a mamar, aunque no lo parezca, se cansa. Además, la succión produce mucho placer, relajación y somnolencia. Por tanto, cuando un bebé succiona unos minutos el pecho, lo que hace es cerrar los ojos. ¿Esto quiere decir que se ha dormido? Pues no. Estará dormido cuando suelte el pecho. Pero es habitual que este comportamiento nos inquiete y nos preguntemos si va a poder comer lo que necesita. En este punto se suelen recomendar algunas técnicas muy poco afortunadas para activar al bebé, pero por suerte hay otras maneras de ayudarles a comer sin que les tengamos que torturar.

 Ideas

Cuando se activa este modo casi automático en el que parece que duermen pero van comiendo, todo va bien. El problema sería si el bebé estuviera agarrado al pecho y no le vieras succionar (revisa el final del capítulo para aprender a distinguir las diferentes soluciones), que es algo que puede ocurrir. ¿En qué casos debemos estar alerta y actuar si se presentan dificultades?

- En el caso de que el bebé esté demasiado adormilado y le cueste mamar.

- En el caso de que no gane peso.

- En casos de bebés con bajo peso o prematuros que se cansan al mamar.

- En caso de bebés enfermos o con dificultades para succionar.

Muchas veces, cuando los bebés no succionan de manera efectiva, se les indica a las madres que deben hacerles mil perrerías: cosquillas o pellizcos en los pies, tocarles la cara, moverlos ligeramente para que se despierten, mojarles la cara con paños fríos... Todas estas cosas pueden funcionar, pero son extremadamente molestas y en muchos otros casos lo que consiguen es que el bebé se suelte del pecho y no quiera saber nada de la teta. Imagina que estás comiendo relajadamente y te hacen todas las trastadas anteriores, ¡es insoportable!

Es esperable que los bebés estén mucho rato en la teta. Si el bebé gana peso y no tienes dolor, no sería necesario hacer nada especial durante la toma. Y en el caso de que debamos hacer algo y ayudarle a comer, por ejemplo, porque no está ganando peso, tenemos dolor o estamos relactando (pasando de una lactancia mixta o artificial a exclusiva), vamos a intervenir sin que casi se dé cuenta:

1. Hacer compresión mamaria activa cuando veas que no succiona.

2. Colocar tu mano plana sobre su tripa, ejercer un poco de presión y realizar masajes siguiendo la dirección de las agujas del reloj.

3. Si nada de esto funciona, puedes colocar una jeringa con leche extraída o leche artificial en la comisura de los labios mientras está agarrado e ir administrando pequeñas cantidades de leche para activar al bebé.

Los bebés suelen adormilarse al pecho de manera habitual los primeros meses de su vida, de hecho, es empezar a succionar y parece que se han tomado un somnífero. Y quizá al inicio de la lactancia te puedes agobiar, pero cuando la teta-somnífero deja de hacer efecto, ¡se echa mucho de menos!

No deja de llorar

Vamos a tener que definir muy bien este punto. Qué quiere decir esto:

1. Lo tienes en brazos, le meces y le das el pecho, pero no consigues que deje de llorar en ningún momento.

2. Cuando lo dejas en la cuna o la hamaquita llora, o al final del día llora un poco más.

Si te has sentido representada en el primer ejemplo, acude a vuestro pediatra o a urgencias. Es posible que el bebé se calme en el transcurso del viaje hacia el centro sanitario, suele pasar. Pero nunca está de más que le vea un médico. Os vais a quedar todos mucho más tranquilos.

Si lo que os pasa se parece más a la segunda opción, es más que probable que lo que ocurra sea un problema de expectativas. Sí, y más cuando somos primerizas; una cosa es lo que crees que va a ser tener un bebé y las cosas que esperas que haga, y otra muy distinta es tenerlo en casa, ver lo que implica y entender cómo se comporta de verdad.

Es fácil pensar que los bebés comen, hacen caca y duermen. Y también es más que habitual pensar que les va a encantar la cuna o la hamaquita (que para algo la has comprado con tanto amor y te ha costado una pasta)..., y llega el bebé y hace que las expectativas se caigan una a una. Bofetada de realidad, le llaman. Los bebés no quieren hamacas o cunas, los bebés no quieren sentirse solos, los bebés solo quieren estar pegados a nuestro cuerpo día y noche. Y si no sabemos esto e intentamos dejarlos en la cuna o lejos de nuestro cuerpo, aguantan 5 minutos de reloj. Si tu bebé está tranquilo en brazos o con la teta, todo va bien. Y, como te decía antes, si a pesar de tenerle todo el día pegado a ti, sigue llorando horas y horas, entonces no dudes en hacer una visita rápida a vuestro pediatra.

De todas maneras, asegúrate de que:

- El bebé está haciendo pis y caca según le corresponde (revisa el final del capítulo).

- Ha hecho de 8 a 12 tomas en 24 horas.

- Tiene buen color[18] y está hidratado (revisa el final del capítulo).

 Ideas

Si tu bebé es normal y ha nacido esperando un par de brazos de manera continua, el primer paso es aceptar que hemos sido engañadas y rebajar de esta manera las expectativas en torno a lo que es un bebé y lo que vas a poder hacer con uno en casa.

---

[18] Si tu bebé tiene la piel oscura o muy negra, al no poder apreciar bien el la piel para valorar que no tenga ictericia, vamos a revisar que no tenga las mucosas (las encías y el interior de los labios) y la parte blanca del ojo amarilla.

Por supuesto, pide ayuda. No solo estará bien en tus brazos, hay más que le pueden sostener si te tienes que dar una ducha o necesitas un rato de calma. Además, pide ayuda para poder hacer todo lo que tengas que hacer y dejar al bebé con alguien.

A medida que crezca un poco, suele ser muy práctico el uso de un portabebés. Y es que tener las manos libres es importante y te va a ayudar a sentir que puedes hacer algo más que cuidar de tu bebé.

No sé si hace pis

Es importante verificarlo para tener idea de si está tomando el volumen adecuado de leche. Muchos pañales tienen ya una tira incorporada que se tiñe de azul para indicar si el bebé hace o no hace pis. Hay otros pañales que no tienen este invento y en los que es un poco más complicado controlar si están mojados o no. Sí, es importante que los primeros días intentes contar estos pañales; una vez haya recuperado el peso del nacimiento, ya no será necesario.

 Ideas

Si no tiene la marca azul, una opción es destripar el pañal y ver si la zona central está mojada. Los pañales comerciales tienen en su interior un polímero llamado poliacrilato de sodio que tiene la capacidad de aumentar hasta 300 veces su tamaño. Abrir el pa-

ñal y observar estas partículas, nos dará pistas de qué ha pasado. También es importante observar la parte del pañal que está en contacto con los genitales del bebé para observar si hay restos más oscuros o manchas (uratos), que después de los 2 o 3 primeros días de vida nos pueden indicar que la orina del bebé está demasiado concentrada. Revisa la tabla final de este capítulo para tener más información y apuntar la cantidad de pañales de orina que moja tu bebé.

Tiene la teta delante y no la encuentra

Algo que nos sorprende mucho en el comportamiento del bebé es ponerles la teta delante de la nariz o de la boca y que no atinen, que den golpes con la cabeza, como un pájaro carpintero, o muevan la cara de lado a lado con la boca abierta sin conseguir agarrarse al pezón. ¿Qué está pasando? Podríamos suponer que, si tienen la teta delante, ya está todo listo para comer, pero no. Cuando el bebé se comporta de esta manera está tan hambriento, enfadado y desesperado que ya no atina a mamar.

 Recursos

Cuando esto pasa, muchos se duermen sin comer, una situación que no es para nada deseable. Los bebés transitan por cinco estados (al final del capítulo tienes una tabla con la información) y no en todos pueden comer. Por tanto, lo que nos toca es calmarlos un poco para que sean capaces de mamar con algo más de tranquilidad o, si es posible, que aprendas de esta situación y te adelantes antes de que entren en este bucle:

- Coloca al bebé al pecho. Si a pesar de estar con los ojos cerrados le rozas la mejilla y abre la boca y gira la cara, ya está listo para comer.

- No esperes que esté demasiado despierto, que llore o que esté demasiado activo a nivel físico.

Si ya está en modo «pájaro carpintero»:

1. No insistas con el pecho.

2. Mécele un poco o levántate y paséalo.

3. Dale un poco de leche con el método jeringa-dedo para que se calme.

4. Si no tienes leche, deja que succione tu dedo, igual que lo harías con el método jeringa-dedo; la succión le calmará.

5. Cuando te dispongas a ponerle de nuevo al pecho, intenta ser rápida.

6. Presiona sobre la zona de la areola, como si fuera un sándwich para que le sea más fácil encontrar el pecho.

Este comportamiento solo dura unos meses, a medida que crecen dejan de hacerlo y todo es mucho más fácil.

¿Cómo saber qué pecho le toca?

Tenemos dos tetas, se supone que hay que ir cambiando al bebé de una a otra en cada toma. Y en teoría deberíamos recordar cuál ha sido la última para que la siguiente vez que te pida el pecho le des la contraria. Parece muy fácil, ¿verdad? Pues a nuestro cerebro «pospártico» no le parece nada fácil de recordar, y de ahí que busquemos recursos para recordar qué pecho le hemos dado en la última toma: que si una goma del pelo en la muñeca que le hemos dado (¿o es la que le daremos?), un imperdible o un lacito en el sujetador, una pulsera que nos cambiamos de muñeca (nos pasa lo mismo que con la goma del pelo)... ¿Y si os cuento que es mucho más fácil?

 Truco

¡Tócate las tetas! Claro, es la solución más básica, más fácil y que requiere menos tiempo. Tócate el pecho y elige el que esté más cargado:

1. Si el bebé lo acepta, genial.

2. Si el bebé no lo acepta, ofrece el otro.

3. Si los dos pechos están iguales, ofrece el que quieras y si acepta, genial.

   ¡Y desterramos las gomas del pelo!

¿Cómo saber que llega a la grasa del final?

La leche materna tiene una composición variable: depende de la edad el bebé, del tiempo que hace que el bebé no mama, de la hora del día, del rato que lleva en pecho... Como ya te habrás dado cuenta a estas alturas, la teta no es transparente y esto implica que no puedas tener ni idea de qué composición de leche está tomando. Por tanto, quien te diga que tenemos que estar atentas a que el bebé llegue a la grasa del final, que también te diga cómo hacerlo.

 Solución

La leche materna tiene menos grasa después de que se produzca el reflejo de eyección y, a medida que transcurre la toma, aumenta. Por tanto, la teoría nos dice que el bebé tiene que llegar a esa leche, pero en la práctica sabemos que no lo podemos controlar. Y ¿entonces?

Pues aunque nosotras no podamos, nuestros bebés sí. Ellos distinguen qué tipo de composición están tomando y cómo hacer para llegar a esa leche del final. Nosotras tan solo debemos hacer tres cosas muy simples para ayudarles:

- Ofrecer un pecho hasta que se suelten (si se sueltan muy rápido, repetir el mismo pecho).

- No restringir las tomas o dejar que mamen unos determinados minutos de cada pecho.

- En el caso que al bebé le cueste aumentar de peso o se adormile y no mame, hacer compresión mamaria activa (al final del capítulo te muestro cómo).

De esta manera, el bebé va a poder conseguir la leche en la composición que desee. Y si le pones en un pecho y protesta, siempre intenta con el otro.

Deja manchas anaranjadas en el pañal

Las manchas anaranjadas o de color teja en los pañales se producen por la concentración de la orina. De manera fisiológica, los primeros días de vida, cuando el bebé toma pequeñas cantidades de calostro, se produce la concentración de ácido úrico. Los primeros 2 días (tienes la tabla al final del capítulo) son habituales y luego deberían desaparecer. Si no lo hacen cuando ya se supone que nos ha subido la leche, es cuando debemos buscar ayuda.

 Recomendaciones

Si tu bebé presenta cristales de uratos después de los primeros días de vida es importante revisar que esté hidratado y esté aumentando de peso de manera adecuada. Si necesita más leche, revisa que:

- Haga de 8 a 12 tomas cada 24 horas.

- Que la toma sea activa, por lo que puedes realizar compresión mamaria si el bebé se detiene o parece que no succiona de manera efectiva.

- Si esto no funciona, el siguiente paso es extraer tu leche y suplementar al bebé con ella.

- En el caso de que no puedas o no quieras extraerte leche, el siguiente paso es iniciar la suplementación con leche de fórmula.

Si tu bebé tiene más de 6 días, no gana peso o sigue perdiendo, lo primero es consultar al pediatra para que le revise y posteriormente contactar con una experta en lactancia que repase vuestra técnica y la transferencia de leche.

SITUACIONES ESPECIALES

Mi bebé está ingresado en el hospital y yo estoy en casa

Nadie espera salir del hospital después de dar a luz sin un bebé en brazos. Tener a un hijo en una unidad neonatal es muy duro tanto a nivel físico como emocional. Es una etapa agotadora en la que las noches son muy negras y puedes tener ganas de mandar esto de la lactancia al traste, y lo entiendo perfectamente.

Lo primero que debes tener claro es que estás haciendo algo así como un triatlón olímpico, con muchas pruebas, muchas horas (días) y una superación tras otra. Es complicado plasmar en un libro todas las situaciones que pueden provocar esta separación, pero intentaré aportar el máximo de información para que puedas seguir con vuestra lactancia.

 Recursos

- Existen unidades abiertas y unidades cerradas. Las cerradas[19] implican un horario estricto de vistas que no facilita nada el proceso.

- Cuando tengas el alta, hay unidades que permiten que te sigas sacando leche en sus instalaciones y otras no. Sea de una manera o de otra, se hace muy necesario el uso de un sacaleches doble. Eso sería lo ideal, pero si no puede ser uno doble, uno eléctrico individual es la siguiente mejor opción.

- Intenta mantener las extracciones con regularidad, imitando la demanda del bebé, cada 2 horas de día y cada 3 de noche. Vas a estar agotada, y sé que mantener las extracciones nocturnas puede ser muy duro, pero te ayudará mucho a conseguir mantener la producción.

- Realiza la técnica «*hands on pumping*» (la puedes leer al final del capítulo): conseguirás más leche, con más grasa y estabilizarás la producción.

- Cuando estés con tu bebé en la unidad, si es posible, realiza piel con piel; si no quiere mamar (a veces llevan una sonda nasogástrica u orogástrica o aún no están preparados para mamar), tranquila, el contacto piel con piel os ayudará a los dos.

- Muchos bebés prematuros o enfermos se benefician del uso de las pezoneras, no les tengas miedo. Solo busca que sean de tu talla y aprende a colocarlas.[20]

- Intenta descansar en la medida de lo posible, similar a lo que pasaría si tu bebé estuviera de alta, e ir extrayéndote leche con regularidad, idealmente cada 3 horas.

- Si la hospitalización va a ser larga, habla con los médicos que os lleven para valorar la conveniencia de pautarte un galactogogo[21] farmacológico.

---

[19] Este libro se redactó durante la pandemia de COVID-19, por tanto, muchas unidades que estaban abiertas quedaron cerradas por precaución y se instauró un horario de visitas por turnos.

[20] En el capítulo 7 encontrarás la información necesaria para saber elegir la talla adecuada y colocar la pezonera.

[21] Los galactogogos farmacológicos, como su nombre indica, son medicamentos que tienen como efecto secundario el aumento de la prolactina en sangre, que es la hormona encargada de dar la orden para que se produzca leche.

Mi bebé es prematuro tardío (nos dan el alta)

Cuando un bebé es prematuro tenemos claro que vamos a necesitar estar muy atentas a su alimentación. En cambio, cuando se trata de un bebé prematuro tardío, nacido un poco antes o justo en las 37 semanas, este aspecto no lo tenemos tan en cuenta y nos puede causar dificultades. Estos bebés pueden tener problemas para mantener un ritmo de alimentación adecuado y costarles mamar, lo que puede provocar que no ganen peso o incluso pueden perder más después del alta. Debes ponerte las pilas y ser proactiva hasta que veamos la respuesta del bebé. Si es capaz de despertarte y pedir, calma total. Si se duerme mucho o pide poco, es el momento de activar las alertas temporales.

 Recursos

Ningún bebé se comporta igual que otro, así que, en general, podemos decir que lo primero que debemos hacer es observar cómo es nuestro bebé y estar atentas para poder actuar lo antes posible si es necesario.

> • El bebé es capaz de despertarse y hace de 8 a 12 tomas en 24 horas.
>
> • No ha perdido más de un 7 o 10% del peso.

> • Cuando mama notas cambios en el pecho, más duro al iniciar la toma, más blando al terminar.
>
> • Escuchas que deglute cuando mama (es fácil saber detectar el sonido si previamente bebes agua de una botella con muchas ganas, como si estuvieras muerta de sed; eso es lo que deberías escuchar).
>
> • Las deposiciones corresponden a su edad y van en aumento.

Si estás atenta a estos aspectos y te sientes segura, adelante. Si sientes que la situación te supera, en este apartado tienes recomendaciones para despertar y alimentar a un bebé que muestra poco interés en comer. Y, por supuesto, no dudes en pedir ayuda a una experta que os pueda acompañar durante unos días y te haga sentir más tranquila.

No ha recuperado el peso del nacimiento / pierde peso

Habitualmente, los bebés pierden de un 7 a un 10% de peso durante los 3 primeros días de vida. A partir del quinto día empiezan a ganar y lo deberían recuperar sobre los 15 días de vida. Si no es así o tu bebé pierde más de ese 10%, hay que ponerse manos a la obra lo antes posible para frenar esa bajada de peso.

 Soluciones

Lo primero es intentar entender qué pasa y cuál es la causa por la que el bebé no está ganando peso o lo está perdiendo. A grandes rasgos, las causas son estas:

- Está enfermo.

- Dificultades para conseguir una transferencia de leche efectiva.

- Baja producción de leche.

Ahora, lo que nos toca averiguar es cuál de ellas puede ser. Sin duda vas a necesitar que te vea una experta en lactancia, yo solo te expongo ideas para que puedas ir evaluando de qué se puede tratar:

1. Hace más de 4 cacas al día, todas del tamaño mínimo de una cucharada sopera: esto indica que come, por tanto, lo que puede pasar es que el bebé esté enfermo.

› Lo primero es ir al pediatra para que lo examine y valore la posibilidad de realizar un análisis de orina para descartar una infección, que suele ser una situación bastante habitual.

2. Hace 8 tomas en 24 horas o menos y hace menos de 2-4 cacas del tamaño mínimo de una cucharada sopera. Si hace pocas tomas y hace pocas deposiciones, está comiendo menos de lo que necesita.

› Intenta ofrecer más veces al día el pecho.

› Realiza compresión mamaria activa si ves que se detiene.

› Incluso ofrece al bebé suplementos de leche extraída.

Suele ser una situación temporal, en la que todo tiende a mejorar en unos días.

3. No hace caca o las que hace son muy pequeñas: si el bebé solo toma leche materna,[22] nos indica

_____
[22] Los bebés que toman leche de fórmula, aunque sea cantidades pequeñas o de manera temporal, modifican el patrón de deposiciones.

que está comiendo poco o que la leche que toma es insuficiente.

› De la misma manera que el punto anterior, hay que aumentar las tomas a lo largo del día y de la noche.

› Realiza compresión mamaria activa si el bebé deja de mamar o hace muchas pausas.

› Es muy probable que, al menos unos días, se te recomiende extraer leche y suplementar al bebé. Si no es posible, no quieres o no puedes sacarte leche, la siguiente opción es ofrecer leche artificial un tiempo.

4. Has notado cambios en el pecho y también en la subida de leche y tu bebé no hace más de 4 cacas al día, todas del tamaño mínimo de una cucharada sopera: esto nos indica que la glándula funciona y que quizá se puede mejorar la técnica de lactancia.

› Revisa el agarre y la posición del bebé al pecho.

› Ofrece más el pecho, tanto de día como de noche.

› Ayúdale haciendo compresión mamaria.

5. No has notado cambios en el pecho y tampoco la subida de leche y tu bebé no hace más de 4 cacas al día, todas del tamaño mínimo de una cucharada sopera: esta situación nos puede indicar que existe una baja producción de leche materna.

› Revisa con una experta las causas de la baja producción de leche.

› Puedes intentar hacer extracción de leche; si la cantidad de leche conseguida no es suficiente, se deberá iniciar la suplementación con leche artificial.

En todo caso, cuando un bebé pierde peso hay que intervenir y revertir la situación. Y es importante, ya que un bebé que tiene poca fuerza no mama de manera tan eficaz, y esto se puede convertir en un pescado que se muerde la cola: está débil, está poco activo y cuando mama tiene poca fuerza para hacerlo... Como resultado, no gana peso suficiente y sigue débil. Hay que romper este círculo vicioso lo antes posible.

SEÑALES DE ALERTA

Pañales sucios

Las deposiciones del bebé son toda una nueva experiencia. Nadie te avisa de que cuando te conviertes en madre, te obsesionas por escudriñar sus cacas. Y esto empieza nada más nacer. Cuando un bebé nace, tiene el intestino lleno de meconio. Este es el resultado, por una parte, de la ingestión de líquido amniótico (junto con todo lo que flota en él: células muertas, lanugo...) y, por otra, de todas las secreciones del estómago y el hígado. Esta primera caca del bebé es espesa, muy densa y pegajosa y, por tanto, muy difícil de limpiar. El calostro que ingiere el bebé le ayuda a expulsar todo el meconio que tiene acumulado en los días posteriores a su nacimiento, habitualmente los 3 primeros. En el momento que ya esté tomando leche materna o de fórmula, van a aparecer otro tipo de deposiciones, pero a esto ya llegaremos.

Al final de este capítulo tienes una tabla muy simple que te va a ayudar mucho a saber si tu bebé está alimentándose de manera adecuada los primeros días de vida durante los que, además, puede presentar uratos en el pañal fruto de la concentración de la orina. Verás manchas de un color rosado o teja, y la orina será de un color más oscuro. Es normal, y deben ir desapareciendo a medida que pasan los días; mientras la orina se aclarará y pasará a ser de un color paja o ni tan siquiera dejará rastros en el pañal.

 Recursos

La tabla del final del capítulo te va a ayudar a saber qué tal va todo. Ten en cuenta que si el bebé ha recibido un suplemento de leche artificial, esta tabla puede variar. La leche artificial cambia la flora intestinal del bebé y las deposiciones pueden «desaparecer», cambiar de textura o de color.

1. Los primeros 3 días el bebé hará caca espesa, negra y pegajosa.

2. A veces, a los 4 días, el bebé ya presenta caca de transición, que es más verdosa y menos densa.

3. También puede pasar que, dando pecho el cuarto día, el bebé no haga ninguna caca. Pero debería hacer deposiciones como máximo a las 24 horas siguientes.

4. A los 5 días debería empezar a hacer cacas de color mostaza, líquida y ya puede presentar grumos blancos.

5. Puede llegar a hacer una después de cada toma, lo que es muy buena señal, ya que implica que el bebé está comiendo de manera abundante, o 2-3 del tamaño de una cucharada sopera.

Las cacas de los bebés son muy líquidas y no, no es diarrea. Los bebés comen y hacen caca porque necesitan crecer mucho. Se llama reflejo gastrocólico y les sirve para alimentarse y dejar sitio para comer más. A veces, hacen caca mientras maman, y no son discretos precisamente. Si tu bebé no hace caca estos primeros días de vida o solo deja manchas en el pañal, consulta con el pediatra la evolución de peso. Es posible que no esté comiendo lo suficiente, así que:

- Asegúrate de que tu bebé hace de 8 a 12 tomas en 24 horas (a partir del cuarto día de vida); si hace falta, despiértalo y sé proactiva.

- Realiza compresión mamaria activa (al final del capítulo te cuento cómo se hace).

- Si pierde más de 10 % de peso o a los 5 días de vida no solo no ha empezado a ganar, sino que sigue perdiendo, valora extraerte leche y suplementar al bebé con ella. Si no quieres o no puedes sacarte leche, se debería empezar la suplementación con leche de fórmula.

Hace menos de 8 a 12 tomas en 24 horas (con más de 5 días)

Hay bebés que pueden hacer 7-8 tomas y están perfectos, crecen bien y todo va estupendamente. Lo único que, por precaución, con un bebé de pocos días es importante comprobar si realmente haciendo menos tomas de lo habitual a esta edad, está creciendo de manera óptima o le cuesta.

 Recursos

Si tu bebé toma solo leche materna, las deposiciones pueden ser un gran indicador para saber si la ingesta de leche es suficiente. Ten en cuenta que, si ha tomado ya algún suplemento de leche artificial, la tabla de deposiciones no será adecuada para valorar la ingesta. Y, por supuesto, también ver la evolución del peso del bebé es clave para saber qué tal va todo. Ten en cuenta que el bebé tiene que ganar peso y talla. Si solo aumenta de talla y de perímetro craneal, pero no gana peso, hay que aumentar las tomas.

Vomita todas las tomas

Como en muchos otros aspectos de la lactancia, tenemos que definir si se trata de un vómito o de una regurgitación, que son situaciones diferentes.

1. La **regurgitación** es la devolución sin esfuerzo de leche del estómago a la boca; para los bebés no es molesta ni dolorosa, la leche «cae» de su boca sin esfuerzo.

2. En el caso del **vómito**, la leche sale con fuerza, en forma de escopetazo.

Las regurgitaciones suelen ser habituales durante los primeros meses de vida y si no afectan al bienestar del bebé ni a su crecimiento, solo vas a necesitar muchas mudas de ropa y poner muchas lavadoras. En el caso de los vómitos, hay que ver también si se producen de manera aleatoria o en todas las tomas.

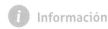 Información

Si tu bebé ha empezado a vomitar todas las tomas, es muy importante que acudas al pediatra lo antes posible para que lo evalúe. Ciertas patologías digestivas y/o víricas se manifiestan de esta manera, y en caso de un bebé tan pequeño es clave intervenir a tiempo para evitar una posible deshidratación.

RECURSOS FINALES

Caca y pis

Los primeros días el bebé va a perder peso y a partir del **quinto día** de vida va a empezar a ganarlo. Conocer la evolución de peso es importante, pero no siempre es posible, ya que acceder a una balanza y poder pesar al bebé desnudo, sin ropa ni pañal, puede ser toda una aventura. Una manera fácil y efectiva para saber si un bebé gana peso cuando está tomando solo leche materna[23] es observar el patrón de caca y pipí que presenta. Los primeros días da mucha seguridad conocer este dato.

Para que puedas contar una deposición como válida, debe tener al menos el tamaño de una cucharada sopera. Si son más pequeñas, no van a poder incluirse en el recuento.

También **los dos primeros días** pueden aparecer manchas rosadas en el pañal. Se llaman uratos y se producen por la concentración de la orina. Si se alargan más allá del tercer-cuarto día de vida sería importante consultar con el pediatra, pues quizá el bebé no está ingiriendo toda la leche que necesita.

---

[23] Este es un punto muy importante, pues si el bebé ha tomado un suplemento de leche artificial, la cantidad de deposiciones puede variar. Así que esta tabla es solo para bebés que toman leche materna de manera exclusiva.

EDAD DEL BEBÉ	DÍA 1 (PRIMERAS 24H)	DÍA 2	DÍA 3	DÍA 4	DÍA 5	DÍA 6	DÍA 7
PIPÍS NORMALES POR EDAD	1	2	2-3	3-5	5-6	5-6 o más	5-6 o más
PIPÍ DE TU BEBÉ							
CACAS HABITUALES POR EDAD							
CACA DE TU BEBÉ							

Estados del bebé

Durante los primeros meses de vida, los bebés transitan por 5 estados fácilmente reconocibles, y no en todos ellos un bebé puede mamar. El momento para empezar la toma es cuando **están adormilados** o en **alerta tranquila**. Cuando están en **alerta activa** están al límite: o les das pecho en menos y nada o no vas a poder. Y tanto en el **estado de sueño** como en el de **llanto**, es totalmente imposible. La suerte es que los bebés transitan por estos estados de manera fluida y podemos calmar al bebé que está llorando o darle un poco de leche para que se calme y se sitúe en la alerta activa, por ejemplo.

Estos estados son muy orientativos los primeros meses y luego, sobre los 3 meses, van perdiendo importancia.

ESTADOS DEL BEBÉ					
CUERPO DEL BEBÉ	**DORMIDO**	**ADORMILADO**	**ALERTA TRANQUILA**	**ALERTA ACTIVA**	**LLANTO**
OJOS / MIRADA	Ojos cerrados	Ojos cerrados	Ojos abiertos. Te mira fijamente a la cara	Ojos abiertos y llorosos, ceño fruncido	Ojos cerrados, llorando de manera activa
EXTREMIDADES	Relajadas	Aumenta el tono corporal, se desperezan	Relajadas	Brazos y piernas se mueven de manera activa	Brazos y piernas se mueven de manera muy activa
TONO CORPORAL	Ausente	En aumento	Relajado	Tenso, cuesta modificar la postura del bebé	Muy tenso, cuesta modificar la postura
SONIDOS	Sin apenas sonidos	Gruñidos	Sin sonidos	Gruñidos, inicio de llanto	Llanto intenso

Número de tomas

La lactancia materna funciona a demanda tanto del bebé como de la madre. Lo habrás oído alguna vez y es muy importante que así sea; aun así, en esta frase hay un «pero», y es que **los primeros 15 días es mejor que seas proactiva y que si el bebé pasa un tiempo determinado sin mamar, le despiertes y le ofrezcas el pecho**.

Puedes ir tachando los palitos cada vez que haga una toma y así ver el número total en 24 horas. Sé que parece innecesario y crees que te vas a acordar, pero no, no te acordarás. Si eres un poco más *millenial* y esto de los palitos no te va, en nuestra *app* tienes una manera de hacerlo un poco más moderna: solo tienes que escanear los QR según tengas un teléfono de iOs o Android. Y si ya la tienes bajada, puedes empezar a apuntar.

LactApp iOs

LactApp Android

DÍA DE VIDA DEL BEBÉ	ESPECIFICACIONES	VECES QUE HA MAMADO
DÍA 1	Lo ideal sería que hubiera hecho una toma justo después de nacer o, en su defecto, una vez en la habitación. Pueden hacer 2-4 más. Un total de 4 a 5 tomas. Hay bebés que se muestran activos y quieren estar pegados de manera permanente durante las primeras horas y parece que el letargo no aparece.	
DÍA 2	Aumentará la demanda. Si le ves muy adormilado, despiértale y ofrece el pecho.	I I I I I I I
DÍA 3	Empezará a mamar cada vez más. Si no lo ves activo y no se va despertando de manera que haga mínimo 8 tomas, sé proactiva para conseguir llegar a esta cifra.	I I I I I I I I I
DÍA 4	Hay bebés que necesitan menos tomas. Lo habitual es que empiece a hacer cada vez más hasta llegar a 12.	I I I I I I I I I I I I
DÍA 5	De 8 a 12	I I I I I I I I I I I I
DÍA 6	De 8 a 12	I I I I I I I I I I I I
DÍA 7	De 8 a 12	I I I I I I I I I I I I
DÍA 8	De 8 a 12	I I I I I I I I I I I I
DÍA 9	De 8 a 12	I I I I I I I I I I I I
DÍA 10	De 8 a 12	I I I I I I I I I I I I
DÍA 11	De 8 a 12	I I I I I I I I I I I I
DÍA 12	De 8 a 12	I I I I I I I I I I I I
DÍA 13	De 8 a 12	I I I I I I I I I I I I
DÍA 14	De 8 a 12	I I I I I I I I I I I I
DÍA 15	Puede aumentar mucho la demanda y parecer que hace una toma continua. Se trata de la crisis de los 15 días, en el siguiente capítulo del libro tienes más información.	I I I I I I I I I I I I (te va a parecer que no haces otra cosa y será verdad)

Compresión mamaria

La técnica de compresión mamaria es muy útil cuando existen dificultades para que el bebé mame de manera activa, se adormila en el pecho o no gana peso. Es una técnica extremadamente sencilla, que facilita la salida de leche de manera activa. La succión del bebé se basa en dos aspectos fundamentales:

1. La presión positiva que el bebé realiza con la mandíbula y la lengua sobre la areola.

2. La presión negativa que el bebé realiza dentro de su boca.

Si alguno de estos dos aspectos no funciona al 100 %, la capacidad del bebé para conseguir toda la leche que necesita puede verse reducida. Esta técnica también puede ser muy útil en el caso de que la madre tenga una baja producción de leche o esté recolectando cuando el bebé muestra poco interés o rechaza el pecho.

La compresión mamaria activa nos permite que el bebé reciba el máximo volumen de leche mientras está mamando.

Este proceso es como dar una cucharada de leche tras otra al bebé:

1. Imagina que tienes entre las manos un bocadillo de pan de molde de 4 pisos.

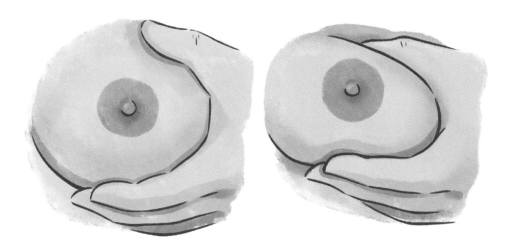

No tengas miedo de tocar o manipular el pecho, todo es empezar y aprender. De esta manera podrás sacarte leche en cualquier momento.

2. Tienes que comprimirlo para que te entre en la boca.

3. Coloca las manos de la misma manera sobre el pecho.

4. Cuando veas que el bebé no traga (más adelante te cuento cómo observar el proceso de deglución), comprime el pecho y mantén la compresión.

5. Deberías ver que a los pocos segundos el bebé empieza a tragar.

6. Cuando deje de hacerlo, abre la mano y presiona el mismo punto u otros, piensa que puedes comprimir el pecho de manera radial.

7. Cuando veas que por más que aprietas, el bebé no traga, le puedes ofrecer el otro pecho.

Una vez el bebé ya esté más activo y mame de manera eficaz, podrás dejar de hacer la compresión: él mismo conseguirá la leche que necesita.

Señales de hambre

Aproximadamente, durante los 3 primeros meses de vida de los bebés, es relativamente fácil saber si tienen hambre o no. Conocer estas señales nos va a permitir adelantarnos a sus demandas y que, cuando le ofrezcamos el pecho, no esté tan hambriento y que todo sea menos complicado.

Imagina que entras a un restaurante a comer porque tienes algo de hambre. Te sientas, pides lo que quieres comer y ¡tardan más de 1 hora en servirte! Cuando por fin llegue la comida, no vas a estar muy feliz, y es más que probable que te hayas quejado varias veces al camarero. Cuando por fin te sirven el plato en la mesa, ya estás enfadado y de un humor de perros, se te ha pasado hasta el hambre que tenías. Pues cambia 2 horas por 2 minutos y esto es lo que les pasa a los bebés cuando nos retrasamos, no entendemos sus señales de hambre y no les damos teta al momento.

Los bebés son tan maravillosos que nos muestran diferentes señales según el grado de hambre que tengan para que tengamos tiempo de reaccionar. Ahora solo queda que las conozcas:

- **Señales tempranas**: hace ruidos, abre la boca o gira la cabeza si le tocas la mejilla.

- **Señales intermedias**: se lleva las manos a la boca, se despereza, se mueve de manera más activa.

- **Señales tardías**: llora, se congestiona, tono corporal muy tenso.

Si ofrecemos el pecho cuando el bebé está mostrando señales tempranas o intermedias de hambre, el agarre será mucho más fácil. Y como hay bebés que pasan del 0 al 100 en pocos segundos, es importante observarlo los primeros días e intentar aprender si es un bebé ultrasónico o te da unos minutos antes de empezar a desesperarse. De esta manera, vas a poder evitar ratos de «lucha» al pecho, porque si está muerto de hambre, será muy complicado conseguir que se agarre y será necesario calmarlo un poco para poder volver a empezar. Si tu bebé presenta señales tardías de hambre, intenta:

1. Mecerlo un poco.

2. Colocarlo en tu hombro y mecerlo un poco.

3. Hablarle.

4. Dejar que succione tu dedo meñique.

5. Dejar un poco de calostro o de leche en el pezón para que lo huela.

Cuando se calme un poco, deberás ser rápida para volver a colocarle al pecho y ver si puede agarrarlo con un poco más de calma. Los primeros días suele ser una locura y parece que no le vas a pillar el truco, pero verás que en pocos días lo consigues.

Ictericia

La ictericia o hiperbilirrubinemia es la coloración amarillenta de piel y mucosas ocasionada por el depósito de bilirrubina. La ictericia afecta al 50-60 % de los bebés a término y al 80 % de los bebés prematuros, ¿y esto por qué pasa?

El bebé tiene un alto nivel de bilirrubina en sangre. Un bebé nacido a término tiene un gran volumen de glóbulos rojos. Debido a la baja concentración de oxígeno que se administra al feto a través de la placenta y el cordón umbilical, el feto necesita más glóbulos rojos para transportar el oxígeno. Una vez nace y comienza a respirar por sí mismo, esta necesidad desaparece. Por tanto, estos glóbulos rojos de más se destruyen y deben ser eliminados mediante la orina o las heces. Cuando esto no es posible, la bilirrubina se acumula en la piel y en las mucosas del bebé, lo que hace que luzca un color amarillo característico.

Hay varios tipos de ictericia según cuando aparezca y van a necesitar diferentes tratamientos dependiendo de los valores que presente el bebé y la edad que tenga. Hay un tipo de ictericia que aparece en las primeras horas de vida y que no está relacionada con la alimentación del niño, así que aquí solo nos vamos a centrar con las que sí lo están; a pesar de ello, debes saber que, sea cual sea la ictericia de tu bebé, no hay razón para suspender la lactancia materna.

Cuando un bebé presenta ictericia, lo primero que vamos a observar es que la carita y la zona blanca de los ojos está amarilla. Si la ictericia avanza y se agrava la coloración amarillenta, bajará al tronco, al abdomen y finalmente a las extremidades.[24] Y de la misma manera, cuando la concentración de bilirrubina disminuya, la coloración irá desapareciendo de abajo arriba.

Respecto a la ictericia relacionada con la lactancia materna, podemos encontrar:

- **Ictericia por falta de leche**: se produce la primera semana de vida y está relacionada con recién nacidos que están recibiendo poca cantidad de leche materna. Si aumenta la cantidad que toman, aumenta el tránsito intestinal, hacen más deposiciones y la bilirrubina se elimina.

- **Ictericia por leche materna**: aparece sobre la segunda semana de vida. Son bebés que están ganando peso de manera adecuada y están activos. La leche materna parece tener una sustancia que hace que la ictericia sea más prolongada, pero no por ello más elevada. No se aconseja suspender la lactancia materna, solo controlar al bebé de manera adecuada y que un médico descarte otras complicaciones médicas.

 Situaciones

Los bebés que tienen ictericia por falta de leche materna suelen estar adormilados y apáticos. Es importante ser proactivas:

- Ir ofreciendo el pecho con mucha regularidad, cada 2 horas de día y cada 3 de noche.

---

[24] Si tu bebé presenta ictericia en los brazos y/o las piernas, deberías acudir a un centro de urgencias lo antes posible.

- Ver si es necesario extraer leche y ofrecérsela de la manera más segura posible.[25]

- Si hay que realizar fototerapia al bebé, se puede seguir con la lactancia materna, a pesar de que muchas veces se dificulta el proceso.

Cuando es la leche materna la que parece producir la ictericia, es probable que se le realicen otras pruebas complementarias al bebé, pero tampoco se debería, si no quieres, suspender la lactancia materna.

Otras situaciones en la coloración[26] y en el aspecto de la piel a las que hay que prestar atención son:

- Piel húmeda, fría, pálida o con manchas.

- Piel grisácea.

- Piel de la boca o la cara azulada después de mamar (es más frecuente que los pies y las manos estén azulados y suele ser por causa de la dificultad del bebé para calentar las partes más alejadas del centro de su cuerpo).

En todos estos casos, acude a un centro hospitalario de urgencias inmediatamente o consulta lo antes posible con tu equipo de salud.

Deshidratación

La deshidratación es una situación que se puede producir en un bebé pequeñito. ¡Ojo!, no quiere decir que vaya a pasar, si escribo y pongo esto aquí es para que sepas las señales de alerta y puedas actuar. Las señales de deshidratación son:

- El bebé no moja pañales o deja manchas oscuras en el pañal.

- Presenta febrícula, una temperatura mayor a 37 °C.

---

[25] En este mismo capítulo tienes información de cómo ofrecer la leche materna protegiendo al máximo la lactancia.

[26] Los bebés al terminar de mamar pueden presentar la zona de los labios (peribucal) blanca, esto es a causa de la fuerza que hacen al mamar. Si tienes dolor consulta con una experta para que revise la toma.

- Tiene los labios y el interior de la boca secos.

- El bebé está apático o adormilado.

- Su piel está amarilla o seca.

- Ha perdido más de un 10% de su peso o sigue perdiéndolo después de los primeros 5 días de vida.

- Tiene la fontanela hundida. Si le tocas el centro de la cabeza, unos centímetros más atrás de la frente, podrás localizar una de ellas. Las fontanelas son dos zonas blandas situadas en el cráneo del bebé que permiten al cerebro tener espacio para crecer. Al tacto están blandas y palpitan. Si al tocarla está hundida, puede indicar que el bebé está deshidratado.

Si crees que tu bebé puede estar deshidratado, ofrece leche de inmediato (materna o artificial) mientras te diriges a un centro sanitario para que le puedan evaluar.

Extracción combinada

La técnica «*hands on pumping*», que se podría traducir como «manos a la obra en la extracción», es una técnica creada el año 2009 por la pediatra Jane Morton, experta en prematuros y cuidados neonatales.

Las ventajas que supone practicar este tipo de extracción combinada son las siguientes:

- Se consigue extraer un 48% más de leche.

- La leche presenta el doble de grasa.

- Evita que la producción de leche se estanque después de unas semanas de usar el sacaleches.

Realizarla requiere la combinación de la extracción manual y la eléctrica, a poder ser con un sacaleches doble:

1. Se inicia con una estimulación manual del pecho (tienes más información al final del primer capítulo).

2. Una vez realizada, se coloca el sacaleches doble; te irá bien un sujetador específico para estas situaciones que te va permitir tener las manos libres. Una vez colocado se hace a la vez compresión mamaria, que es ir apretando el pecho.

3. Al terminar la extracción con el sacaleches, se termina el proceso con una extracción manual en ambos pechos.

Este proceso en total no debería durar más de 25 minutos y, como ves, permite ciertas ventajas sobre la extracción habitual.

Tipos de succión (cómo saber que come)

Los bebés no siempre comen cuando están en el pecho. Pueden estar agarrados, pero puede que no estén obteniendo la leche que necesitan. Cuando tenemos a nuestro primer bebé parece todo muy complicado y aprender a distinguir los tipos de succiones que hace nos resulta inalcanzable..., ¡pero no dudes que puedes aprender a observar la succión de tu bebé y entender qué hace en cada momento!

Vamos por partes. Los bebés al nacer, si nacen a término y están sanos, habitualmente presentan lo que llamamos **succión madura**. Esta succión les permite integrar perfectamente tres aspectos: succión, deglución y respiración. Son capaces de hacer una cosa tras otra en series de 10-30 veces seguidas, lo que les permite una transferencia de leche efectiva. Si el bebé es prematu-

ro, tiene alguna patología o simplemente necesita un poco más de tiempo para madurar, es posible que estas series se reduzcan de 5 a 10 seguidas.

¿Y cómo ver estas series? Seguramente te han dicho que mires la parte baja de la oreja del bebé, el lóbulo, para saber si está comiendo o no. Esta información no es del todo correcta, ya que el bebé puede mover esta zona y no estar deglutiendo, que es lo que más nos interesa saber. Por tanto, para saberlo:

- Escucha: el bebé debe tragar y esta deglución suele ser audible si estás en silencio.

- Observa la zona entre la barbilla y la papada del bebé. En esta zona hay una línea en la piel, cuando el bebé deglute esta zona desaparece, lo que nos indica que está tomando la leche.

Ahora solo tenemos que estar atentas y verificar que haga esas 10-30 succiones y degluciones seguidas. Pero (y este es un gran «pero») no todo el tiempo que el bebé está en el pecho hará lo mismo. El bebé al mamar, además de poder presentar una succión madura o inmadura, también presenta dos tipos de succiones más:

1. **La succión nutritiva**: es una succión profunda y pausada. Es la que les sirve para comer y la que suelen hacer durante menos tiempo en una toma. Cuando la realizan, es cuando vemos que hacen esas 10-30 succiones seguidas.

2. **La succión no nutritiva o afectiva**: es la succión superficial y rápida que permite al bebé más cosas, como producir el reflejo de eyección que hará que la leche salga del interior de la glándula hacia el pezón, acumular durante la toma pequeñas cantidades en el interior de la boca que podrá tragar cuando la tenga llena y, por último, al final de la toma, le permite disfrutar del placer, la relajación y la calma que garantiza la succión.

Voy a intentar explicarte qué hace un bebé durante la toma y cómo todos estos conceptos toman forma.

1. Cuando un bebé empieza a mamar, lo hace con una succión no nutritiva. Esto hace que estimule el reflejo de succión.

2. Una vez se produce, el bebé cambia la succión y empieza a deglutir la leche, lo que le lleva a realizar

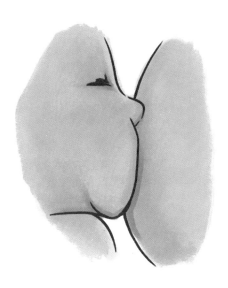 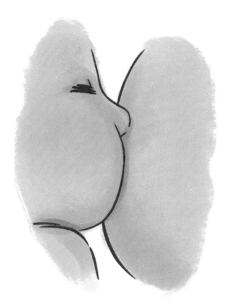

Observa cómo la línea del mentón desaparece cuando el bebé deglute.

una succión nutritiva. Es aquí cuando podemos mirar la oreja, la barbilla y escuchar las veces que el bebé deglute. Si la succión es madura, por tanto efectiva, hará de 10 a 30 series seguidas.

3. Verás que cuando esto pasa, irá cerrando los ojos y relajando las manitas.

4. Si la succión aún es inmadura, el patrón será menos efectivo y no verás tanta ritmicidad. Hará muchas menos series, lo que en algunas ocasiones puede producir que el bebé no tome toda la leche que necesita o se pase horas en el pecho.

5. Después de esto, el bebé pasará a realizar una succión no nutritiva. Esta succión no implica que no coma o que te use de chupete. Lo que hará será acumular leche en su boca y cuando la tenga llena, tragará.

6. Después de un rato, es probable que tengas otro reflejo de eyección y veas que se repite el patrón de succión nutritiva.

7. Lo habitual es que se produzcan dos o tres patrones de succión nutritiva durante la toma.

8. Después de un rato, el bebé pasará de nuevo a una succión más relajada, en la que poco a poco se irá durmiendo y se separará del pecho.

Un bebé, hasta el mes de vida, puede estar 1 hora al pecho, realizando la descripción anterior hasta que por fin se suelte y termine la toma. Nada de 10 minutos por pecho ni nada por el estilo. Las tomas en este momento, salvo excepciones, van a ser largas y no es necesario limitarlas ni cambiar al bebé de pecho. Con uno por toma tiene más que de sobra si por supuesto no dice lo contrario; ¡siempre manda tu bebé!

Si una succión es inmadura, la primera opción es darle tiempo. A veces es solo eso, pero si no es así, es el momento de contactar primero con una experta en lactancia si no lo has hecho antes, que os derivará según corresponda a un fisioterapeuta, a un logopeda... o si es posible, a ambos.

3

Tu bebé

Dependiendo de en qué fase de la lactancia estés, ya te habrás dado cuenta de que este es un proceso que va cambiando. Los bebés crecen y la lactancia va evolucionando con ellos mientras nosotras no dejamos de aprender semana a semana. Cuando crees que la tienes controlada y lo sabes todo, ¡zasca!, todo cambia y empieza de nuevo el aprendizaje. Por suerte, más o menos las etapas se parecen en todos los niños, lo que ayuda a poder tener claro lo que va a ir viniendo. La lactancia es un acto de fe, tanto en nuestras capacidades como en las capacidades del bebé.

He separado las dudas por edades, así que si no encuentras la duda que tienes en la franja de edad de tu bebé, es posible que esté en la anterior o en la siguiente. Recuerda que en los últimos capítulos del libro están explicadas las situaciones que pueden darse a cualquier edad.

DE LOS 15 DÍAS A LOS 3 MESES

Mama mucho

Bienvenida a la crisis de los 15 días. Esta será la segunda crisis[1] de lactancia que vais a vivir. Es importante remarcar que los momentos en los que se producen siempre son en días o edades aproximadas. Recibe este nombre porque suele darse en la primera quincena, pero algunos bebés empezarán a los 12 y otros a los 17 o a los 20.

Es probable que si la lactancia ha ido bien hasta el momento, tu hijo haya sido un bebé de manual que ha seguido el mismo ritmo cada 3 horas: comer, hacer caca, dormir y vuelta a empezar.

Esta es una de las primeras sorpresas que nos llevamos. El bebé, que hasta el momento era un relojito, se desmadrará a pedir teta. Y esto produce mucha confusión. Es posible que si hacía de 8 a 12 tomas en 24 horas, pase unos días de tomas incontables, casi ilimitadas, y es que va a aguantar poco rato sin teta. Te va a dar tiempo de ir al baño, recolocarte en la cama o el sofá, y tu bebé tendrá de nuevo las manos en la boca y tocará volver a empezar.

Es una situación agotadora y en la que debes tener claro qué está pasando antes de pensar cualquier cosa negativa respecto a vuestra lactancia: que no tienes leche, que el bebé pasa hambre, que la leche no le llega... Y si tienes familia opinando cerca, también puede aumentar este miedo.

Y ¿cómo saber que todo va bien y es tan solo la crisis de los 15 días?

Si tu bebé ya ha recuperado el peso del nacimiento y ahora está demandando teta sin parar, sin darte un respiro y está todo el día inquieto si no está en la teta, pues ¡felicidades!, crisis de los 15 días en curso.

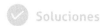 Soluciones

Sé que a todas nos encantan los atajos y las soluciones mágicas, pero en este caso no existen. Mejor empezamos con las noticias más negativas y vamos a las más positivas. Esta es una etapa importante de cambios y crecimiento en vuestra lactancia. Tu bebé tiene una misión: estimular tu pecho al máximo para conseguir que en unos días hayas aumentado mucho más la producción de leche. De hecho, va a estimular tanto y comer tanto que es posible que regurgite o vomite con facilidad. Es normal, no pasa

---

[1] Sí, insisto en llamarlas «crisis». Sé que hay quien prefiere nombres más suaves: baches, escalones, brotes... En la lactancia tendemos a buscar palabras que muchas veces esconden la realidad de la que hablamos, por ello llamarlo así me parece lo más acertado. El bebé hará algo totalmente normal, que muchas veces desconocemos que va a pasar, y eso nos produce una crisis importante. Se despiertan miedos, dudas y muchas veces se deja la lactancia por no entender qué está ocurriendo. Así que hablaré de ellas como crisis a lo largo del libro.

nada. Verás que una vez haya devuelto, es posible que quiera volver a mamar. Van a ser 3-4 días muy intensos, así que:

- Primero asegúrate de que tu bebé ha recuperado el peso del nacimiento. En el caso de que no lo haya hecho, el aumento de demanda podría deberse a otras causas.

- No te plantees hacer grandes cosas durante estos días. Si es tu primer bebé, es posible que te tengas que ceñir a las cosas más básicas: comer, ir al baño e intentar descansar con él.

- Si no es tu primer bebé, pide ayuda; si dispones del apoyo de tu pareja o familiar, es el momento de activarlo.

- Intenta comer regularmente y tener alimentos cerca que te gusten, ya que esto nos genera placer.

- Si tienes brazos extras disponibles, tómate unos minutos de relax en el baño (una ducha ayuda a sentirse mejor) o sal un ratito a la calle, aunque sea a buscar el pan. Te ayudará a estar más despejada.

- Descansa cuando tu bebé dé una cabezada. Un truco es dejarlo encima de nuestro cuerpo para conseguir que duerma algo más. Asegúrate de que no pueda caer de tus brazos si estás sentada o tiéndete en la cama para poder descansar aún más. No eres vaga ni nada por el estilo, tienes que cuidarte para poder cuidar a tu bebé.

En unos días todo se calmará y el bebé regresará a una cierta rutina, pero no esperes que vuelva a las 3 horas. Comerá cuando le dé la gana, porque los bebés no saben mirar la hora del reloj para saber «si les toca».

El bebé rechaza el pecho

Cuando un bebé se niega a mamar, habitualmente decimos que rechaza el pecho. Los bebés nacen para mamar, ellos no saben que si no lo consiguen, pueden tomar leche de fórmula; por tanto, cuando un bebé parece rechazar el pecho, lo que nos está contando es que algo está pasando. La dificultad está en que hay múltiples causas.

Ya sabes que me gusta ir por partes, así que lo primero que tienes que plantearte es si:

- No quiere mamar de un pecho o no quiere mamar de ninguno de los dos.

• Había mamado antes o habéis tenido siempre dificultades de succión.

Vamos a buscar las causas de las diferentes situaciones. Cuando un bebé de menos de un mes parece rechazar los dos pechos, las causas pueden ser (entre otras):

> • Que se le acerque al pecho por la zona occipital (de atrás) de la cabeza.
>
> • Que esté demasiado despierto, hambriento o nervioso.
>
> • Que sienta dolor al mamar.
>
> • Que la leche salga con mucha fuerza y no pueda gestionarla.
>
> • Que salga poca leche y se frustre.
>
> • Que haya tomado biberón y se confunda a la hora de mamar.
>
> • Que esté cerca del mes de vida y que intente hacer caca cuando está en el pecho.
>
> • Que no tenga hambre y le estemos forzando a comer.
>
> • Que esté cansado al final del día y esté en plena «hora bruja».

Lo más habitual es que si le damos una vuelta y le calmamos un poco, acepte el pecho. A veces también hace falta que nosotras nos demos un respiro. Deja el bebé en unos brazos seguros y date una vuelta, grita, salta, llora o lo que más te apetezca. Librarse de la tensión ayuda a poder volver a intentarlo.

Cuando el bebé rechaza un pecho, las causas pueden ser (entre otras):

> • Que prefiera un pecho más que el otro.
>
> • Que sienta dolor al apoyar alguna parte del cuerpo.
>
> • Que de un pecho salga más leche que del otro.
>
> • Que tú estés incómoda y que te cueste sujetarle.
>
> • Que se haya producido una mastitis en un pecho y haya disminuido temporalmente la producción.

Si el otro pecho lo acepta con normalidad, perfecto, y es que cada pecho produce mucha más leche de la que un bebé requiere. Por tanto, con uno solo se puede amamantar durante meses o años sin más problema que una asimetría entre ambos pechos.

Si ha dejado de mamar y previamente lo hacía sin dificultad, podemos valorar:

- Que el bebé esté muy nervioso o superado en cuanto a estimulación (gente en casa, mucho ruido ambiental, muchos acontecimientos a lo largo del día...).

- Que el pecho no esté demasiado duro.

- Que nos hayamos aplicado alguna crema, colonia o loción que huele muy fuerte y desoriente al bebé.

- Que tenga dolor en alguna parte del cuerpo que apoya al mamar o le moleste el oído al succionar.

- Que la leche salga con demasiada fuerza.

- Que esté manifestando incomodidad o confusión si se le ha ofrecido succionar algo diferente que no fuera el pecho: un biberón, un chupete, unas pezoneras.

- Que hayas decidido librarte de las pezoneras sin que el bebé estuviera preparado.

- Que existan dificultades en la producción de leche (especialmente si el bebé no gana peso).

- Que tenga algún tipo de dificultad a nivel de estructuras orales: paladar de burbuja, frenillo lingual corto[2]...

- Que pueda padecer reflujo gastroesofágico y las molestias que siente le incomoden.

Ten en cuenta que estos procesos de rechazo pueden ser temporales, a veces inexplicables, y sin duda alguna, si te afecta o te sientes insegura, contacta con una experta en lactancia.

Mama muy poco

Raro, o es tu segundo o tercer hijo y ya no te sorprendes de nada, estás haciendo tándem o hay que revisar el peso del bebé lo antes posible.

---

[2] Algunos bebés a los que se les corta el frenillo lingual por ser demasiado restrictivo pueden presentar rechazo en las horas siguientes a la realización del procedimiento. En ocasiones solo es cuestión de esperar unas horas (se le puede ofrecer al bebé leche extraída con el método jeringa-dedo, por ejemplo).

Es cierto que un pequeño porcentaje de bebés parece inmune a los aumentos de demanda, no se altera en absoluto en estas etapas (suertuda, no se lo digas a nadie, que el resto de las madres te va a envidiar mucho) y mama sin demasiado empeño, pero gana peso de manera óptima.

ℹ️ Información

Como puede ser algo normal o un aspecto que debamos tener en cuenta, te dejo información clave para que puedas revisarla y decidir en qué situación estáis:

- Ha recuperado al peso del nacimiento si tiene 15 días.

- Ha ganado mínimo 500 gramos (si ya tiene el mes de vida).

- No presenta ictericia (tienes más información en el capítulo 4)

- El patrón de deposiciones es el adecuado para los días/edad que tiene.

Si todo esto es correcto, todo va bien y el patrón de tomas es el adecuado para que crezca.

Si algunos o varios de estos aspectos no se cumplen, no dejes de contactar con una experta en lactancia para que os ayude a revisar qué puede estar pasando.

No hace caca o ha dejado de hacer caca

Del nacimiento al mes, los bebés con lactancia materna exclusiva deberían hacer caca después de cada toma o, en su defecto, 2-3 del tamaño de una cucharada sopera en 24 horas.

A veces, siguiendo el ritmo de tomas, llegan a hacer entre 8 y 12. **A partir del mes, aproximadamente, pueden dejar de hacer caca cada día y estar varios días sin hacer ni una disposición.**

Cuando un bebé antes del mes de vida,[3] especialmente durante los primeros 15 días, es posible que no esté ganando peso adecuadamente[4], hay que valorar varios aspectos.

---

[3] Alimentado solamente con leche materna, puesto que si toma leche artificial, aunque sea un único suplemento, puede modificar su ritmo de deposiciones.
[4] Hay que tener presente que siempre existen excepciones y hay bebés que sí van a aumentar de peso de manera adecuada y por lo que sea van a hacer menos caca al día de la esperada.

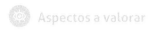

- Solo toma leche materna o toma algún suplemento de manera esporádica.[5]

- Tiene la tripa blanda y cuando la tocas parece un tambor, pero no está hinchada.

- Cuando finalmente hace caca, esta es blanda, quizá un poco más espesa de lo habitual, pero no es dura.

- Revisa con el pediatra que el bebé esté ganando el peso que le corresponde según su edad.

Si todo está bien, habrá llegado la etapa en la que pueden pasar muchos días sin manchar un pañal. Te contaré más sobre esto en el capítulo 7.

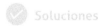
Soluciones

Lo primero que te cuento y para que quede claro son **las cosas que no se deberían hacer**. Cuando un bebé que solo toma leche materna deja de hacer caca unos días a par-

tir del mes de vida, verás que algunos consejos dan hasta miedo:

- No introduzcas nada en su ano con el fin de estimular que haga caca: ni cerillas ni ramas de perejil ni bastoncillos para las orejas ni el termómetro…, nada.

- No es necesario administrar laxantes, pues el bebé no tiene estreñimiento.

Como madre sé que este tema agobia mucho, y que cuando un bebé deja de hacer caca se activan todas las alarmas. Es normal que quieras hacer cosas para «ayudarlo». Solo debes saber que este es un periodo normal, una situación que de nuevo nos dice que tu bebé crece y vuestra lactancia progresa.

Cuando los bebés nacen, traen un reflejo de serie, el reflejo gastrocólico, que les permite comer y hacer caca casi al instante. Es normal, tienen que crecer mucho en pocos días y hay que dejar espacio para más y más leche. A partir del mes de vida este reflejo desaparece y tienen que aprender a hacer caca por ellos mismos. Esto hace

---

[5] No es lo mismo que tu bebé esté tomando un suplemento de leche artificial a lo largo del día que tomar muchos. La leche artificial sí puede causar estreñimiento y si es el caso de tu bebé, no dudes en consultar al pediatra.

que lo primero que notemos es que dejan de hacerla y que, además, cuando maman están especialmente incómodos. Se pelean con la teta, hacen fuerza mientras maman o ruiditos en el pecho. Todo forma parte de este aprendizaje. Y el aprendizaje comporta intentarlo, fallar y volver a intentarlo. En esta etapa se puede empezar a producir la llamada disquecia del lactante, otro «palabro» más que significa justo que el bebé intenta aprender a hacer caca. Y en lugar de relajar el esfínter anal para hacer caca, lo que hace es apretar y lo cierra aún más.

Y en este punto sí les podemos ayudar para que les sea más fácil:

- Le podemos realizar masajitos en la tripa siguiendo el recorrido del intestino grueso.

- Tendido boca arriba, le hacemos hacer la bicicleta: llevamos sus piernas flexionadas hacia su abdomen y las hacemos mover despacio, como si estuviera pedaleando.

- Llenar su bañera con agua templada y sumergirlo hasta la cintura, debería quedar como sentado. El agua templada le ayudará a relajar el esfínter y la posición sentada le ayudará a evacuar.

Como todo aprendizaje, requiere un tiempo y verás como poco a poco vuelven a hacer el mismo número de deposiciones en un día.

Evolución de peso

Una vez tu bebé ha empezado a ganar peso, sobre el quinto día de vida, debería recuperarlo totalmente antes de los 15 días, e ir ganando unos 20-30 gramos hasta finalizar el primer mes. La cantidad de peso mínima que suelen ganar los bebés en esta etapa son unos 500 gramos (del nacimiento al mes). Otros bebés van a engordar un poco más: 700 o 800 gramos y, a veces, 1 kilo o más.

 Información

El aumento de peso de los bebés no es un proceso gradual y perfecto; no ganan cada día determinados gramos. Un día ganan más, otro menos y otros no ganan, y hay que ir con cuidado con esto porque nos podemos pegar un buen susto. El aumento de peso es algo que nos agobia mucho a las madres porque se relaciona directamente con nuestra capacidad para producir leche, con estar haciéndolo todo bien. Estas son algunas cosas que debemos saber o que pueden pasar:

- **El bebé recupera el peso del nacimiento antes de los 15 días de vida.** A veces se acude al pediatra cuando el bebé tiene 8-9 días y algunos han recuperado ya el peso. Después de 15 días se repite la visita y el bebé pesa poco más de lo que pesó la última vez. Aquí saltan todas las alarmas y, en realidad, es más que probable que no esté pasando nada. Solo que el bebé ha recuperado el peso muy rápido y lo que hace es plantarse. Si no has cambiado nada, si haces lo mismo que hacías y si el bebé sigue haciendo la misma cantidad de pises y cacas, es más que probable que todo esté perfecto. Y es fácil de entender. Imagina que solo tienes el peso de tu bebé, al nacimiento y en el momento del alta, y vayas a los 15 días a pesarle. Habrá más que recuperado el peso del nacimiento y todo estará estupendamente. Por tanto, es absurdo pensar que está pasando algo en la situación planteada, solo nos estamos asustando por pesar demasiado al bebé.

- A los 15 días de vida no ha recuperado el peso del nacimiento. Y esto puede ocurrir porque haya perdido más peso respecto a la salida del hospital, haya ganado unos pocos gramos más o le falte muy poco para recuperarlo. Como puedes ver, no son para nada situaciones similares. Si tu bebé a los 15 días ha perdido más peso respecto al nacimiento o solo ha ganado unos pocos gramos, hay que actuar y no sirve de nada esperar: va a ser necesario el inicio de suplementación. La primera opción siempre es usar la leche materna extraída. Si te la puedes sacar, empieza a ofrecerle la leche todo lo que puedas y, si no quieres sacarte leche o no puedes, el siguiente paso sin duda es ofrecer leche artificial al bebé. Este es un proceso en que a veces el pez se muerde la cola. Un bebé que en esta etapa inicial no gana peso puede estar más débil de lo normal: puede estar adormilado, que sea imposible despertarlo, si se agarra al pecho es posible que no sea capaz de mantener el agarre o le cueste succionar (recuerda que estar agarrado al pecho no implica que esté comiendo) o que incluso tenga ictericia.[6]

---

[6] Al final del capítulo te cuento más sobre la ictericia.

No gana peso

Cuando un bebé no gana peso saltan todas las alarmas y la lactancia queda en entredicho. Los bebés tienen que ganar peso de manera adecuada sí o sí, y cuando no ganan es necesario intervenir lo antes posible para evitar que pierdan más peso.

 Información

Si tu bebé no gana peso lo primero que te van a indicar es el inicio de la suplementación, es decir, ofrecer un aporte de leche extra para conseguir que su patrón de crecimiento sea el adecuado. Este aporte de leche extra puede ser materna o artificial. La primera opción, si apuestas por la lactancia materna, sería la extracción de leche materna; y, cuando no es posible o si no quieres o no puedes, habría que pasar a la leche de fórmula.

A continuación, te expongo situaciones o motivos por los que un bebé no gana peso a esta edad. Te va a tocar revisarlos todos, pero si no te sientes preparada o te agobias por lo que está pasando (a veces la presión y las dudas hacen mucha mella), busca una experta en lactancia que te ayude a entender qué puede estar ocurriendo.

A grandes rasgos, hay tres causas por las que un bebé no gana peso de manera adecuada:

- La técnica de lactancia se puede mejorar o hay aspectos incorrectos.

- El bebé está enfermo o es prematuro.

- Causas maternas.

Como las causas maternas las exploraremos en el capítulo 5, aquí vamos a centrarnos en las relacionadas con los demás aspectos.

Cuando hablamos de técnica de lactancia nos referimos a los aspectos relacionados con su funcionamiento:

- Que el bebé haga de 8 a 12 tomas en 24 horas. En el caso de que haga menos, es probable que no consiga toda la leche que necesita.

- Que limites de alguna manera el tiempo que está en el pecho.

- Si le damos los dos pechos por toma o le cambiamos de pecho de manera arbitraria, puede que el bebé no consiga llegar a la porción grasa de la leche. Con uno solo por toma, si no manifiesta lo contrario, suele tener de sobra. A pesar de que aún se recomienda, no es adecuado limitar los minutos que un bebé está en el pecho. Y es muy normal que pueda estar 1 hora del mismo pecho hasta que se suelte.

- No se suelta solo en ningún momento o se pasaría el día al pecho. Cuando un bebé no se suelta nunca de manera espontánea, se pasa horas y horas al pecho y no gana peso, hay que revisar qué está pasando, ya que esto nos indica que no consigue, a pesar de invertir mucho tiempo y esfuerzo, la leche que necesita. Hay que revisar especialmente las estructuras orales del bebé.

- No le escuchamos tragar, produce dolor, grietas, obstrucciones o mastitis de repetición. Es probable que tengamos que revisar tanto el agarre como las estructuras orales del bebé. Es momento también de facilitarle la leche realizando compresión mamaria, de la que tienes más información en el capítulo 2.

Y finalmente los aspectos relacionados con el bebé.

- Que el bebé sea prematuro. Pueden presentar dificultades para mamar y conseguir toda la leche que necesitan. A veces, a los prematuros tardíos[7] les cuesta estar suficientemente activos y tener la fuerza necesaria para conseguirla.

- Que esté muy adormilado y pida poco. También hay niños a término y sanos que pueden mostrar poco interés durante las primeras semanas de vida. Es importante ser proactiva, despertarles y hacer compresión mamaria para ayudarles a alimentarse.

- Como no gana peso, está más débil y no puede conseguir la leche que necesita. En ocasiones, hasta que no se inicia una suplementación con los volúmenes adecuados de leche extraída, sea materna o artificial, y se empieza a normalizar el peso, no tiene la fuerza necesaria para mamar de manera efectiva.

- Que tenga algún tipo de infección no detectada; suelen ser habituales las infecciones de orina. Normalmente son asintomáticos y lo único que observamos es que no ganan

---

[7] Son los bebés nacidos entre la semana 34+0 y 36+6.

peso. Si el pediatra no lo tiene presente, pregunta por esta opción, y más si el patrón de deposiciones que podrás consultar en el segundo capítulo se cumple.

Si crees que no ocurre nada de esto, revisa las causas relacionadas con la baja producción de leche materna. Y ten en cuenta que en muchas ocasiones esta falta de ganancia de peso puede ser multifactorial y encontramos circunstancias que atañen a madre y bebé, o bebé y técnica de lactancia..., y que se necesita tiempo para averiguar qué puede estar pasando.

No le puedo despertar

En general solemos desear que los bebés duerman el mayor rato posible, pero cuando duermen demasiado o no les podemos despertar, la cosa cambia. Una frase que dicen las abuelas es «déjale, no le despiertes, dormir también alimenta» o «si tuviera hambre, se despertaría o lloraría». El día que el bebé haya recuperado el peso del nacimiento y se despierte solo para mamar con regularidad, si duerme, haces una fiesta, pero si no aumenta de peso de manera adecuada y no le podemos despertar o duerme mucho, hay que actuar.

Es cierto que la lactancia es a demanda, pero cuando un bebé es muy pequeño, hay que ser proactiva y mantener esta demanda en el punto óptimo. Hay bebés que, ya sea por nacer con un peso bajo, por inducción o cesárea, o niños que parece que no se han enterado de que su alimentación ya no depende del cordón umbilical, no muestran interés por mamar y menos por despertarse.

Y no podemos olvidar que también podemos ser nosotras las que necesitemos ofrecer el pecho. El pecho es a demanda del bebé, pero tú también tú puedes hacer que tu bebé mame. Si el pecho te molesta y el bebé duerme, le puedes despertar para que mame. A veces no es fácil y duermen como troncos.

Por tanto, esto es lo primero que debes comprobar para asegurarte de que todo va bien:

- Ha recuperado al peso del nacimiento si tiene 15 días.

- Ha ganado mínimo 500 gramos (si ya tiene el mes de vida).

- No presenta ictericia (tienes más información en el capítulo 4).

- El patrón de deposiciones es el adecuado para los días/edad que tiene.

Si todos estos aspectos, o los que corresponden por edad, están bien, quizá puedes esperar un poco y volver a intentarlo. Si alguno o varios no se cumplen, es importante que le despiertes y le animes a mamar, y también que acudas a una experta en lactancia lo antes posible.

ⓘ Información

Despertar a una pequeña marmota no es fácil. Si el bebé tiene poco peso o tiene ictericia, por ejemplo, puede estar demasiado adormilado y no ser capaz de pedir, lo que acaba siendo un pescado que se muerde la cola: cuanto más duerme, menos come; cuanto menos come, menos mama...

Hay que romper este círculo vicioso, así que aquí te dejo unos trucos para al menos intentar despertarlo y, si no lo consigues, al menos intentar que coma medio despierto:

1. Desnúdalo, déjale solo con pañal y patucos si hace fresquito.

2. También puedes intentar hacer un cambio de pañales y mojarle un poco el culete con un agua o con una toallita.

3. Hazle masajitos. Coloca tu mano plana sobre su tripa y ejerce una ligera presión en el sentido de las agujas del reloj.

4. Intenta extraer un poco de leche y hacer que la huela en el pezón.

Haciendo alguna de estas prácticas, el bebé debería empezar a activarse. Si lo hace, directo a la teta, no esperes demasiado porque se puede volver a dormir con facilidad. Y si ves que se agarra al pecho, pero parece no tragar, recuerda la opción de realizar compresión mamaria, que la tienes explicada al final del capítulo.

Si nada de esto funciona y la situación requiere que el bebé coma, daremos un paso más. La medida más adecuada es la extracción de leche materna[8] y la suplementación. En los casos en los que el bebé esté muy dormido, el método jeringa-dedo[9] permite que el bebé coma casi dormido de manera efectiva.

---

[8] Por supuesto, si no quieres, no puedes o no consigues extraer leche, la opción de alimentación es la leche artificial.
[9] En el capítulo 5 tienes más información de cómo hacerlo.

Está inquieto después de la toma

Al terminar el primer mes de vida, los bebés que solo toman leche materna pueden experimentar la llamada disquecia del lactante. Los bebés nacen con un reflejo maravilloso que les ayuda a dejar espacio en su estómago para que pueda entrar más leche y así no dejar de crecer. Pero todo tiene su fin y este reflejo se acaba, por lo que pierden este mecanismo automático y tienen que aprender a hacer caca. Y claro, esto les pone un pelín nerviosos. Si antes sabían que esto era comer y cagar (perdón, perdón, tenía que hacer el chiste) y que tan solo tenían que mamar, no entienden qué pasa ahora ni por qué de golpe y sin avisar el sistema no funciona. Y evidentemente se cabrean cuando intentan mamar y no les sale todo como esperan. Por no decir el susto que te pegas cuando pasan de ensuciar cantidades ingentes de pañales a no manchar ni uno en días o semanas.

 Recursos

Vale, esto cuestión de aprender y me temo que no hay atajos. Eso sí, te van a dar mil ideas para hacer que tu bebé haga caca, y te adelanto que **son innecesarias y nada recomendables**. Todas empiezan por «introducir»:

- La punta de un termómetro en el ano.

- La punta de una ramita de perejil en el ano.

- Una cerilla mojada untada en aceite por el ano.

Si te queda alguna tentación de estimular a tu bebé para que haga caca, debes saber que hacerlo te puede condenar a tener que repetir siempre la misma maniobra para conseguirlo. Si depende de la estimulación, puede no aprender por sí mismo, cosa que no conviene, además del riesgo de provocarle lesiones en la zona del recto o el ano.

Pero eso no implica que no puedas hacer nada para ayudarlo:

- Le puedes hacer masajes en la tripa siguiendo la dirección de las agujas del reloj.

- Puedes flexionar las piernas en dirección al abdomen, lo que facilita que salga aire acumulado y en una de estas salga caca.

- También puedes moverle las piernas haciendo la bicicleta.

- Y si te animas, llena la bañera del bebé con un poco de agua templadita, mantenlo sentado y espera que se relaje el esfínter... A veces toca darles otro baño.

Este es un proceso de aprendizaje más que le va a tocar vivir a tu bebé, así que aplica la receta de siempre: tranquilidad y tiempo.

DE 1 A 3 MESES

Inquietud tarde-noche

Los bebés, a cierta hora de la tarde o al principio de la noche, pueden estar muy inquietos. Lloran, se retuercen, se pelean con la teta, no están conformes con nada... Y nosotras nos inquietamos con ellos y nos empiezan a asaltar todas las dudas:

- ¿Se queda con hambre a estas horas?

- ¿Mi leche no le llena y necesita suplementos?

- ¿Por la noche no tiene hambre?

- ¿Tiene cólicos?

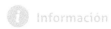 Información

Lo que le pasa a tu bebé se le llama la «hora bruja», y no es más que el cansancio provocado por los estímulos de todo el día. De la misma manera en que llegas a casa después del trabajo saturada y cansada, tu bebé también llega cansado al final del día. Hay quien llama este proceso «cólicos del lactante» y lo asocia al dolor de barriga; lo primero que debemos entender es por qué le llamamos cólico y qué significa, en el capítulo 7 hablaremos de los cólicos en profundidad.

En cualquier caso, la hora bruja te la vas a tener que comer con patatas durante muchos años; llegará el momento en que sabrás que tu hijo está cansado y le llevarás a dormir antes. Pero cuesta mucho lidiar con ella cuando son tan pequeños. Puedes probar, pero que no te aseguro que funcione, adelantarte a este momento:

- Intenta mantener la calma en casa. Verás que el día que vengan familiares, salgáis a hacer gestiones o algo se salga de lo normal, las noches van a ser movidas.

- Intenta adelantar las rutinas para no llegar tan apurados al final del día.

- Cambia alguna de las rutinas que tengas hasta ahora. Por ejemplo, hay bebés que se activan si los bañas por la noche y es más práctico hacerlo por la mañana.

- Intenta disminuir la potencia de las luces y los ruidos en la casa a partir de media tarde para que poco a poco el clima sea más tranquilo.

- Y si la hora bruja os pilla, busca qué actividades pueden ayudar a tu bebé: pasearlo en un cochecito o en un portabebés, estar tendidos en la cama... Irás haciendo prueba-error hasta dar con lo que os funcione.

- Si el bebé se enfada con la teta, el problema no es esta, es que intentan succionar para dormir, a veces les sale leche y se enfadan porque no quieren comer, pero hay otros métodos que pueden funcionar: brazos, portear y dos tazas de paciencia.

- Hay familias que usan el chupete a estas horas para calmar al bebé, puede ser una opción si conoces los pros y contras de esta decisión.

- Deja a tu bebé con tu pareja o un familiar unos minutos. Puedes necesitar llorar, gritar, darte una ducha o salir a la calle a respirar... Date el tiempo de volver a cargar energías.

- A veces funciona rendirse, no hacer nada, no intentar nada, solo sostener, hablar y esperar que el bebé se calme.

- Habla del tema con alguna otra madre que esté o que haya pasado por lo mismo, las penas compartidas son menos.

No hace caca

Este es un tema importante en el que entran en juego muchas variables que tenemos que ir despejando. Lo habitual es que los bebés que toman leche materna en exclusiva hagan varias cacas al día del tamaño mínimo de una cucharada sopera. Al principio hay niños que hacen después de cada toma. Pero si ha tomado leche artificial en algún momento y casi no gana peso o gana muy poco, es posible que el inicio de alimentación con la leche de fórmula haya hecho variar su ritmo intestinal y que cuando por fin haga caca, esta sea más blanda. Es importante, si haces una lactancia mixta, revisar

En todo caso, la hora bruja es algo que poco a poco vas a aprender a gestionar, aunque otras veces te agotará y te va a desesperar. Si pasa, intenta soltar lastre:

que la tripa de tu bebé esté blanda y que la caca no sea dura. Si es así, consulta con el pediatra. Y, por supuesto, tu bebé debe ganar peso. Si no lo hace o se ha estancado, le debe ver un pediatra lo antes posible.

Si todo lo anterior está descartado, estamos ante otra situación que te expongo ahora mismo.

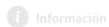

A partir del mes pueden dejar de hacer caca cada día, pero hay bebés a los que les ocurre más tarde. Y no suelen avisar: un día dejan de hacer deposiciones de golpe y te mueres del susto. Pero esto no termina aquí, sino que el susto se prolonga, ¿cuánto tiempo? Pues aquí el misterio: **pueden estar hasta: 3, 5, 9, 13, 20, 24, 30 días seguidos sin hacer caca...** Me imagino la cara de horror que estás poniendo ahora mismo. Sí, 30 días, y sí, el bebé está bien y no le pasa nada de nada. Y prepárate, porque cuando haga caca, va a hacer MUCHA caca y saldrá por todas partes.

Esto no tiene nada que ver con el estreñimiento, es decir, que el bebé no haga caca (hasta aquí todo igual) y que cuando la haga esta sea dura (aquí la diferencia).

De todas maneras, hay que tener una actitud expectante e ir valorando al bebé:

- Podrás ver que está un poco incómodo, eso es normal; habrá ratos en los que intenta empujar, se pone rojo o está un poco más inquieto.

- Pero, y esto es importante, la tripa está blanda y no parece un tambor. Si tiene la tripa hinchada y parece que resuena, vete directamente a urgencias.

- Si el bebé no para de llorar y no se calma con nada, también te vas directamente a urgencias.

- Y si cuando hace caca, no es blanda, son bolitas duras, también directamente al pediatra. Este tipo de deposiciones no son habituales en bebés amamantados.

Este ahorro de pañales no va a durar eternamente. El proceso dura una temporada y luego se normaliza y hacen una o dos veces al día en días alternos.

Se pelea con el pecho

La teta es un poco el saco de boxeo de todos los bebés; cuando les pasa algo lo pagan con la teta, y les pueden pasar muchas cosas. El bebé se muestra inquieto al mamar, agarra y suelta el pecho, llora, mama unos segundos y se inquieta... Y a nosotras nos asaltan todos los miedos y las dudas sobre qué puede estar pasando. Realmente puede ser por muchos motivos, así que nos toca ir valorando:

- ¿El bebé está ganando peso de manera adecuada?

- ¿Toma leche materna o leche artificial en biberón?

- ¿Tiene 6-7 semanas?

- ¿Tiene entre 2 meses y medio y 4?

- ¿Tiene mocos o congestión nasal?

- ¿Le pasa en los dos pechos o solo con uno?

- ¿Le pasa a todas horas o solo en algunas?

- ¿Tienes un reflejo de eyección potente y la leche sale a chorro cuando se aparta?

- Cuando está tendido, ¿tose y/o carraspea?

- ¿Tienes manchas en la piel o presenta sangre en las heces?

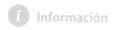 **Información**

Una vez sepas la posible causa del rechazo, podrás intentar ponerle solución. Divido las causas de rechazo para que te sea más fácil saber qué hacer en cada caso:

- **Rechazo por baja producción de leche**: el bebé puede hacer dos cosas. Una es conformarse y pasarse la vida agarrado a la teta sin soltarte, lo que a veces facilita que gane peso muy lentamente, o puede rechazar el pecho protestando y llorando a los pocos segundos de empezar. Cuando esto sucede, es importante que reciba la leche que necesita. La leche materna es un alimento estupendo, pero el bebé tiene que crecer sí o sí. Si no lo hace, debemos hacer algo. La primera opción es ofrecerle nuestra leche extraída y suplementada o, si no es posible, leche artificial. Al final del libro, en el capítulo 7, encontrarás los diferentes métodos para poder ofrecer la leche al bebé.

- **Rechazo por confusión tetina-pezón**: cuando un bebé hace lactancia mixta o se le ofrece leche en biberón, existe el riesgo de que rechace el pecho. Hay bebés que pueden con todo y son capaces de succionar sin confundir el pecho, una tetina, un chupete, la pezonera... y otros con menos habilidad que, una vez empiezan a succionar algo que no es el pecho, llegan a rechazarlo. El problema que tienen los biberones es esencialmente que la tetina no se parece en nada al pecho (no, aunque la publicidad diga lo contrario) y que el volumen de leche que reciben con el biberón suele ser muy superior al que consiguen con el pecho, lo que hace que se frustren cuando maman y se peleen con el pecho. En este caso, lo primero es cambiar el sistema de alimentación elegido para intentar reencauzar la situación.

· **Rechazo de un pecho**: claro, no es lo mismo que sean los dos o que sea uno. Sobre los tres meses empiezan a tener preferencias y empiezan a elegir qué pecho quieren. Les suele gustar más el que produce más leche, así que maman más de ese. De esta manera y poco a poco, dejan de querer un pecho y se centran en el otro. Este es un proceso habitual que lo que suele producir es una asimetría muy marcada entre ambos pechos, pero que permite al

bebé seguir creciendo y alimentándose de manera adecuada.

En todos estos casos, una manera de conseguir que el bebé acepte de nuevo el pecho es usar una jeringa sin aguja. Llénala, ya sea con leche materna o leche artificial, y cuando el bebé mama o simplemente se acerca al pecho, colócasela en la comisura de los labios y ve administrándole la leche, de manera que el bebé vuelva a tener ganas de mamar y acepte el pecho como forma de alimento.

· **Rechazo por situaciones de salud o dolor**: el dolor puede producir que el bebé deje de mamar. Son múltiples las situaciones que lo pueden generar: congestión nasal, otitis, reflujo, anquiloglosia, alergia a la proteína de leche de vaca (APLV)... Es muy importante que, ante cualquier situación de rechazo, el bebé sea revisado por un pediatra. Hay situaciones que van a mejorar con el tiempo y otras que van a requerir cambios más drásticos. En el capítulo 7 tienes más información sobre qué hacer en estos casos.

- **Rechazo por hiperproducción**: una baja producción puede ser un problema, pero una hiperproducción no es ningún un chollo. El bebé puede mostrarse muy inquieto al intentar mamar y rechazar el pecho cuando no es capaz de controlar el flujo que debe deglutir. Son bebés que se atragantan con facilidad, a los que les resulta más fácil mamar lo más verticalmente posible y recostados sobre el pecho para que la gravedad frene un poco el flujo de leche. A veces este proceso de rechazo no se detecta al principio y aparece cuando, por ejemplo, se intentan eliminar las pezoneras. Estas pueden contribuir a frenar un poco el flujo de leche y, al quitarlas, el bebé se ve incapaz de gestionar tantísima cantidad. En casos severos de hiperproducción la única solución puede ser recuperar el uso de las pezoneras. Para frenarla, te dejo en este mismo capítulo algunos trucos.

- **Relacionados con la edad**: aquí entramos en el factor crisis de lactancia o crisis de crecimiento, momentos en los que el bebé se muestra «raro» con el pecho. La primera de estas crisis es la que se produce en-tre las 7-8 semanas de vida. El bebé se enfada con el pecho cuando intenta mamar, tironea del pezón, estira las piernas o incluso llora durante la toma. Se desconocen las causas por las que se produce esta crisis exactamente; se habla de un cambio de sabor de la leche, que temporalmente está más salada, y que por eso se enfadan. En todo caso, en un plazo de una semana, aproximadamente, todo debería volver a una cierta normalidad.

La recomendación general sería siempre que, ante la duda, el bebé fuera revisado por un pediatra y, posteriormente, si todo está bien, intentaremos entender la causa, pero no siempre lo conseguiremos; otras veces hará falta la receta mágica: tiempo y paciencia.

Se distrae y llora en el pecho (3 meses)

La crisis de los tres meses dispara todos nuestros miedos más ancestrales: rechaza el pecho, no tengo leche, no quiere el pecho, se va a destetar... Este (¡ojo!, que esto no empieza a los tres meses exactos, puede ser antes o después) es un momento de cambios brutales, tanto para nuestros peques como para nosotras. Y a pesar de que nos pueda dar terror, no es más que la evidencia de que nuestro bebé crece y que nuestra lactancia evoluciona.

  Información y recursos

El bebé va a experimentar una revolución a nivel cognitivo: los sentidos inmaduros que tenía al nacer se desarrollan, empieza a descubrir el mundo y ve más allá de una teta. Y lo que tiene que hacer es aprender mucho; todo lo nuevo es una oportunidad para entender cómo funciona el mundo. Y, por otro lado, es un experto a la hora de mamar, y lo puede hacer en muy poco rato, a veces en minutos. Todo ello hace que esté inquieto en el pecho, que pare de mamar, llore, esté atento a todo menos a la teta... Solemos insistir en que tomen el pecho, lo que les «ofende» aún más. Parece que solo maman «bien» cuando están adormilados o completamente dormidos.

Por su parte, la glándula mamaria, por fin, entiende cómo funciona esto de la lactancia, y lo habitual es que deje de producir leche a lo tonto y lo haga solo cuando el bebé mama. Esto nos hace pensar que nos hemos quedado sin leche, al no notar el pecho cargado, cuando en realidad está pasando lo que tiene que pasar.

Las recomendaciones que se dan en esta etapa son varias, algunas mejores que otras:

Medidas poco o nada adecuadas:

- Ofrecer el pecho con horarios o forzando que el bebé espere 3 horas para que tenga hambre.

- Amamantar siempre a oscuras o haciendo que el bebé se duerma. Si se acostumbra a hacerlo siempre así, no podrá aprender a comer despierto y esto os puede condenar a que toda vuestra lactancia tenga que ser así.

- Dar el pecho de pie o en movimiento suele funcionar, pero también se acostumbran a ello.

Medidas más adecuadas:

- Si protesta o se enfada al mamar, hacer una pausa técnica: un cambio de pañal, dar una vuelta y volver a empezar.

- No forzar a mamar. En esta etapa algunos bebés pueden hacer tomas un poco más cortas y frecuentes; otros no aumentarán la demanda y mantendrán el número de tomas.

Es una etapa que nos desespera, cuando en realidad es lo mejor que puede pasar: implica que nuestro bebé crece y nuestra lactancia evoluciona. Y no, no hay atajos, hay que dar paso a paso, día a día, semana a semana.

Manos en la boca y babeo

¿Son los dientes? ¿Tiene hambre? ¿Se está convirtiendo en un caracol? ¿Se provoca el vómito?... ¿Qué está pasando? Pues nada malo, tu bebé crece y le están pasando muchas cosas que debes saber para estar tranquila.

 Información

Del nacimiento a los 3 meses los bebés crecen mucho y lo hacen a todos los niveles. El primero es su desarrollo cognitivo. Cuando el bebé nace, no conoce el mundo y lo irá conociendo a través de la experimentación con los demás y con los objetos que le rodean. Pero el primer aprendizaje será consigo mismo.

- Va a descubrir sus manos y empezará la fase oral. El bebé va a tener la necesidad de tocar y descubrir todo mediante sus labios y su boca.

- Si hasta hace muy poco las manos en la boca eran señal de hambre, a partir de este punto son puro descubrimiento de sí mismo.

- Esta experimentación le puede llevar a introducir en exceso sus manos en la boca, y esto produce que el reflejo de náusea se active. Este es un reflejo protector que les evita introducir en su boca un objeto o alimento que pueda ser peligroso, ya que aún no están preparados para tomar algo que no sea leche. Es normal que tenga náuseas mientras juega con sus manos o que llegue a vomitar la leche que había tomado.

- No es necesario que le saques la mano de la boca. Necesita hacerlo. Si empieza a succionar el pulgar, algo frecuente en esta etapa, puedes intentar ofrecerle un objeto o tu pecho.

- Además, al nacer, los bebés producen poca saliva; entre los 2-3 meses el volumen aumenta y tienen que aprender a tragarla, y durante un tiempo va más fuera que dentro. Un babero (o unos cuantos) os ayudarán.

- A pesar de que las abuelas puedan decir que el babeo es por culpa de los dientes, es más que probable que aún le queden unos meses para que le salgan.

Nueva etapa en marcha. ¡Alucinarás cuando a los 4-5 meses lo que se meta en la boca y disfrute a tope sean sus pies!

Chasquidos al mamar

Este es un tema que podría ir en otras franjas de edad, lo coloco aquí por ser la más habitual en la que se puede apreciar.

Los chasquidos son ruidos de intensidad variable que realiza el bebé a la hora de mamar. Se producen cuando desplaza la lengua hacia atrás y pierde el vacío temporalmente. Suele ser un ruido que puede sorprenderte o que te haga pensar que hay algo que se puede mejorar.

 Recursos

No hay una única razón para que el bebé realice estos chasquidos. Aquí te enumero las tres más frecuentes:

- Frenillo corto, ya sea el lingual o el labial, que impide que la lengua se mantenga durante todo el rato en la encía inferior.

- Reflejo de eyección hiperactivo: si la leche le llega al bebé con mucha fuerza, le pue-de ser complicado gestionarla y lo que hace es llevar la lengua hacia atrás para frenar el flujo.

- Lo hace sin razón ni causa aparente y puede durar una temporada para luego desaparecer.

Si tienes dolor al amamantar o el bebé no aumenta de peso, el chasquido es una pista a tener en cuenta.

DE 4 A 5 MESES

Solo quiere mamar de una manera determinada

Si no había empezado antes, llega la etapa de las manías. Quieren mamar, pero de una manera determinada; incluso pueden aceptar un pecho en una posición, pero no en otra. A veces, solo quieren tomar el pecho tendidos en la cama, lo que nos puede complicar el día a día.

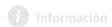 Información

Efectivamente, es una etapa complicada y más si tienes una vida social activa o tienes que salir de viaje con tu peque. Es una «manía» que no tiene mucha solución. Te diría que intentes hacer vida normal y si te toca dar una toma fuera de casa, hazlo, aunque es cierto que puede costar o quizá se niega.

Las primeras veces vas a querer correr hacia casa para que coma, es normal, y no será hasta al cabo de unas semanas cuando te darás cuenta de que puede aguantar un rato sin comer o incluso empezará a comer algo fuera de casa.

Se despierta con más facilidad o duerme peor

Una vez superada la crisis de los tres meses, empieza esta nueva etapa, cuya principal manifestación es que el sueño del bebé cambia, y no precisamente a mejor. Pensamos que a medida que crecen van a dormir mejor, cuando la realidad es que pasan por diferentes fases en el aprendizaje del sueño.

Los primeros meses de vida, los bebés, a grandes rasgos, tienen solo dos fases de sueño; sobre los 4 meses su sueño evoluciona y aprenden fases de sueño adulto. Esto hace que el sueño sea más ligero, que se despierten llorando o quieran pasar la noche enganchados a la teta. Estos cambios, además, suelen suceder a la vez que nuestra reincorporación al trabajo, lo que causa una desesperación absoluta a cualquiera.

 Recursos

Si has llegado hasta aquí con la ilusión de encontrar una solución, ya te digo que no la tengo. No la hay, no es falta de leche ni que se queden con hambre. De hecho, a pesar de ser agotador, el pecho ayuda al bebé a conciliar de nuevo el sueño. Te van a querer dar muchos consejos para intentar que duerma más, **ideas que se recomiendan y no funcionan**, porque el sueño es un proceso evolutivo y el bebé no se despierta por tener hambre:

> - Ofrece cereales en biberón.
>
> - Sácate leche durante el día y ofrécesela antes de ir a dormir.
>
> - Ofrece leche artificial para que esté más lleno.

Esta etapa suele durar un mes, hasta que poco a poco todo empieza a asentarse y a funcionar mejor.

Otras causas por las que pueden dormir más nerviosos y que no tiene por qué coincidir en esta franja de edad son estas:

> - El aumento de temperatura en la habitación.
>
> - Salida de los dientes.
>
> - Angustia por la separación de los 8 meses (te lo cuento un poco más adelante).

- Novedades en casa: mudanzas, llegada de un/a hermano/a.

- Cambios en las rutinas diarias.

Vuelta al trabajo

Soy consciente de que ese apartado podría estar en cualquier parte de este capítulo porque la vuelta al trabajo se puede producir a cualquier edad.

Este es uno de los momentos en que la lactancia puede peligrar. La primera parte del proceso es mantener la calma, planificar qué podemos hacer y luego llevarlo a cabo.

En todos los trabajos no se puede mantener la lactancia materna y, en ese caso, no va a quedar otra que el destete..., pero también hay que tener en cuenta que se puede plantear un destete parcial si te apetece seguir con la lactancia.

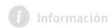 Información

Debemos tener en cuenta una serie de aspectos para empezar a planificar la vuelta al trabajo:

- **Edad del bebé**: para los bebés menores de cuatro meses [10] la única opción que tenemos para su alimentación es leche materna o artificial. En bebés más mayores le podrán ofrecer en nuestra ausencia leche o comida, lo que sin duda facilita el proceso.

- **Horas totales de separación**: no solo son las horas de trabajo las que tienes que contar, sino que debes tener en cuenta los desplazamientos para saber el número total de horas en las que no podrás amamantar.

- **Con quién se va a quedar el bebé**: este es otro punto a tener en cuenta, habitualmente las guarderías imponen un método de alimentación que suele ser el biberón. Si el bebé se va a quedar con tu pareja o un familiar, tenemos más opciones a la hora de ofrecer la leche.

Otros aspectos que no debemos olvidar a la hora de planificar la vuelta al trabajo con la lactancia:

---

[10] Se recomienda mantener la lactancia materna exclusiva durante 6 meses. A pesar de ello, si a partir de los 4 meses no podemos ofrecer leche materna al bebé, no ha tomado leche de fórmula o no quieres que la tome, se puede ofrecer en una única toma un alimento seguro, saludable y adecuado.

- ¿Tendremos tiempo para sacarnos leche o no vamos a poder dedicarle ni un segundo?

- ¿Disponemos de un espacio o de unas condiciones mínimas para extraer la leche y conservarla?

- Si tenemos los recursos y el tiempo, ¿cuántas veces nos vamos a poder extraer?

Sería un sueño que todas las mujeres tuvieran en el trabajo el tiempo y el espacio para sacarse leche. Es una vergüenza escuchar a algunas describir los espacios en los que se van a tener que sacar leche o los espacios donde se les invita a hacerlo. En España no existe legislación en las empresas sobre la necesidad de disponer de espacios adecuados para realizar la extracción de leche. No se trata de habilitar espacios extremadamente especiales, sino de facilitar la extracción con medidas tales como: intimidad, asientos cómodos, un lavamanos y una nevera para poder dejar la leche... Esto es todo. Si tienes tiempo, sería ideal que pudieras hacer extracciones cada 3 o 4 horas. Es posible que lo tengas que hacer delante de los compañeros o en el baño. En el capítulo 6 de este libro tienes recursos si tus compañeros no te lo ponen fácil en el trabajo.

Preguntas asociadas a la vuelta al trabajo:

¿Tengo que preparar a mi bebé?

No, no hay que preparar al bebé. Imagínate en tu última semana de vacaciones, contando los días y las horas para terminarlas, ¿te vas a despertar cada día a las 6 de la mañana para irte preparando para ir a trabajar? Seguro que no. Nadie se prepara para estas cosas y, de la misma manera, cuando tenemos que volver al trabajo, no es necesario preparar al bebé. Es mucho más recomendable que disfrutemos de nuestro bebé y preparemos nuestro banco de leche durante las últimas semanas que nos quedan. Porque si previamente gastamos el banco de leche que deberíamos preparar para que el bebé acepte el biberón en nuestra ausencia, llegará el momento de separarnos y no tendremos leche.

Cuando te reincorpores al trabajo, será el momento de aprender, el momento de adaptarse a la separación y, en el caso del bebé, de aprender a comer con algo que no sea el pecho.

Sé que este es un tema que angustia mucho y queremos preparar al bebé con la mejor intención o, incluso, facilitar la transición a la o las personas que se van a ocupar del bebé, pero lo que conseguimos es angustiarnos a nosotras y al bebé de manera prematura. Y es que cuando intentamos ofrecer la leche en algo que no es el pecho pueden pasar un par de cosas: una, que el bebé acepte la leche a la primera y te quedes muy tranquila. Bien, que lo acepte una vez o dos no implica que, una vez «vea» de qué va el tema, siga aceptando el biberón. En ocasiones, las primeras veces el bebé acepta sin más por pura curiosidad, pero suelen darse cuenta rápidamente de la situación y entonces lo rechazan. Y puede pasar también que rechacen el biberón al primer intento. Esto es lo más habitual. Y es una situación que nos produce muchísima angustia, con lo que intentamos con más ímpetu que lo acepte, lo que aumenta la angustia de ambos.

Cuando llegue el momento de separarse, el bebé y la persona que se quede con él van a tener que trabajar en equipo e ir aprendiendo juntos qué método de alimentación funciona. Y se tardan unos 15 días hasta que el bebé acepta la leche y todo funciona mejor. Sé que lo lees y te mueres de la angustia, lo sé, y serán unos días horribles, solo debes saber que lo conseguiréis.

¿Tengo que destetar a mi bebé?

Pues depende. En la lactancia no es todo blanco o negro, existen los grises. Quizá no puedas mantener una lactancia materna exclusiva, pero sí una mixta. A veces es posible que renunciar de manera parcial a nuestra lactancia no sea *a priori* lo que nos gustaría, y esto puede ser muy doloroso y frustrante, sin duda alguna. Y luego, una vez pasado ese duelo, si tenemos que volver a trabajar, no queda otra que reinventarse y ver qué opciones tenemos y cómo podemos mantener nuestra lactancia mixta en el tiempo.

¿En qué le tengo que dar la leche?

Hay muchos métodos para ofrecer la leche extraída y no, no todos son un biberón. En el capítulo 7 te cuento más sobre ellos, sobre sus pros y contras. También te adelanto que es probable que una vez hayas elegido uno, a tu bebé no le parezca del todo bien y debas ir probando los otros hasta dar con el o los elegidos, porque pueden ser más de uno.

¿Qué hago los días festivos?

Pues lo que haces el día que tienes fiesta, ¡disfrutar! El fin de semana le puedes dar el pecho con la más absoluta normalidad y volver a disfrutar de estar juntos. También cabe decir que, si no quieres hacerlo, no lo hagas. Si el fin de semana o los días festivos quieres seguir con la rutina de la semana, adelante.

Entonces ¿hay algo que pueda preparar?

¡Claro que puedes preparar cosas! Aquí te doy una lista; si lo tienes todo listo, te va a dar seguridad y tranquilidad.

- Busca los métodos de alimentación que quieras intentar usar.

- Si es posible, intenta que la persona que se va a quedar con el bebé también los conozca y sepa cómo se deberían ofrecer.

- Si también es posible, ayuda a que la persona que se va a quedar con tu bebé se familiarice con sus señales de hambre o sueño.

- Prepara lo que vas a necesitar para el trabajo: una bolsa térmica, los recipientes para almacenar la leche, las placas de hielo, el sacaleches...

- Prepara tu banco de leche; será más o menos grande según vuestra realidad.

¿Cómo hacer un banco de leche?

Pues la idea es que un mes antes o mes y medio antes de volver a trabajar empieces a sacarte leche y vayas acumulando en el congelador pequeñas cantidades, inicialmente de 50 a 75 mililitros. Valora si puedes conseguir esa cantidad con 1 o 2 extracciones diarias. Esta propuesta tiene en cuenta que habrá días que no te vas a poder sacar o que no vas a tener ganas. Si lo consigues, tendrás un banco de 300-500[11] mililitros de leche.

DE 6 A 12 MESES

Gestión de la alimentación sólida

El inicio de la alimentación sólida es toda una nueva etapa. Las recomendaciones oficiales son lactancia materna exclusiva durante los primeros 6 meses de vida del bebé. Pero antes de continuar, me gustaría que respondieras a estas preguntas:

¿A qué edad concreta empieza a andar un niño?

¿A qué edad concreta le sale el primer diente?

¿A qué edad concreta empezará a ir en bicicleta?

¿A qué edad concreta empezará a escribir?

Lo has visto, ¿no? Puedes decir una edad aproximada, pero es casi imposible que me puedas especificar una concreta en cada uno de los casos. Todo será aproximado, pues quizá empieza a andar entre los 8 y los

---

[11] Esta cantidad está pensada para que, una vez en el trabajo, te puedas ir sacando leche y que el banco sea tu salvavidas para el día que no hayas podido extraer fuera de casa, para cuando el bebé tiene más hambre, por si la leche se derrama o te la dejas en el trabajo...

18 meses, y le puede salir el primer diente a los 4 meses, pero también es normal que tenga un año y aún no le haya salido ninguno. ¡Pues justo esta flexibilidad que tenemos en las demás circunstancias es la que hay que aplicar al inicio de alimentación complementaria! Es absurdo pensar que el día que cumplen 6 meses ya están listos para comer, y no a los 5 meses y 15 días, o puede que no tampoco lo estén cuando tienen 8 meses y 7 días. Por ello, es muy importante que nos tomemos este momento con calma y seamos capaces de evaluar a nuestro bebé de manera individualizada. La recomendación de los 6 meses es poblacional, generalista, pero no podemos esperar que todos los niños maduren a la vez.

Información

La alimentación complementaria suplementa a la alimentación láctea; sea materna o artificial, **el primer alimento que el bebé debe recibir es leche**. Las recomendaciones de eliminar tomas de pecho para ofrecer comida son desactualizadas y peligrosas, ya que niegan al bebé la fuente de alimento más completo al que puede acceder.

Empezamos con los alimentos sólidos como un juego, como una etapa de experimentación y disfrute. Ni ellos ni nosotras deberíamos sufrir en el proceso por recibir informaciones cuadriculadas al respecto como son las **normas absurdas** que aún se oyen:

- La verdura en la comida y la fruta en la merienda.

- Hay que pesar los alimentos para ofrecer determinados gramos.

- Se deben preparar papillas con diferentes alimentos. Un gran ejemplo de esto son las papillas: varias frutas trituradas a las que se les añade zumo de naranja y galleta.

- El bebé se lo tiene que acabar todo; si no lo termina, no le puedes dar la teta.

Los alimentos no tienen horas, ¿qué más da comer un plátano a las 12 horas que a las 18? Y ¿quién no se ha zampado un plato de macarrones a las 17 o a las 3 de la mañana? Ningún adulto con una alimentación normal mide qué cantidad ingiere de cada alimento. Si alguna vez has querido iniciar una dieta, sabes la tortura que supone pesar los gramos, ¿para qué necesita un niño comer por cantidades? Y las papillas de un poco de todo... Puede que un día tomes una macedonia, pero lo normal es comer una pieza de fruta o dos en las comidas. Y ¿cómo se puede meter todavía galletas a todo? No son un alimento precisamente sano. Y ni qué hablar de la tontería de que si no se lo come todo, no hay teta, ¿en serio? Mejor nos iría a muchos adultos si no nos hubieran enseñado esta absurda idea de tener que dejar el plato limpio, por no decir que negar el alimento principal a un bebé está totalmente contraindicado.

Empezar con la alimentación complementaria requiere un poco de aprendizaje; al igual que nos toca aprender de lactancia, nos toca aprender cómo empezar la alimentación sólida con nuestros peques. Para ello te recomiendo estas cuentas y libros donde encontrar más información.

En Instagram:

- Laia Rovira @laiarovira_dn

- Iria Quintáns @nutrienfamilia

- Silvia Gutiérrez @silviadiets

Y los libros de:

- Begoña Prats: *Baby-led weaning: 80 recetas para que tu hijo coma solo* (edición revisada y actualizada), *Mi niño come de todo* y *Baby-led weaning: 0 % dramas, 100 % soluciones.*

- Carlos González: *Mi niño no me come.*

- Julio Basulto: *Se me hace bola.*

Pérdida de interés por la teta

En ocasiones parece que sobre los 9-10 meses pierden el interés por la teta. Se distraen con facilidad, no se acuerdan de ella durante el día y, cuando se les ofrece, se toman un chupito de tres segundos y a otra cosa, mariposa. Pánico escénico, ¿se va a destetar? Pues depende de si quieres o no aprovechar este momento, porque una vez cumple el año, el interés por el pecho aumenta de nuevo y vuelven a mamar mucho.

 Información

A esta edad los niños empiezan a tener mucha más madurez a nivel motriz. Muchos gatean con facilidad y otros se lanzan a andar. Y todo ello conlleva exploración. Para el cerebro del bebé esta estimulación sensorial es un regalo y la teta la tiene muy vista. Es por eso por lo que de día suelen mamar relativamente poco y, de noche, recuperan el tiempo perdido. Además, empiezan a entender que la teta les adormece (¡cachis, lo han descubierto!) y muchos de ellos se resisten a dormir, luchan para no caer dormidos cuando maman y de ahí que, además, hagan tomas relativamente cortas.

Si no quieres que tu hijo se destete, ofrécele el pecho durante el día, pero sin presión; si solo quiere tomar un chupito, pues perfecto, ya llegará al año y pedirá teta a todas horas.

Mordiscos

No todos los bebés pasan por esta etapa y a veces sales de ella solo con un par de mordiscos, pero puede pasar que estos se conviertan en algo habitual y que sea una tortura que haga peligrar la lactancia.

Hay muchas formas y situaciones por las que los bebés muerden y no todas tienen la misma solución. Lo que sí tenemos claro es que los mordiscos deberían tener los días contados.

 Información

Como te decía, los mordiscos pueden producirse por diferentes causas y en diferentes situaciones. A grandes rasgos, encontramos los «accidentales» y los intencionados.

Los mordiscos accidentales se suelen producir principalmente por la noche. Cuando el bebé está durmiendo con la teta en la boca, puede tener un espasmo, un impulso del sistema nervioso que podemos experimentar justo cuando nos dormimos, y que en los bebés hace que cierren la boca, con la teta en la boca, claro. Si pasa solo una vez, pues nada, mala suerte, el problema llega si se repite cada noche o casi. Si es así, seguro que vas a querer ponerle solución (o al menos intentarlo):

- Antes de empezar, intenta que haga un agarre lo más profundo posible.

- Intenta sacar la teta de tu bebé cuando esté casi dormido; no siempre funciona porque a veces se despierta. Si pasa, intenta de nuevo el primer punto, que agarre la teta de manera profunda y no solo el pezón.

- Hay familias que aprovechan para poner el chupete en estas primeras horas de sueño. Si el bebé no lo ha llevado nunca, es difícil que lo acepte.

- Coloca uno de tus dedos dentro de la boca del bebé mientras tiene la teta. De esta manera, si muerde, morderá el dedo, que también duele, pero no tanto como el mordisco en la teta.

Y luego están los mordiscos que se producen de manera más intencionada. A veces pueden empezar como un accidente, pero nuestra reacción puede producir un efecto curioso que haga que el bebé repita el mordisco en cada toma. ¿Por qué muerden?

- Por error.

- Porque sienten dolor o molestias en las encías.

- Para ver qué pasa.

- Para llamar nuestra atención.

- Para jugar.

- Por rabia, frustración o enfado.

Ya ves que las causas pueden ser varias, y seguro que me dejo alguna. Lo que debemos intentar en todos los casos es que no vaya a más. ¿Cómo? Aquí van algunas sugerencias:

- Lo primero es intentar ofrecer algo para que lo muerda si creemos que tiene dolor o molestias en la encía, está enfadado o cansado.

- Intenta colocar al bebé en el pecho como al inicio de la lactancia: con la boca bien abierta, pegado a nuestro cuerpo. Evita que mame de pie, de lado o estirando el pezón.

- Muestra un objeto al bebé al iniciar la toma, algo pequeño, algo que no conozca y se lo vas enseñando.

- Si en algún momento pierde interés, se distrae o empieza a cerrar la boca, es mejor sacarle la teta.

- Intenta hacer tomas cortas, no las prolongues. Es mejor volver a empezar si pide más.

Si esto sirve, pues listo, pero es posible que no sea tan fácil y que en algún momento te muerda. En este caso, puedes intentar:

- No gritar. Sé que es extremadamente fácil de escribir y muy complicado de hacer. La primera vez, si te pilla por sorpresa, vas a gritar seguro.

- En la medida que puedas, si lo repite, intenta mantenerte calmada y no chillar.

- Intenta también mantener la cara lo más neutra que puedas.

- Recuerda a tu bebé que, si muerde, no hay teta.

- Si necesitas llorar, chillar o lo que sea..., deja a tu bebé en un sitio seguro o con otra persona y sal de la habitación para hacer lo que necesites.

- Si vuelves con él o ella y quiere más teta, le recuerdas que no se puede morder; si muerde, no hay teta en un rato.

- Sigue las medidas anteriores para evitar que lo repita.

Habitualmente lo pillan rápido y dejan de hacerlo. A veces cuesta un poco más y podemos llegar a plantearnos el destete, algo totalmente comprensible.

En otras ocasiones, no es que muerdan, es que notamos el roce de los dientes al mamar, lo que sin duda también es muy molesto. Para intentar solucionarlo existe el juego del león, que se puede aplicar si es vuestro caso, especialmente en los bebés que se acercan al año de vida: durante unos 4-5 días estáis aprendiendo juntos todo sobre los leones. Pueden ser cuentos, vídeos, pelis... y jugar con tu peque a que abráis la boca como si fuera un león, y que lo haga cada vez que se lo pidas. Cuando vaya a mamar y veas que cierra la boca, dile que ponga la boca como un león. Suele ser un juego que aceptan rápido y que sirve para que los dientes nos dejen de molestar.

Y, sin duda, otra cosa que debemos tener en cuenta es qué hacer con las heridas que nos pueden producir los mordiscos. Son de un tamaño pequeño pero profundas, que se pueden situar en la areola o la base del pezón. Habitualmente, se recurre a aplicar lanolina o aceite, pero no suele dar un buen resultado. Al ser niños que ya comen, las heridas son muy complicadas de curar.

Vamos paso por paso según el momento en que te haya causado el mordisco:

- Si lo acaba de causar, limpia bien la zona con agua y jabón neutro, y repite la limpieza varias veces al día.

- Si hace semanas que la tienes y no se cierra, el proceso de higiene también es clave, pero puede ser necesario que las primeras veces comprimas la herida para sacar cualquier rastro de infección en su interior. Mantén la higiene varias veces al día durante varios días.

- Si aun así no mejora, el siguiente paso será consultar con tu médico de cabecera o farmacéutico para que te recete una crema antibacteriana tópica.

- En heridas más profundas o que están calientes y/o rosadas, puede ser necesario que te receten antibiótico oral para que la herida se cierre completamente.

Rechazo del pecho

Biológicamente es raro que un bebé rechace el pecho. A esta edad, cuando lo hace, se esconde un motivo. Es posible que no nos demos cuenta o no entendamos qué le pasa, pero algo ocurre. Las causas más habituales a estas edades son:

- **Inicio inadecuado de la alimentación complementaria**: ofrecer primero comida y luego el pecho o sustituir tomas de leche por alimentos.

- **Que el bebé tenga dolor en la boca o en los oídos**: una otitis, un afta o herida en la boca puede causar que no quiera mamar.

- **Que se haya asustado si hemos gritado**: después de recibir un mordisco podemos gritar, y esto hace que los bebés se asusten y dejen de mamar.

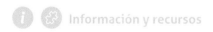 Información y recursos

Llegados a este punto va a depender de lo que quieras hacer. ¿Quieres que este sea el final de vuestra lactancia o intentar que vuelva a mamar? Ambas opciones son válidas, va a depender un poco de cómo te sientas. Si quieres finalizar la lactancia, sigue los consejos para regular y hacer dismi-

nuir la producción de leche detalladas en el capítulo 4. Si te sientes triste, no quieres que deje de mamar o crees que no ha llegado el momento, puedes poner en marcha las técnicas que te detallo a continuación para intentar que vuelva a mamar. Y, como siempre, te pueden dar indicaciones muy correctas y otras que es mejor olvidar, tales como:

- No le des comida sólida y verás como vuelve a mamar.

- Colócalo al pecho constantemente.

Ninguna es adecuada, es más, pueden causar que rechace aún más el pecho. Si quieres intentar que vuelva a mamar, va a ser todo un poco menos evidente:

- No coloques al bebé en posición para mamar.

- No le ofrezcas el pecho en ningún momento.

- No le acerques el pecho si estáis cerca.

- Intenta que tenga el pecho a pedir de boca, pero sin obligación.

- Aprovecha para colechar (sin demasiada ropa).

- Prepara una bañera templadita, baja las luces y jugad.

- Acude a un grupo de apoyo a la lactancia o queda con otra amiga que dé el pecho.

- Intenta hacerle reír mucho, hazle cosquillas y observa qué pasa.

Cabe decir que estas huelgas de lactancia pueden ser largas y algunos bebés pueden tardar semanas en volver a mamar. Hay que ser perseverante y ver qué pasa.

Tiene miedo a los desconocidos y se despierta más por la noche

¿Tu bebé sociable y encantador se ha vuelto arisco hasta con tu pareja? ¿Se quedaba con la abuela con una sonrisa y ahora llora en cuanto se acerca y lo mira? ¿Le dejas jugando en el suelo, intentas ir al baño y se desespera?

¡Amiga, tu bebé tiene «mamitis aguda»! Te preguntarás si es grave, y la respuesta es no. Pero sí es una época intensa en la que, además, es probable que te echen la culpa de esta «mamitis» súbita de tu peque.

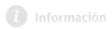 Información

Piaget plantea en su teoría que, durante los primeros meses de vida de un niño, cuando un objeto desaparece de su vista, deja de existir. El primer contacto que tiene con los objetos es observacional, y no es hasta aproximadamente los 4 meses y de manera paulatina cuando este conocimiento de los objetos se irá modificando, momento en que irá comprendiendo que el objeto que se ha apartado de su vista no ha desaparecido, sino que solo está oculto. De esta manera, empieza a tener la capacidad mental de representar y recordar un objeto.

Entre los 4-8 meses, los bebés pueden empezar a encontrar, a veces de manera casual, un objeto que se haya escondido o tapado de manera parcial. Y no es hasta los 8-12 meses cuando van a ser capaces de recuperar objetos escondidos, siempre y cuando hayan podido observar cómo los escondían previamente. Por tanto, cuando mamá desaparece, puede haber desaparecido para siempre. Además, empiezan a entender que somos entes diferentes, que mamá y bebé no son uno, y esto les aterroriza. Y le podemos sumar que empiezan a pasar cosas «raras» cuando se duermen: se duermen en el sofá, en el comedor, y aparecen en la cama y, además, no saben si estamos o no, porque quizá hemos desaparecido.

Los 8-9 meses son una etapa de auténtico terror. Esto hace que por las noches se despierten alterados; muchas veces se sientan en la cama y se ponen a llorar, sin saber qué pasa. Y, ¿cuál es la manera para saber que todo va bien y que mamá estará cerca? Pues pegarse a la teta como una lapa toda la noche, o despertarse cada hora para comprobar que todo está bien.

También es una etapa muy dura para nosotras y puede que muchos comentarios de familia y amigos nos resulten muy desagradables. Es probable que te culpen a ti o a la teta por el comportamiento del bebé, cuando ya ves que en realidad no tiene nada que ver.

DE 13 A 24 MESES

Transición de la alimentación

Una pregunta clave es qué hacer a partir del año en lo referente a la alimentación sólida y la teta. Tenemos claro que el alimento principal durante los primeros meses de vida es la leche materna, pero ¿qué pasa una vez cumplen el año? ¿Es necesario hacer algo especial?

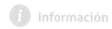 Información

La transición, el cambio de orden en la alimentación, es algo que se produce de manera espontánea entre el año y los 2 años. No es necesario cambiar nada de golpe. El cambio será sutil día a día. La teta tiene aún

mucha importancia en esta etapa y es más que probable que, en bastantes ocasiones, rechacen cualquier sólido y prefieran tomar el pecho. También lo es que quieran comer a la vez que mamen, o que coman un poco y quieran teta.

Durante los primeros 6 meses de vida priorizamos el pecho, y luego podréis dejar de hacerlo. Es un proceso que pasa por sí mismo, porque el bebé cada vez es más mayor y si no quiere comida, no se va a dejar engañar, y aquí el truco. A un bebé pequeño le puedes sustituir la comida por la teta, y no podrá hacer nada para remediarlo, pero a partir del año tienen mucho más claro qué quieren y qué necesitan.

Ha dejado de comer sólidos

Sí, al año de vida (no el día exacto en que lo cumplen) dejan de crecer. En 12 meses han crecido una barbaridad, han triplicado el peso y han crecido la mitad de talla con la que nacieron. Pero en esta etapa el crecimiento se detiene y, en consecuencia, dejan de comer. No dejan de mamar, pero sí reducen mucho el consumo de sólidos y pasan el día picoteando un poco de comida de manera anecdótica y poco más. Además, puedes oír opiniones como estas:

- Es culpa tuya por darle pecho.

- Si le hacen una analítica y tiene anemia, es culpa tuya por darle el pecho.

- Si come fuera de casa y tú no estás, y evidentemente come bastante más, es culpa tuya por darle el pecho.

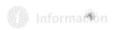 Información

Este es un proceso muy habitual y que, sin duda, nos vuelve a angustiar mucho, así que te voy a explicar qué pasa. ¡Vamos allá!

- No, esto no es culpa tuya por darle la teta. Como te decía unas líneas más arriba, el crecimiento se ralentiza, por tanto, se regulan y apartan los sólidos temporalmente de su vida.

- Evidentemente, si tú no estás, va a comer más. ¡Es que lo hace perfecto! No es que te tome el pelo ni nada por el estilo. Si no está a su disposición el alimento completo que es tu leche, tiene que buscar otras opciones y por lógica va a comer sólidos, ¡pero como segunda opción y porque no le queda más remedio, al pobre!

- Y si finalmente el pediatra te propone hacerle una analítica de sangre y tiene ane-

mia, tampoco es culpa tuya. La leche materna contiene poco hierro, es cierto, pero lejos de estar mal, obedece a una razón: aunque tiene poco hierro, se absorbe muy bien gracias a la lactoferrina. De esta manera, se evitan posibles infecciones de bacterias oportunistas que se alimentarían de ese hierro extra en el intestino del bebé. La naturaleza ya ha pensado un método para dotar de todas las reservas necesarias de hierro al bebé: mandarle sangre desde la placenta. De esta manera, sus reservas están a tope para poder aguantar el tiempo necesario hasta empezar con los alimentos sólidos. Así que, si tu bebé tiene anemia, no hay razón para dejar el pecho; el pediatra pautará una suplementación de hierro y listos. Quitar la teta no hará que esté mejor alimentado ni va a solucionar el problema.

Llegados al año y medio, los bebés vuelven acelerar su crecimiento y comerán más. En este momento finalizará la crisis del año.

Mama mucho (crisis del año y crisis de los 2 años)

Hay quien dice que a medida que los bebés crecen maman menos y van dejando el pecho… Ejem… Si tu hijo no ha dejado el pecho y hace varias tomas al día, lo de disminuirlas será que no. Llegados a cierto punto de la lactancia, puede parecer imposible, pero los niños maman mucho más, parecen recién nacidos. Y si no has escuchado hablar de estas etapas de aumento de demanda, puedes estar en *shock*.

 Información

Tanto al año como a los 2 años, los bebés experimentan un aumento de demanda del pecho. La crisis del año, como hemos visto en el punto anterior, está relacionada con el parón de crecimiento que tienen, pero ¿y la de los 2 años? Esta es otra época de crecimiento, por algo le llaman la primera adolescencia. Los niños son ya muy independientes y van a querer hacer muchas cosas solos, por lo que el nivel de frustración puede ser alto. Hay muchas que no consiguen hacer, otras que no consiguen transmitirnos y todo esto conlleva rabietas y miedo. La mejor manera de tenerlo todo bajo control es pedir el pecho constantemente. Cabe recordar que el pecho les sirve para todo y les permite recuperarse de estas situaciones que no pueden gestionar.

Algunas madres se plantean el destete, coincidiendo con el aumento de demanda. No digo que no se pueda llevar a cabo, pero puede ser más complicado conseguirlo.

La crisis de los 2 años puede dar miedo y quizá, si aún no ha llegado, te plantees si quieres o si vas a poder conseguir el destete. Piensa que en unos años vas a tener en casa a un adolescente y va a ser mucho más complicado convivir con él en plena puber-tad que con un niño de 2 años, así que seguro que vas a poder con esta crisis.

Sintonizar el pezón

Esta es una situación que podría colocarse en varias franjas de edad, tanto la anterior como la posterior a esta. Cuando empiezan a mejorar y a desarrollar su motricidad fina, los bebés inician una molesta costumbre que consiste en sujetar el pezón contrario al que maman con los dedos índice y pulgar y moverlo/retorcerlo/traccionarlo...; a este gesto le llamamos «sintonizar el pezón».

 Información

A medida que los bebés crecen, descubren que estimular el pezón con sus dedos facilita la eyección de la leche y que salga con más facilidad; cuando lo aprenden, es un ritual que realizan constantemente. Para nosotras resulta extremadamente molesto y la mayoría de las madres necesita que el bebé cese este comportamiento lo antes posible. Te voy a ser sincera, te adelanto que no es nada fácil. Te propongo estas opciones:

- Lo más obvio es dificultarle el acceso al pecho. Vístete de manera que tocar el otro pezón sea muy complicado.

- Seguramente consiga llegar, así que otra opción es ocupar sus manos: comida, juguetes, un collar de lactancia... para mantenerlo entretenido.

- Si tampoco funciona o de manera paralela, puedes intentar ofrecer otra parte del cuerpo que te moleste menos en el proceso de caricias y tracción: el pelo, el lóbulo de la oreja, tu ombligo... Te aviso que suelen mostrar resistencia al cambio.

- Negarles que lo hagan y apartarles la mano. Esto va a ser una lucha de titanes, pero a veces es la única manera de conseguirlo.

A medida que crecen, se conforman con tocar solo la teta, lo que sin duda es una sensible mejora.

MÁS DE 24 MESES

Pide el pecho de mala manera

Bueno, los niños no vienen de fábrica con los modales incluidos. Recuerda que las normas de conducta no son las mismas en todas partes. Los niños y las niñas aprenden con el tiempo y por imitación, por tanto, la primera maestra eres tú. Si no te gusta que te pida el pecho gritando, que te levante la camiseta, que te meta la mano por el escote o te molesta lo que haga, le puedes enseñar a hacerlo de otra manera. No es que no le hayas educado o que esto lo haga porque le has dejado tomar el pecho más allá de lo establecido cultural y socialmente, es solo que está aprendiendo y necesita tiempo.

 Recursos

Enséñale lo que quieres que te diga cuando te pide el pecho:

- Cariño, no me gusta cómo me pides teta, me puedes decir: «teta, por favor».

- Si quieres teta, me la puedes pedir así: «mamá, ¿me das teta?».

Varía esta frase según la comprensión de tu bebé y tus preferencias personales. No le plantees ni le pidas grandes sentencias, que sea todo muy claro y predica con el ejemplo. Si le pides que te acerque algo, usa la misma frase y dale las gracias cuando lo haga. Tú eres el ejemplo que va a seguir, y con un poco de práctica, lo hará de maravilla. Ten en cuenta que es un niño y que puede tener momentos en los que esté saturado o en plena rabieta, y no sabrá decirte las cosas «bien», así que vas a tener que ser más flexible, hablar con calma y ofrecerle la teta.

Pactar dónde no mamar

Por supuesto que sí. Llega una determinada edad que podéis necesitar una tregua, que quizá ya no te apetece darle el pecho en el parque o en casa de la abuela o en una tienda. Ambos podéis decidir dónde sí y dónde no. Para lograrlo, lo primero es plantearlo.

 Recursos

Lo primero que tenemos que hacer es hablar con nuestro hijo y contarle el plan. Y antes de ponerlo en marcha, reforzarlo unos días antes. Si en estos días pide el pecho en el espacio o en el sitio que vamos a dejar de hacerlo, se lo recordamos: «¿Te acuerdas que dijimos que aquí no tomaremos más teta?». «En unos días vamos a dejar de tomar teta aquí, ¿te acuerdas?».

No alargues mucho el aviso, 3-5 días a lo sumo. Y cuando llegue el día, se lo recuerdas antes de salir de casa. Cuando estés en un lugar donde no vas a ofrecerle el pecho, pueden pasar varias cosas: que no te lo pida y listos, que te lo pida y se lo tengas que recordar y lo acepte, o que te lo pida, se lo recuerdes y no esté para nada de acuerdo. Esta última es la reacción que cualquier madre teme. Intenta mantener la calma, recuérdale que no hay teta, pero que podrá mamar cuando estéis en casa (por ejemplo) y distráelo si se pone muy nervioso.

Normalmente, en pocos días lo tienen claro y dejan de pedir en el sitio pactado, dando así un paso más en vuestra lactancia.

Mi bebé es muy mayor y sigue tomando el pecho

Bueno, pues lo primero sería saber qué es muy mayor. He conocido a niños y niñas de 9-10 años que continúan tomando un chupito de teta para dormir o en momentos determinados. Sé que igual a muchas se os han puesto los pelos de punta. Nadie dice que la lactancia se tenga que mantener hasta esas edades, solo digo que, si están en esa edad y sigues dando el pecho, no eres un bicho raro. Es cierto que el tanto por ciento de madres que siguen dándole el pecho a hijos/as que llegan a estas edades es muy reducido, pero existe. Además, tampoco es algo que se vaya contando por ahí porque suele provocar vergüenza y es algo que a veces hasta se esconde a los familiares.

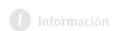 Información

Como siempre, en la lactancia esto es cosa de dos. Si ambos estáis bien, si la lactancia no limita las actividades de tu hijo/a, si es capaz de dormir fuera de casa..., seguramente no es para nada habitual, pero tampoco es algo que no haga nadie.

RECURSOS FINALES

Resumen de crisis

Te dejo en esta tabla un pequeño resumen de las crisis de demanda y de crecimiento para que conozcas sus características más importantes y puedas estar más tranquila.

Es importante recordar que la edad en que se producen puede variar; no corresponde a los días exactos expresados en la tabla, sino alrededor de esos días, semanas o meses. Y también hay que tener en cuenta que un bebé que ha nacido prematuramente puede experimentar la crisis de crecimiento o madurativa a la edad corregida y no cronológica.

EDAD	DESCRIPCIÓN	*TIPS* PARA ESTAR SEGURAS DE QUE ES LA CRISIS Y NO OTRA COSA	DURACIÓN
15 DÍAS	El bebé quiere mamar todo el rato. Si no está en el pecho, está con las manos en la boca desesperado y no parece saciarse, a pesar de estar pegado de manera continua al pecho.	El bebé ha recuperado el peso del nacimiento.	3-4 días
6-7 SEMANAS	El bebé está inquieto, tironea y llora al pecho, estira la espalda y las piernas. Al mamar estira el pezón como si fuera un chicle.	Aumenta de peso de manera adecuada. La leche está más salada.	1 semana
3 MESES	Cambios en la madre y en el bebé. Los pechos se sienten más blandos y la percepción es la de no tener leche. El bebé se enfada cuando mama, llora, está inquieto y parece que se enfada con el pecho. Cuando consigues que por fin mame, lo hace en 5 minutos y no quiere saber nada más de la teta.	De noche o adormilado y sin estímulos, mama perfectamente.	1 mes

EDAD	DESCRIPCIÓN	*TIPS* PARA ESTAR SEGURAS DE QUE ES LA CRISIS Y NO OTRA COSA	DURACIÓN
4 MESES	Aumento de despertares nocturnos, se despierta desesperado y mama con mucha frecuencia. Puede pedir el pecho cada hora.	Sigue ganando peso de manera adecuada.	1 mes/ variable*
8-9 MESES	Llora si ve que nos vamos. No deja que otras personas lo sostengan y solo está seguro en nuestros brazos. Por la noche se despierta inquieto, parece que no sabe dónde está. Quiere mamar toda la noche y estar pegado a la teta todo el día.	Llora cuando no nos ve, se altera con extraños.	Variable*
12 MESES	El bebé deja de crecer y por tanto deja casi de lado los alimentos sólidos. Solo quiere pecho a todas horas. Si no estás, come algo más, pero si estás, prefiere la teta por encima de todo.	El bebé ha triplicado o está a punto de triplicar el peso del nacimiento. No tiene anemia.	3-4 meses
24 MESES	Quiere pecho a todas horas, lo pide gritando y de malas maneras. Toma chupitos constantes y parece un recién nacido.	Si tiene 24 meses o está cerca, estás en ello.	Variable*

---

*Las crisis madurativas son las que no están relacionadas con la lactancia, por tanto, cada bebé, según su madurez cognitiva, las va a superar en un tiempo diferente.

¿Cuántas comidas sólidas ofrecer al día?

Esta es solo una tabla aproximativa. Cabe recordar que cada bebé y cada familia sois un mundo y que cada uno en su casa hace lo que le da la gana. Quien mejor te puede decir qué necesita es tu bebé.

EDAD	NÚMERO DE COMIDAS	COSAS QUE SUCEDEN
6 meses	1 al día o ninguna	Siempre está preparado para comer. Es fácil no encontrar el momento y pasar algún día sin ofrecer sólidos.
7 meses	1 o 2 al día	Si ha empezado a comer, ahora con 1 al día quizá es más que suficiente.
8-9 meses	Entre 1 a 3 al día	Lo que más cuesta son las cenas. Muchos bebés que toman el pecho tienen más que de sobra o se duermen muy temprano sin darles tiempo a comer nada más.
9-11 meses	Entre 1 a 3 al día	Suelen aguantar más por las noches, se resisten a dormir. No por cenar más van a dormir más.
12 meses en adelante	Es más que probable que picoteen durante meses y solo quieran pequeñas cantidades de ciertos alimentos.	Muchos dejan de desayunar o lo hacen muy tarde. Con toda la teta que toman por la noche no tienen hambre hasta medio día.

De hábitos, alimentación, molestias y señales de alerta

El dolor y la percepción de falta de leche son la causa más habitual por las que las mujeres dejan la lactancia. Y no es para menos, ambas son situaciones que te hacen replantearlo todo y en las que, por triste que parezca, quizá no vas a encontrar toda la ayuda que necesitas. Este es tu capítulo. Aquí vamos a tratar las situaciones que te pueden afectar o puedes experimentar durante la lactancia (las dificultades relacionadas con el dolor al amamantar, la falta de leche, los hábitos y la alimentación durante la lactancia), aquellas relacionadas con la fertilidad y la menstruación y, por supuesto, situaciones curiosas que vas a poder experimentar en la lactancia. Tener información de todas ellas es clave para tu tranquilidad, para que tengas el conocimiento en la mano y sepas qué puedes hacer y, lo más importante, elegir qué quieres hacer.

DOLOR

Sensibilidad los primeros días después de dar a luz

Los primeros días (del nacimiento a los 17-20 días) de lactancia, puedes experimentar una sensación similar a un pellizco cuando el bebé se agarra para mamar. Es una sensación aguda, breve y que puede ser intensa. Es como si alguien te pellizcara con fuerza en el brazo. Son unos 5-10 segundos en los que sientes esa molestia en el pezón, y que después desaparece. La misma sensibilidad que tenías durante el embarazo se mantiene unos días más. Se trata de un proceso hormonal que suele ser más perceptible a partir de la segunda lactancia. Es importante que tengas en cuenta que:

- El dolor se limita a esos segundos.

- El dolor desaparece completamente y no vuelva a aparecer durante la toma.

- Cuando el bebé suelta el pecho, puedes observar el pezón alargado, pero no aplastado.

- Una vez pasados estos primeros días, el dolor debe desaparecer completamente.

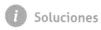 Soluciones

Si el dolor no es limitado, persiste y observas cambios en el pezón, es probable que a la sensibilidad se unan otros factores que podemos revisar:

- El agarre y la posición del bebé al mamar.

- Toda la estructura oral (especialmente la lengua y el paladar).

Seguramente no te va a ser fácil revisar todos estos aspectos. Es importante que busques ayuda, y ya te aviso de que muchas veces hay que llamar a varias puertas hasta dar con la persona que realmente te pueda servir. Me temo que muchas veces hay que ser muy tozuda y perseverante.

Subida/bajada de leche

Entre 48 y 72 horas después de dar a luz, vas a experimentar la subida o bajada[1] de la leche. Después del nacimiento del bebé y el posterior alumbramiento de la placenta, se pone en marcha el proceso que dará lugar al inicio de la producción de leche. Este es un mecanismo fisiológico que permite a

[1] Según vivas en España o en otra parte del mundo de habla española, este proceso se llama diferente. En España la leche sube; en otros países, la leche baja. En todo caso, se trata del mismo proceso.

la glándula mamaria dejar de fabricar calostro, pasar a producir leche de transición y, posteriormente, leche madura. **El calostro[2] es la primera leche que fabrica una mujer, y tiene como función principal proteger al bebé.**

La subida de la leche es un mecanismo normal, en el que vas a notar ciertos cambios en el pecho. En ocasiones nos han contado historias de terror y nos podemos sentir confundidas respecto a si hemos o no experimentado este proceso.

¿Qué se siente?

Vas a notar que el pecho está más caliente y pesado y podrás observar cómo se marcan muchas venas en la zona del escote, dibujando un complejo entramado en dirección al pecho. Además, si comprimes el pezón, deberías ver un cambio en la leche: habrá pasado de ser de color naranja o amarillo (calostro), a un líquido más blanquecino o transparente. Si pones al bebé a mamar, notarás cambios en el antes y después del inicio de la toma. Y eso es todo.

 Situaciones

Pueden pasar varias cosas mientras sube la leche:

- **Que la subida se retrase**:
Sí, en ocasiones la subida de leche se puede ver retrasada y, en vez de tardar 2 o 3 días, se produce a los 5-7. ¿Por qué pasa esto? Habitualmente porque la madre padece alguna situación de base: diabetes gestacional, diabetes tipo I o II, obesidad, estrés materno en el nacimiento del bebé... En estos casos, la leche puede retraerse, lo que sin duda puede inquietar, y más si tenemos en cuenta que los bebés a partir de los 5 días de vida deberían empezar a ganar peso.

¿Qué hacer en estos casos?
Lo principal es controlar la pérdida de peso del bebé y estimular el pecho al máximo. El peso del bebé no debe bajar del 10 % del que tenía al nacer; si es el caso, será necesario recurrir a la suplementación para frenar la caída. Este punto es importante, pues cuando sucede, los bebés suelen estar adormilados, débiles y les cuesta más mamar. Cuando les suplementamos con leche materna (si es posible y ya la hay) o con leche artificial, empiezan a ganar peso y fuerza, y si llega el momento en que se produce la subida, ya se eliminarán los suplementos.

---

[2] Si quieres saber más sobre el calostro, revisa el primer capítulo de este manual.

Si es posible, y tienes ganas y fuerzas, lo ideal es que estimules el pecho con un sacaleches varias veces al día, poco rato. Deberían ser extracciones cada 2 horas de día y cada 3 de noche, pero debes estar cómoda con esta propuesta porque, si no, es mucho mejor que adaptes las extracciones a tus posibilidades reales. Aunque no lo parezca, una estimulación tan constante con el sacaleches junto con un bebé que mama con frecuencia es un proceso agotador, y en el posparto todo es ya complicado. Así que adapta las extracciones a tus posibilidades, no estés demasiado tiempo con el sacaleches puesto si observas que salen solo unas gotas. Con 5-7 minutos iniciales (que podrás aumentar si ves que va saliendo más leche) es más que suficiente para estimular el pecho y conseguir leche.[3]

- **Que no notes ningún cambio**: que no experimentes cambios en el pecho en el posparto inmediato y quizá tampoco lo hayas notado en el embarazo es algo que debes consultar lo antes posible con tu comadrona. En determinados casos se puede dar una hipogalactia, es decir, que se fabrique menos leche de la necesaria.

  Si notaste cambios en el pecho durante el embarazo (aumento de volumen de manera considerable, la areola y el pezón se oscurecieron y agrandaron) y ahora, después de dar a luz, no has notado la subida de leche y no observas cambios en ella (sigues fabricando calostro), intenta contactar lo antes posible con tu ginecólogo o comadrona para que valore la posibilidad de que un pequeño resto de placenta o membranas amnióticas hayan quedado retenidas. Si fuera el caso, una vez retirado lo que quedara en el útero, todo se normaliza.

- **Que se complique la subida de leche**: el proceso de subida de leche se puede ver entorpecido por la separación de la madre y el bebé, la administración de sueros durante el parto, dificultades del bebé para succionar... Estas situaciones, entre otras, pueden hacer que la subida de leche (que como hemos dicho es un proceso normal, que no causa dolor) se complique y se produzca

---

[3] Revisa en el capítulo 3, «Tu bebé», cómo ofrecer esta leche sin interferir en la lactancia.

una situación extremadamente dolorosa. A esto se lo conoce como ingurgitación y se debe intentar solucionar con la máxima diligencia.

Ingurgitación

Como te he contado en el punto anterior, la subida de leche se puede complicar en forma de una ingurgitación. No es que el pecho se llene de leche y por eso duela, sino que se trata principalmente de un edema, una retención de líquido, que inflama y endurece el pecho y, además, dificulta la salida de la leche. Te expongo una metáfora para que se entienda qué está pasando. Imagina que tu pecho es como una autopista de tres carriles. En el central está la leche y en los laterales, todo ese líquido retenido. Esta autopista de tres carriles de golpe cambia, y de tres pasa a uno. Toda la circulación tiene que pasar ese carril central, ¿te imaginas el atasco que representa? Pues este atasco necesita una solución rápida.

Si lo estás experimentando, es posible que tengas mucho dolor, que no puedas levantar o bajar los brazos, que no puedas sujetar a tu bebé y que tengas la sensación de que la piel del pecho se va a romper. Cuando se vive esta situación es habitual que se tengan ganas de abandonar la lactancia de manera inmediata, y solo quiero decir dos cosas: lo que está pasando no va a durar siempre y tiene solución.

 Solución

Cuando se produce una ingurgitación, aparte del dolor, también puede ocurrir que el bebé no sea capaz de agarrarse al pecho o, si lo consigue, no pueda extraer la leche o que haga tantísima fuerza que te cause más dolor y grietas en el pezón. Como en la mayoría de las situaciones en la lactancia, ¡que no cunda el pánico y manos a la obra!

1. **Aplica frío en ambos pechos**: quizá te han dicho que apliques calor o que te des una lucha de agua caliente. Se solía aconsejar porque se pensaba que los conductos que transportan la leche se dilataban y eso facilitaba la salida, pero ya has visto que este proceso no solo está relacionado con la subida de la leche. El edema que se produce por la retención de líquidos empeora con el calor y, si bien es cierto que si nos damos una ducha templada, puede causarnos bienestar y placer y empezaremos a segregar oxitocina, lo que facilitará la salida de leche, pero no va a mejorar el edema. Entonces ¿qué debes hacer? Pues lo primero es

aplicar frío, y si quieres facilitar el reflejo de eyección, aplica un poco de calor de manera limitada (colocar las manos encima del pecho sirve) unos minutos antes de empezar con la extracción.

2. **Realiza los masajes de presión inversa suavizante**: este es un punto muy importante, ya que a veces se confunden los masajes de extracción manual de leche con estos masajes, y no son lo mismo. Estos masajes son específicos para resolver una ingurgitación y es esencial que los hagas antes de poner al bebé al pecho o de usar el saca-

leches. Lo que conseguimos es realizar una fuerza sobre la zona de la areola, que permite desplazar todos los líquidos retenidos «hacia atrás», para que puedan ser drenados mediante el entramado de ganglios linfáticos. Por eso, también es conocido con el nombre de «drenaje linfático en el pecho».

› Para realizar este masaje lo único que deberemos hacer es colocar los dedos sobre la zona de la areola y comprimir el pecho en dirección a las costillas. Esta presión no es dolorosa y debe

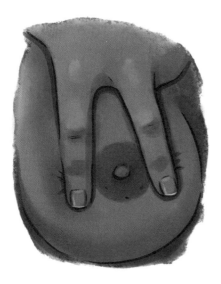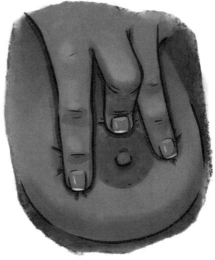

Este masaje te permitirá aliviar la ingurgitación mamaria para que así el bebé pueda mamar de manera más efectiva.

durar unos 2-3 minutos, o al menos hasta que notes la areola más blanda o veas aparecer gotas asomando por el pezón. En ese momento hay que ser rápida y poner al bebé a mamar o hacer uso del sacaleches; si esperas un rato, la areola se volverá a endurecer.

› Hay muchas maneras de colocar los dedos para realizar los masajes, puedes realizar el que quieras o los que quieras. No hace falta hacerlos todos, con uno que hagas y te sientas cómoda es más que suficiente.

3. **Pide antiinflamatorios al médico o farmacéutico**: sí, a pesar de que da miedo tomar medicamentos durante la lactancia materna y que es posible que, si los pides en la farmacia, te los nieguen o no te los recomienden, si no tienes alergia o contraindicación para alguno de los componentes, los puedes tomar con tranquilidad.[4] Sin duda, son muy eficaces y junto a estas técnicas que te estoy recomendando, te ayudarán a solucionar el problema.

4. **Drena el pecho**: otra cosa que suelen decir es que no saques leche, ya que se supone que cuanta más saques, más vas a producir. Pero ya hemos dicho que el problema en la ingurgitación no es la producción en sí. Así que no pasa nada por sacarse leche o incluso usar un sacaleches. Eso sí, siempre antes poner al bebé al pecho o utilizar el sacaleches, es imprescindible que realices el masaje de presión inversa suavizante.

Con todas estas medidas, la mejoría no va a ser inmediata, tardarás unas 72 horas en observar un alivio real. No desesperes, llegará el cambio. Hay que tener en cuenta que quizá te han recomendado medidas poco acertadas (aplicar calor, no tocar los pechos, restringir las tomas...) y, si es tu caso, intenta seguir lo que te acabo de proponer, puesto que estas recomendaciones obsoletas pueden no conseguir una resolución eficaz de la situación.

---

[4] Siempre que quieras información sobre un medicamento, consulta la web de los pediatras de APILAM e-lactancia. org.

Grietas

Otra situación terriblemente habitual y normalizada son las grietas en los pezones. Llegamos a normalizarlas tanto que pensamos que son una condición habitual y necesaria en las primeras semanas de lactancia. Y no, no debe ser así. No digo que no duela, digo que no debería doler y que deberíamos, una vez aparecen las grietas, solucionarlas lo antes posible. Las grietas no dejan de ser heridas, heridas de medida y profundidad variable, y como tal deberíamos tratarlas.

Pueden aparecer en cualquier parte del pezón, mayoritariamente en la cara, la parte de delante. Pero también las podemos tener en los laterales y en la base, la zona donde se unen la areola y el pezón. Según dónde aparecen, sabremos la causa:

- **En la base**: suelen aparecer o porque el bebé solo mama del pezón y no abre la boca completamente o por el uso de una copa de sacaleches inadecuada.

- **En los laterales**: suelen producirse por un agarre deficiente, porque el bebé tenga el frenillo de la lengua corto y tienda a cerrar la boca.

- **En la cara, el centro**: suelen responder a un agarre deficiente porque el pezón queda «pinzado» en la boca del bebé. Cuando termina la toma, parece la punta de un pintalabios y tiene una herida en la parte central, horizontal o vertical, según esté el bebé colocado.

- **En la cara y en los laterales**: en este caso las heridas suelen estar provocadas por el roce de una de las dos encías sobre el pezón.

Y también, según la profundidad de la herida, vamos a encontrar 4 tipos de estadios de las grietas, de menor a mayor gravedad.

> I. La piel del pezón está enrojecida.
>
> II. La piel empieza romperse y se puede ver una zona de piel blanca o costra.
>
> III. Se observa una herida abierta.
>
> IV. La herida abierta gana profundidad y se observa una evidente falta de tejido.

En todo caso, es importante buscar una solución y curar las heridas lo antes posible.

 Soluciones

¡Misión, curar las grietas!

Antes que nada, las grietas se producen por algo: no son por no haber preparado el pezón en el embarazo, ni por tener la piel delicada, ni porque el bebé mame mucho o porque la piel esté húmeda demasiadas horas…

Las grietas aparecen por causas mecánicas, por compresión. Están relacionadas con un agarre insuficiente o superficial por parte del bebé, por variaciones anatómicas también en la boca del bebé o por el uso incorrecto de productos para la lactancia.

Y es que podemos curar las grietas, pero también debemos saber qué las produce. Para que sea más fácil de entender, imagina que te contratan de pinche de cocina y, por supuesto, no has trabajado nunca en una cocina profesional. La primera tarea para cualquier buen pinche es cortar unos cuantos kilos de cebollas y, aparte de llorar bastante, es muy fácil que si no dispones de una técnica adecuada, te cortes unas cuantas veces. Cada vez que te cortas, te vas a poner una tirita, pero ¿te va a curar? Pues no, la tirita solo va a evitar algún golpe y que sea menos doloroso apoyar los dedos sobre la cebolla, pero no cura. Lo único que puedes hacer (si aprecias la integridad de tus dedos) es aprender una buena técnica de corte, colocar los dedos hacia atrás y deslizar el cuchillo delante de los nudillos.

Y eso es justo lo que pasa en la lactancia. Para que las grietas desaparezcan, sirve de poco usar pezoneras, poner cremas o cualquier otra cosa… Para que se curen, hay que mejorar la técnica de lactancia y solucionar, si es que existen, las dificultades orales que presente el bebé.

Así que revisa el agarre de tu bebé a fondo, por más que te digan que es correcto y que se agarra de maravilla, observa paso por paso cómo mama:

- La cabeza del bebé tiene que estar situada en el interior de tu muñeca, en la zona donde te colocarías el reloj.

- La mano del pecho que le das (en el caso de estar en posición de cuna), en su espalda.

- Pezón apuntando al paladar o la nariz.

- Boca del bebé abierta, en un ángulo superior a 90 grados.

Una vez se agarra:

- Mentón y nariz tocando el pecho.

- Ambos labios evertidos.

- Más areola visible por la parte superior que inferior.

- Tu bebé mantiene su cuerpo alineado: oreja, hombro, cadera.

- Tu pezón no queda torcido.

Más aspectos a revisar:

- Que el bebé no tenga el frenillo lingual corto.

- Que no presente algún tipo de succión compensada.

- Que no presente alteraciones en el paladar.

Y ahora vamos a ver qué podemos hacer para curarlas:

- **La grieta debe estar limpia**, esto implica que la laves un par de veces o tres al día con una gotita de jabón neutro (el del bebé sirve) y mucha agua. Si tienes una grieta en estadio tipo II o más, será necesario que en las primeras higienes retires con cuidado las capas blanquecinas o amarillentas que presente. Suelen corresponder a restos de bacterias y de las fibrinas (que son unas proteínas que se generan para curar la herida). Es importante eliminarlas, ya que las grietas suelen contener reservorios de bacterias y, si antes de que se cierren de manera «natural» no realizamos esta higiene previa, es probable que no logremos cerrarlas completamente.

- **Seca las grietas**, ya sea después de la higiene o después de la ducha, con toallas de papel. Evita las toallas de baño que, a pesar de que las lavamos en la lavadora, tienen un pequeño reservorio de bacterias que facilita que la herida se vuelva a infectar.

- Si puedes, **intenta tener el pecho al aire lo máximo posible** o sin discos de lactancia[5].

- Si las grietas son de estadio III o IV pide hora con tu comadrona para valorar la posibilidad de aplicar cremas con antibiótico tópico[6] en la herida o incluso el uso de antibióticos orales.[7]

---

[5] Si usas discos de lactancia, que en ocasiones son casi indispensables si no te quieres empapar, intenta que sean de fibras naturales y transpirables. Si son desechables, cámbialos tantas veces como sea necesario.

[6] En el caso que se te indique usarlas, no es necesario que la retires para dar el pecho. Si han pasado 2 horas o más desde la aplicación, ya no quedan rastros de ella. Si tienes grietas en los dos pechos, puedes ir alternando el uso de la crema en cada uno, de manera que siempre haya uno de ellos sin crema.

[7] En el caso de que te receten antibióticos orales, puedes valorar su compatibilidad en la web de los pediatras de APILAM e-lactancia.

- Uno de los aspectos más molestos de las grietas es la fricción con la ropa o los pequeños golpes que pueden causar los bebés cuando los tienes cerca. Para evitarlo, te pueden ser de utilidad las conchas protectoras que se colocan sobre el pecho y las diferentes almohadillas que existen en el mercado.[8]

Por otro lado, tengo que advertirte de **recomendaciones para curar las grietas que no han demostrado tener ninguna eficacia** o que sabemos que entorpecen el proceso de curación, e incluso pueden ser peligrosas:

- El uso de miel: a pesar de que se suele usar en otro tipo de heridas o úlceras, usarla en las grietas puede suponer un riesgo para el bebé, ya que es posible que contenga esporas de botulismo, que pueden afectarle de gravedad.

- Aplicación de la propia leche: siempre queda un poco de leche encima del pezón y no es necesario aplicar más; además, si tenemos una grieta profunda en la que es probable que haya bacterias, la leche les resulta un alimento ideal. Si además tapamos la zona y le sumamos el calor que genera nuestro cuerpo, el caldo de cultivo está servido.

- Aplicación de cremas con anestésico local: existen cremas con anestésico local que pueden disminuir el dolor, pero a la vez pueden adormecer la lengua del bebé, que puede modificar su manera de mamar y causar aún más daño sobre el pezón.

- Aplicación de lanolina: este quizá es el remedio más conocido y recomendado, y no, no cura las grietas y menos aún las evita. Vale, imagina que te has hecho un corte. Si te pones una tirita, ¿cómo tienes la herida pasadas unas horas? Pues ya te digo que la herida no se cura, más bien se ablanda y humedece. Pues ese mismo efecto es el que tiene la lanolina, ya que se trata de un producto emoliente e hidratante. Por tanto, es mejor evitar su uso, sea cual sea el estadio de la grieta.

- Conchas de plata o cera: las dos pueden funcionar como las conchas

---

[8] En el apartado «Otras situaciones» tienes más información.

protectoras, pero son más caras y tampoco curan como indica la publicidad de las mismas.

- Dejar de dar el pecho de manera abrupta: es más que probable que si tienes mucho dolor quieras dejar de dar el pecho, te dé pánico que te pida leche o pienses en distanciar las tomas. Todo ello muy lógico y comprensible. Siempre que esto pase, es importante que sepas que dejar de dar el pecho o diferir las tomas es una opción, solo que debe ser gradual y acompañada para que la situación no se complique.

Una vez empezadas a tratar y encontrada la situación que las causa, podemos esperar que en una semana las grietas hayan mejorado considerablemente o casi hayan remitido. En grietas en estadios III y IV el proceso de curación puede durar hasta un mes. Eso sí, poco a poco y día a día deberías tener menos dolor y las heridas deberían mejorar.

Aparte de todo lo anterior, también te puede ayudar:

- Poner la grieta al sol.

- Uso de pezoneras.

- Diferir la lactancia.

Si el dolor no te permite seguir poniendo el bebé al pecho, una opción es diferir la lactancia: extraerse leche de manera manual o con extractor y ofrecérsela al bebé con un método de alimentación, a poder ser poco invasivo. Si te planteas esta opción, ten en cuenta los siguientes aspectos:

- Debes ir extrayendo leche de manera regular, cada 2 o 3 horas, con el fin de evitar que se congestione o que se produzca una mastitis.

- Elige cuidadosamente la medida de la copa del sacaleches para que no te cause más daño.

- Intenta poner al bebé al pecho 1 o 2 veces al día como mínimo para que no rechace el pecho.

- Revisa el pecho con frecuencia a fin de evitar que se produzcan retenciones de leche en alguna parte de la glándula.

Las grietas no son un peaje que hay que pagar si quieres amamantar; no las deberíamos normalizar y si aparecen, siempre nos indican que algo se puede mejorar.

Isquemia del pezón

El término isquemia hace referencia a la falta de aporte sanguíneo en una zona. Cuando se produce una isquemia del pezón, podemos observar al final de la toma que la punta se queda blanca, hasta que después de un rato recupera el color. Claro, si fuera solo un problema de cambio de coloración, pero la isquemia produce dolor, ¡vaya si duele!

También conocida como síndrome de Raynaud, se produce por diversos motivos, y cada uno de ellos necesita recursos diferentes para solucionarlo. Las causas más habituales son: un agarre deficiente por parte del bebé, tener miedo a que el bebé mame, mala circulación previa.

En el caso de tener isquemia del pezón podrás observar y notar:

- Que el pezón se queda blanco después de la toma.

- Que la coloración se modifica poco a poco y que a veces pasa por un color morado.

- Dolor localizado en la punta del pezón al final de la toma y un rato después de la misma.

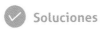 Soluciones

Como te decía, hay diferentes tipos de isquemias y cada una se trata de maneras distintas. Para saber qué tipo es, hay que ir descartando cosas:

1. ¿Tenías mala circulación previa al embarazo?
   Si respondes sí a esta pregunta, consulta con tu ginecólogo para que te puede recetar una medicación compatible con la lactancia que aumente la vasodilatación.

2. El pezón no sale deformado de la boca del bebé.
   Te han revisado el agarre, la posición y también la anatomía oral del bebé.
   Entonces es posible que el proceso de vasoconstricción se produzca por tener miedo o estar muy tensa mientras amamantas. Intenta tomar alguna bebida caliente, distraerte de alguna manera (viendo una serie, escuchando música, hablando con alguien de temas banales) y aplica un poco de calor en la zona del pezón y la areola justo al terminar la toma.

3. Si el pezón sale deformado de la boca del bebé y no te han revisado el agarre, la posición y también la anatomía oral del bebé.
   En este caso, es posible que la isquemia se produzca por un agarre que se puede

mejorar. Deberías preguntarle a una consultora de lactancia para que pueda ayudarte a conseguir un agarre más profundo. También, al terminar la toma, puedes aplicar calor local y apretar el pecho un poco hacia las costillas, que suele aliviar bastante. Un truco que no siempre funciona, pero debes intentar, es hacer un ligero masaje en el pezón, pellizcándolo con suavidad en dirección al centro.

Perlas de leche

Las perlas de leche son acumulaciones de diversos elementos detrás de uno o varios poros de la cara del pezón. Estos puntos pueden ser muy molestos, aunque algunos no producen dolor, ya que producen una sensación muy intensa de pinchazos o quemazón cuando el bebé mama.

Pueden producirse por diferentes motivos y para conocer la causa debemos observarlas y ver si existen situaciones de dolor relacionadas.

En general se producen dos tipos de perlas:

1. **Las perlas por tracción**:

   › Son perlas muy definidas y redondas.

   › Son blancas.

   › Superficiales.

   › Suelen ser consecuencia de un tirón o mordisco por parte del bebé.

2. **Las perlas por infección**:

   › Suele producirse antes o después de una obstrucción.

   › Son irregulares y poco definidas.

   › Amarillentas.

   › Profundas.

Saber si es una u otra es importante, ya que no se resuelven de la misma manera. Si tienes dudas sobre qué tipo de perla es, no dudes en consultar con tu comadrona para que lo revise y te lo diga.

 Soluciones

Las perlas por tracción, cuando duelen, se pueden abrir. Es posible que te haya recorrido un escalofrío por la espalda, pero es mucho más fácil de lo que parece. Puedes hacerlo tú en casa, pero si no lo ves claro o te da miedo, que lo haga tu comadrona. Es un procedimiento casi indoloro y rápido: tan solo hay que levantar la piel de los lados de la perla. Si alguna vez te has clavado una astilla de madera, es el mismo procedimiento. Para que sea más fácil puedes:

1. Aplicar calor en la zona justo antes de empezar u ofrecer el pecho al bebé.

2. Esterilizar una aguja o comprar una especial para la administración de insulina.

3. Levantar la piel por los lados con mucho cuidado; no debería dolerte y menos aún sangrar en exceso.

4. Una vez hayas levantado la piel, puedes colocar al bebé directamente o apretar un poco el pezón y limpiar con una gasa.

5. Observar si ha desaparecido; de no ser así, se puede repetir el procedimiento.

6. Durante 2 o 3 días, limpiar la zona con agua y jabón neutro varias veces al día.

7. Secar la zona con pañuelos de papel, evitando el uso de papel de cocina.

Si el procedimiento lo realiza tu comadrona o ginecóloga, no olvides el penúltimo paso de la lista anterior: limpiar con un poco de jabón neutro y agua varias veces al día.

Con las perlas producidas por infección tenemos que ir con un poco más de cuidado porque, al estar relacionadas con alteraciones de la microbiota de la glándula mamaria, es mejor no tocarlas. En el siguiente apartado hablamos de las obstrucciones y vemos qué solución pueden tener.

Obstrucción

La obstrucción es la aparición de una zona dolorosa e indurada en uno de los pechos. Se produce por la retención de leche en un cuadrante de la mama. El bulto aparece como una zona definida al tacto, que puede tener mayor o menor volumen. Lo que nos indica que se trata de una obstrucción es que, después de colocar al bebé a mamar, el bulto se hace más pequeño y, tras unas horas sin dar el pecho, vuelve a aumentar de volumen. Produce dolor, pero no hay manchas en la piel como en el caso de la mastitis, ni malestar general.

Y a veces duele tanto que no apetece amamantar, y es normal, pero si no se resuelve se puede complicar y resultar en una mastitis.

✅ Soluciones

En cuanto descubras el bulto, hay que ponerse manos a la obra para lograr que desaparezca.

1. Coloca al bebé a mamar con su barbilla dirigida a la zona de la obstrucción.

2. Es posible que te cueste, según en qué zona del pecho esté el bulto. Un truco es colocar al bebé boca arriba y tú ir girando como si fueras las agujas de un reloj hasta dar con la posición que os convenga.

3. Mientras el bebé mama, realiza un masaje dibujando un 9; primero, traza la parte redondeada sobre el bulto y, tras unas cuantas pasadas, dibuja el pie del 9 en dirección al pezón. Hazlo mientras el bebé mama.

4. Deberías notar que disminuye un poco entre el antes y el después de la toma.

5. Aplica frío.

6. Pregunta a tu médico o farmacéutico qué antiinflamatorio puedes tomar.

Algunas obstrucciones son más difíciles de solucionar y requieren un poco más de atención. Si ves que pasan las horas y no notas progresos evidentes, si el dolor va a más y te sientes colapsada, intenta estas otras técnicas:

1. Prepararte una ducha o un baño relajante. Poca luz, un olor que te guste, música que te emocione y tiempo. Sumérgete o deja que el agua vaya cayendo sobre tu cuerpo, intenta cerrar los ojos, relajarte y sentirla.

2. El agua no tiene que estar extremadamente caliente ni la tienes que aplicar directamente sobre el bulto; basta con que tenga una temperatura agradable.

3. Después de unos minutos, masajea un poco el pecho, y también el pezón y la areola.

4. Empieza a realizar una extracción manual, mientras sigues sumergida o el agua va cayendo.

La leche debería empezar a fluir. Puedes repetirlo cuando lo necesites, porque es probable que tengas que volver a hacerlo. Pero si esto tampoco funciona hay más trucos:

1. Busca una botella de cristal o un bote grande, de boca ancha. MUY IMPORTANTE: revisa que el borde no tenga ninguna zona rota. Debes poder pasar el dedo por la zona sin sentir nada.

2. Calienta agua y llena la botella casi entera. MUY IMPORTANTE: el agua debe estar caliente, pero sin llegar a quemarte si introduces un dedo en ella. Si apartas el dedo en pocos segundos, no lo apliques en el pecho.

3. Espera unos minutos para que el cristal se caliente. MUY IMPOR-TANTE: la zona del cuello de la bo-tella no tendrá que estar caliente cuando la apliques sobre la areola.

4. Vacía la botella y colócala sobre la areola, mantén sujeta la botella con la mano, notarás que en unos minutos empieza a hacer el vacío.

5. Aguanta un rato; es posible que la leche empiece a fluir.

6. Si la leche sale, deja la botella y coloca al bebé a mamar o realiza una extracción manual.

Y si nada de esto funciona, pasan los días y nos acercamos a las 72 horas desde la aparición del bulto, solo queda aplicar la técnica del tapón de cava:

1. Coloca a tu bebé boca arriba en la cama, debería tener un poco de hambre.

2. Colócate a 4 patas encima, buscan-do que la zona de la obstrucción esté en dirección a su barbilla.

3. Deja que empiece a succionar y, cuando esté tragando con fuerza, sepárate de él para romper el vacío.

Esta técnica permite que el conducto se desbloquee y la leche fluya con más facili-dad, pero es una técnica dolorosa y debe-rías intentarlo como último recurso si nada ha funcionado. En el caso de que ni esto funcione y sigas con el bulto después de 72 horas, es importante que consultes lo antes posible con tu comadrona o ginecóloga.

Si tienes obstrucciones recurrentes, pon-te en contacto con tu comadrona o ginecó-loga para que realicen un cultivo de leche para ver si existe algún tipo de alteración bacteriana.

Galactocele

Un galactocele es un quiste de leche. Se produce cuando hay un pequeño escape de leche dentro de la glándula y el cuerpo la encapsula. La parte acuosa de esa leche se reabsorbe, pero la grasa queda dentro de este quiste. Por lo tanto, lo que se nota es:

- Un bulto de tamaño variable[9] en cualquier cuadrante del pecho.

- Este bulto no cambia después de las tomas.

- No produce dolor ni fiebre ni cambios en la piel.

Al final del capítulo tienes una tabla para saber diferenciarlo de otras patologías.

 Información

Los galactoceles son bultos benignos bastante frecuentes durante la lactancia. Su presencia se verifica mediante una ecografía. En ocasiones se sugiere eliminarlos durante la lactancia mediante una punción ecoguiada para eliminar el contenido. En cualquier caso, si no te produce dolor, no interfiere en vuestra lactancia, así que se puede no intervenir y esperar a terminarla.

Cuando sí se realiza la punción durante la lactancia, se puede seguir amamantando y no es necesario esperar horas o desechar la leche. Es probable que salga leche durante varios días o semanas por la zona de la punción, y es importante mantener la higiene de la zona (limpiarla con agua y jabón neutro varias veces al día) y, si cuando amamantas, sale leche, aplica una gasa o empapador.

Mastitis

La mastitis es quizá la inflamación más conocida y temida de la lactancia, pues **puede producirse en cualquier momento**. La literatura científica afirma que suele aparecer habitualmente durante las 12 primeras semanas de lactancia, pero la realidad es que lo hace cuando le da la gana y no siempre tiene por qué ser al inicio de la misma. Y justo cuando ya estás muy relajada y creyendo que lo controlas todo…, zasca, mastitis a la vista.

La mastitis se puede resolver con autocuidado en pocas horas, la clave es detectarla a tiempo.

Consiste en una inflamación de uno o varios cuadrantes de la glándula mamaria

---

[9] Si es un bulto pequeño del tamaño de una alubia y te causa dolor, es probable que sea un ganglio que se ha inflamado. Si has tenido una mastitis recientemente, puede formar parte del proceso. Y en el caso que veas que no desaparece en 1 o 2 semanas, no dejes de contactar con tu ginecóloga para que lo valore.

que, cuando no se frena, puede derivar a una infección que no solo genera dolor en el pecho.

¿Qué se siente?

- Dolor en el pecho, tanto en la toma como fuera de ella.

- Un cuadrante (una zona irregular) del pecho duro.

- La zona afectada está caliente.

- Podrás observar una mancha roja.

Aparte de esto y según las horas que haga que ha empezado, se pueden sumar otros síntomas:

- Malestar general o postración.

- Dolor articular.

- Fiebre alta (más de 38 °C).

- Dolor de cabeza o migraña.

Si han pasado más de 24 horas desde que ha aparecido la fiebre, será necesario empezar un tratamiento antibiótico adecuado, ya que existe el riesgo de que la mastitis se complique y se convierta en un absceso, del que te hablo un poco más adelante.

 Solución

Cuando se produce una mastitis, lo primero que necesitamos hacer es drenar el pecho, sacar la máxima cantidad de leche posible para evitar que las bacterias empiecen a multiplicarse. Sé que da miedo y que te plantees si esto no hará que tengas más leche y empeore la situación. La respuesta es no.

Si hace menos de 24 horas que tienes fiebre o aún no la tienes:

- Drena el pecho cada 2 o 3 horas. Da igual si lo haces con el bebé, a mano o con sacaleches. De hecho, mucho mejor si lo haces con todos ellos.

- Aplica frío en la zona afectada, las hojas de col van genial (te cuento los detalles al final del capítulo).

- Pregunta a tu médico o farmacéutico por un antiinflamatorio compatible con la lactancia.

- Sigue atenta a la evolución. Si cada vez te sientes mejor, la fiebre no aparece o disminuye, y el dolor cuando das el pecho también se reduce…, es muy buena señal.

- Sigue unos días más hasta su completa remisión.

Si hace más de 24 horas desde la aparición o no mejoras dentro de ese mismo tiempo:

> • Sigue con las medidas anteriores. Contacta con tu ginecóloga o comadrona para que valoren la necesidad de pautar un antibiótico adecuado.
>
> • Las guías clínicas del hospital Virgen del Rocío de Sevilla[10] ofrecen información sobre los antibióticos más adecuados en el caso de mastitis aguda.

En el caso de que sufras mastitis de repetición y esto se convierta en una desagradable situación en vuestra lactancia, deberías poder acceder a un cultivo de leche[11] que arrojara luz a la situación y permitiera la remisión total de las mismas. También te diría, por precaución, que te realicen una ecografía en la zona afectada.

Otros tipos de mastitis

Hace años que en España se debate sobre la existencia o no de estas «otras» mastitis, de las que quizá has oído hablar. Algunas veces también se habla de mastalgia para referirse a la misma situación de dolor. Me da un poco igual el nombre que se le ponga y las discusiones que tengamos entre profesionales… Seguramente, si buscas un poco, descubrirás informaciones y opiniones confrontadas. Te cuento un poco cómo se clasifican y qué puedes experimentar si las padeces. El objetivo de todos nosotros debería ser investigar más al respecto y ofrecer soluciones válidas a las madres que se encuentran en dicha situación.

Mastitis subagudas: se ha definido como una alteración en la cantidad total de bacterias de la leche materna, cuando un tipo crece de manera desmedida. Esto produce un colapso de los conductos galactóforos,[12] que se percibe como un dolor agudo muy fuerte que va del pezón hacia las costillas o incluso hacia la espalda.

Mastitis subclínica: también se ha definido como una alteración de la cantidad total de bacterias de la leche materna. En este caso no produce dolor, solo una disminu-

---

[10] https://www.guiaprioam.com/indice/mastitis-y-absceso-mamario-lactacional/

[11] Estamos muy acostumbrados a que otros líquidos y secreciones corporales se analicen, pero la leche materna no tanto. Encontrar un médico que te haga el cultivo puede ser complicado, e incluso a pesar de encontrar alguno, el cultivo puede estar deficientemente realizado o interpretado y aportar escasa o nula información.

[12] Los conductos galactóforos permiten transportar la leche desde las células que producen la leche en el interior de la glándula hacia el pezón.

ción de la producción de leche que, a la vez, se traduce en una disminución de peso del bebé. De esta última existe escasa evidencia científica y por la experiencia acumulada en los últimos dos años y también en LactApp Clinic, nula presentación.

En los últimos años ha existido mucha polémica acerca de estas variedades de mastitis, así que vas a leer o incluso a encontrar posicionamientos a favor o en contra, algo que sin duda puede no facilitarte tomar decisiones acerca de qué hacer. Deberemos seguir trabajando para establecer las causas del dolor al amamantar que aún no sabemos resolver o a las que no podemos darle una explicación.

Y cuelo por aquí una última polémica, ¿la candidiasis del pezón existe? El mismo grupo investigador[13] que puso encima de la mesa la existencia de otro tipo de mastitis también trabajó el tema de la cándida del pezón. Hace unos años se trataba y aún se trata el dolor que hemos descrito anteriormente como candidiasis del pezón, fuera mediante antifúngicos orales o tópicos. Debo decir que desde que hacemos cultivos, no hemos observado la presencia de cándida en la leche de las mujeres, y sí sobrecrecimientos bacterianos desmesurados. Nos queda aún mucho por investigar, y estoy segura de que el futuro nos traerá novedades, pero en este momento esta es la información de que disponemos y así os la transmito.

 Recursos

Si crees que puede ser tu caso, antes que nada lo que toca revisar es:

1. Posición, postura y agarre de tu bebé.

2. La estructura oral del bebé, en especial, la lengua y el paladar.

3. Revisa con una experta una toma completa y el estado del pezón.

4. Si todo es correcto, el siguiente paso sería realizar un cultivo de leche.

5. Con el resultado del cultivo, podrás tomar los antibióticos adecuados para acabar con el dolor.

Puede parecer fácil y no siempre lo es. Hay que admitir que aún nos queda mucho para atender bien a las mujeres que sienten dolor al amamantar y no siempre es fácil encontrar a alguien que nos ayude a encontrar una solución. Y también es complicado dar con laboratorios que realicen de manera adecuada los cultivos de leche.

---

[13] Jiménez, E., R. Arroyo, N. Cárdenas, et al., «Mammary candidiasis: A medical condition without scientific evidence?», *Plos One*, 2017, 12(7), e0181071. doi:10.1371/journal.pone.0181071

Absceso

Esta es quizá la situación más compleja y traumática que puede vivir una madre lactante. El absceso mamario se suele producir después de una actuación tardía en caso de mastitis, tanto por la administración incorrecta de antibióticos adecuados como por su ausencia.

El absceso mamario es una acumulación de pus en algún cuadrante de la glándula mamaria. Suele producirse después de una mastitis y se percibe un bulto de bordes definidos. Este bulto va evolucionando y con él se observan cambios, especialmente en la piel de la mama de esa zona. Según en qué momento esté, el tejido se puede apreciar muy rojo o amoratado, posteriormente la piel se levanta; se aprecia como si fuese una quemadura. Si no se soluciona, el pus retenido puede llegar a abrir la piel y empezar a drenarse solo.

Lo ideal es diagnosticar el absceso a tiempo, lo que permite proteger a la madre con el antibiótico adecuado y, si es posible, realizar una intervención lo menos cruenta posible.

Es necesario eliminar el pus que está retenido, drenar el absceso y según en qué momento se descubra la acumulación, se realiza una punción ecoguiada o una desbridación en quirófano. La desbridación es un proceso en el que es necesario realizar un corte en la piel para extraer el líquido retenido. Como te puedes imaginar, se requiere un largo tiempo para la recuperación total, mientras que la aspiración es mucho más rápida y mucho menos traumática.

Si tienes un absceso mamario, es importante que sigas amamantando hasta que el proceso haya terminado. Es posible que quieras destetar, es perfectamente entendible, pero debes saber que si dejas de amamantar cuando aún te estás curando, se pueden producir otros abscesos en la glándula.

 Solución

Esta es una de las condiciones más complicadas de superar en la lactancia, puesto que en muchas ocasiones es necesaria una intervención quirúrgica.

Como hemos dicho, el absceso es una colección de pus y hay que eliminarlo del cuerpo. Según el momento de maduración y su medida, se podría realizar un tipo de intervención u otra. Las más habituales son principalmente dos:

- El desbridamiento del absceso en quirófano, que es la eliminación mediante una incisión en el pecho del pus.

- La aspiración, donde mediante una aguja ecoguiada se llega a la zona del absceso y se aspira el contenido.

A priori, siempre que sea posible y el volumen y estado del absceso lo permitan, la aspiración es la opción más conservadora y permite mantener la lactancia con más facilidad. Porque esta debe seguir. Si estás pasando por esto, seguramente de lo que menos ganas tienes es de continuarla, y es totalmente comprensible, pero es una mala idea porque no se puede hacer desaparecer la leche y, si esta se queda dentro, puede causar más abscesos. Por eso, la mejor recomendación que te puedo dar es que sigas con la lactancia y si al curar el absceso quieres destetar, lo hagas.

Aquí te indico lo que debes evitar:

1. Que se espere mucho a intervenir. Esto a veces es complicado, ya que es una situación infradiagnosticada. Si el bulto tiene un volumen pequeño y aún no hay daños en la piel, se puede realizar una aspiración, lo que facilita una resolución menos traumática.

2. Si ya es tarde y se tiene que intervenir, es aconsejable que la incisión para el drenaje se haga lo más lejos posible de la areola y el pezón para que la lactancia pueda continuar.

3. Que te venden ni fajen el pecho después de la intervención. Como te he comentado, la lactancia debe seguir al menos unos días.

4. Que se administren las famosas pastillas para cortar la leche o el consejo de no amamantar del pecho afectado. Repito: la lactancia debe seguir.

Si te realizan una intervención por aspiración, puede ocurrir que tengan que repetir el pinchazo hasta eliminar todo el contenido. Cuando se trata de una desbridación, la cosa se complica un poco más, requiere más tiempo y más cuidados:

1. Una vez se ha pasado por quirófano y se ha eliminado todo el pus, te van a colocar un drenaje dentro, un tubo o gasas que van a evitar que la herida se cierre demasiado rápido.

2. Es probable que te cubran la zona, al menos entre curas.

3. Los días siguientes a la intervención se realizarán curas en las que

se sacará el drenaje, se limpiará y se colocará uno nuevo.

4. Una vez ya no salga nada más que leche por la herida, no se colocarán más sondas y sí unos puntos de aproximación (puntos adhesivos).

5. Por la zona de la herida saldrá leche, por lo que puede ser más cómodo que la tapes con una gasa mientras amamantas.

6. La herida puede estar abierta durante bastantes semanas, es un proceso lento de curación que requiere mucha paciencia.

No sé qué es

Al final del capítulo tienes una tabla que te va a permitir diferenciar si se trata de un absceso, de una mastitis, una obstrucción o un galactocele. Como muchas de las afecciones de la mama empiezan de la misma manera, al principio tienen la misma solución. Si desaparecen, pues listos; y si se definen, sabremos de qué se trata. En la mayoría de los casos, lo que puedes sentir es:

- Dolor en el algún punto de la mama, como si te hubieran dado un golpe.

- Dolor en el pezón o en las zonas exteriores de uno o ambos pechos.

El dolor de este último punto, puede corresponder a las molestias de causa hormonal que se perciben con la aparición de la menstruación. Puede ser cíclico, iniciarse con la ovulación y desaparecer una vez menstrúas. Al ser un dolor de tipo hormonal, hay poco que hacer. Hay mujeres que lo experimentan en todas las menstruaciones y otras que solo lo viven en las primeras y con los meses va desapareciendo.

Si experimentas dolor en los pezones y sensación de tener el pecho más «lleno», se mantiene 15 días y has mantenido relaciones sexuales sin protección (tengas o no tengas la menstruación), haz un test de embarazo... por si las moscas.

Y si el dolor es como si te hubieran dado un golpe, ponte manos a la obra y no dejes que avance porque, como dice el refrán, mejor prevenir que curar.

 Solución

Ante este dolor desconocido nos vamos a poner manos a la obra. ¿Qué tienes que hacer? Es fácil:

- Aplica frío en la zona que te molesta.

- Drena el pecho cada 2-3 horas, tanto de día como de noche.

- Consulta a tu médico o farmacéutico qué antiinflamatorio puedes tomar.

Habitualmente, con estas medidas, lo que fuera que estaba enseñando la patita desaparece. De no ser el caso, ya sabes, consulta lo antes posible con tu comadrona o ginecóloga para que te puedan evaluar lo antes posible.

 Soluciones

Cuando esto pasa es porque aún el proceso no está definido, puede ser una obstrucción o una mastitis. Por suerte, sea lo que sea todo pasa por lo mismo.

- Aplica frío en la zona.

- Drena el pecho: colocando al bebé con más frecuencia y con la barbilla dirigida a la zona que te moleste. Si el bebé no quiere mamar puedes extraerte leche con el sacaleches o manual. Lo importante es no dejar de sacarse leche.

- Consulta con tu médico o farmacéutico por un antiinflamatorio compatible con la lactancia.

Habitualmente, si se siguen estas medidas, el dolor suele desaparecer en 24-48 horas; de no ser así o si va a más, no dudes en consultar con tu comadrona.

Dermatitis

Sí, también puede aparecer una dermatitis en el pecho, especialmente al inicio de la lactancia. La dermatitis no es más que una irritación en la piel. En este caso se manifiesta con rojeces y picores en la zona del pecho.

 Recursos

Si has tenido o tienes dermatitis, puede aparecer en el pecho durante la lactancia, pero si no la has tenido nunca, es curioso que aparezca ahora. Si elimina la causa que la ha provocado, se solucionará la dermatitis:

- Los discos de lactancia de plástico de un solo uso.

- Algún sujetador o camiseta que no hayas lavado antes de usar.

- Cambios en los jabones o suavizantes.

- Uso de ciertas copas de sacaleches.

Revisa si pudiera ser alguna de estas causas e intenta eliminarla. Si sigue persistiendo, consulta con el dermatólogo para que pueda averiguar qué lo está causando.

Eczema

Los eczemas son una condición curiosa en la lactancia. Se manifiestan en los pezones y en la areola y producen descamación y heridas, ya que la piel queda debilitada. Es una situación que experimentan bastantes mujeres, pero no durante los primeros meses. La tendencia general es que los eczemas aparezcan a partir de los 6 meses de lactancia, incluso con niños más mayores. Como se produce en lactancias que ya hace unos meses o años que están en curso, algunos sanitarios ven apropiado sugerir el destete como medida para solucionar el eczema. Evidentemente, si crees que ha llegado el momento de destetar, adelante, pero si no es el caso y lo que quieres es solucionarlo, ¡a por ello!

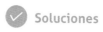 Soluciones

Lo ideal sería contactar lo antes posible con un dermatólogo. El eczema del pezón se puede confundir con la enfermedad de Paget, un tipo de cáncer que aparece en la areola y el pezón. Por tanto, lo primero sería que revisen y verifiquen que se trata de un eczema.

En estos casos, cuando aparece, se suelen aplicar remedios que se usan, también de manera inadecuada, para las grietas: lanolina, aceite de oliva, la propia leche, antifúngicos... y, evidentemente, nada de esto funciona y las lesiones cada vez van a más.

El dermatólogo, una vez haya detectado que se trata de un eczema, te pautará una crema con corticoides durante unos días (no es necesario retirarlos antes de amamantar) y, posteriormente, aplicar varias veces durante bastantes días una crema con un alto poder hidratante. No es necesario que la retires: masajea la crema muy a fondo para que se absorba antes de que el bebé mame.

Los eczemas no son fáciles y reaparecen con mucha facilidad, por lo que hay que aplicar los tratamientos con rigurosidad.

Coágulos de sangre o de leche

En la cara del pezón están los poros que permiten que la leche salga del pecho. Si pensamos en su diámetro, estaremos de acuerdo en que es minúsculo, similar al de un cabello (unos 4 o 5 milímetros). Cuando la leche sale a chorro, podemos ver cómo fluye ese hilo y pensamos que eso es lo único que puede salir del pecho. Por eso, una de las cosas que más perpleja te pueden dejar es ver cómo sale un coágulo de leche o de sangre por el pezón. ¡Parece imposible entender por dónde ha salido algo tan grande!

Tanto uno como otro tienen una consistencia similar a la gelatina y se relaciona su aparición con las mastitis, obstrucciones o inflamaciones de los conductos por traumatismos.

 Soluciones

Se puede tratar de una situación aislada; por ejemplo, que en el momento de realizar la extracción de leche encuentres uno de estos coágulos en el recipiente en el que la estás guardando o que directamente lo veas salir por la cara del pezón. Genera un poco de malestar, pero no es grave. Si se produce de manera aislada, no tiene más importancia. Si ves que es algo repetitivo, es importante revisar qué está pasando. No suele ser nada preocupante, solo procesos relacionados con la lactancia.

Tengo un «grano» inflamado en la areola

Lo que sientes es muy probable que sea un corpúsculo areolar infectado. Encontramos estas pequeñas protuberancias en la areola,

cuya función es lubricar y proteger el pezón. Cuando uno de ello se infecta, el proceso es el mismo que puedes experimentar con cualquier otro granito que te salga en cualquier parte del cuerpo, con la diferencia de que la areola está llena de terminaciones nerviosas y el dolor puede ser mayor. Suelen aparecer cuando nuestros hijos crecen y empiezan a gatear, andar y a tocarlo todo. Es fácil que nos arañen o que nos hagan una pequeña herida en la areola con los dientes. Si estos se sitúan sobre el corpúsculo, se puede infectar, se inflama, está caliente, late y, después de unos días, aparecerá un poco de pus. Según el momento en el que se encuentre, solo vas a poder esperar a que «madure» un poco más para poder curarlo.

 Soluciones

Este es uno de los pocos casos en que sí es adecuado aplicar calor local en el corpúsculo areolar que te molesta. Es posible que, si aún está poco maduro, debas esperar unos días hasta que se abra. Cuando salga pus, limpia la zona varias veces al día con agua y jabón neutro. Hay que hacerlo repetidas veces hasta eliminar todos los restos que vayan saliendo del corpúsculo infectado. Es muy raro que este proceso se complique o se produzcan fístulas (saldría leche), y normalmente se soluciona en una semana o semana y media. Si no es así y no mejora a pesar de limpiar la zona, consulta con tu comadrona.

Cómo conseguir que no muerda

La «etapa caníbal», que se produce aproximadamente entre los 7-12 meses, es toda una aventura. ¡Ojo! No todos los bebés la experimentan, pero cuando tienen dientes, aunque sea por un descuido, un minimordisco te puedes llevar. Lo normal es que no tenga más importancia, aparte del dolor y el sustazo que te llevas, y dejan de hacerlo a los pocos días.

Parece que otros bebés lo encuentran divertido y cuesta más que cesen esta molesta conducta. Sin duda, nosotras queremos que lo dejen lo antes posible, solo que a veces no sabemos cómo conseguirlo. Y es que si vives en el terror de una dentellada, la lactancia pasa de ser algo natural a un gesto totalmente medido.

 Soluciones

Sin duda, esta es una etapa que debe acabar. La lactancia con dolor no es sostenible y con miedo a que te caiga en un mordisco, menos. Por ello, lo primero que debes valorar es si los mordiscos son o no intencionados, ¿en qué momento y con qué actitud te muerde?

1. Mientras duerme.

2. Está despierto y me mira.

3. Está despierto y no me mira.

Vamos por partes, primero por las noches. Cuando nos estamos durmiendo, la respiración se ralentiza, disminuye la presión arterial y todos nuestros músculos se relajan, y entre los estados de vigilia y sueño se producen las llamadas sacudidas hípnicas. Seguro que lo has experimentado, o incluso has soñado que te caías y te has despertado sobresaltada. Estos sobresaltos, que también sufren los bebés, hacen que cierren la boca. Y claro, muerden. Estos mordiscos son involuntarios y muchas veces complicados de evitar, porque es probable que también te quedes dormida, al menos las primeras veces que os pase, y sea difícil de controlar.

· Intenta no dormirte antes que tu bebé y mantente atenta a su sueño. Si ves que se va durmiendo, relajando y soltando la teta (o solo se agarra de la punta del pezón), no dudes en intentar sacarle la teta de la boca. Si se despierta y pide otra vez el pecho, vuelve a empezar la toma, con un agarre «de libro» y la boca muy abierta.

- Si te duermes y sientes que no controlas el momento, puedes poner tu dedo en la boca del bebé mientras mama. Si cierra la boca y se duerme, te pillará el dedo, que duele, pero menos que el pezón.

- Si tu bebé es más mayor, puede funcionar (puede) que le des un rato el pecho y, cuando veas que se empieza a dormir, guardes la teta y le ayudes a dormir sin ella. Dependiendo de la etapa en la que esté, es posible que acepte dormirse sin la teta en la boca.

Cuando están despiertos y muerden, es un poco más complicado. Lo primero que debes determinar es si ha sido o no queriendo, es decir, si ha sido fruto de un despiste o había una intencionalidad concreta. Aquí van unas pistas que te pueden ayudar:

- ¿Es la primera vez que te muerde? (Si lo es, podría no repetirse). Si la respuesta es no, sigue leyendo.

- Cuando te muerde, ¿te mira con cara pícara y esperando una respuesta por tu parte? Si la respuesta es sí, sigue leyendo.

- ¿Se llega a reír o tú te ríes (aunque sea con la lagrimilla cayendo)? Si la respuesta es sí..., hay que parar este festival de mordiscos.

Y ¿cómo hacerlo?

Bueno, lo primero es intentar quitarse el miedo de encima y valorar la situación con calma. En esta etapa algunas mujeres realizan un destete aprovechando la situación. Debes valorar qué hacer. Si quieres seguir y que deje de morder, te propongo cosas que puedes intentar:

1. Intenta que no esté ni muy nervioso ni demasiado hambriento al iniciar la toma.

2. Si le están saliendo los dientes, ofrece un mordedor o un alimento adecuado y seguro para la edad que tenga, en el que pueda descargar la energía.

3. Prepara un objeto «nuevo» para poder compartir y observar durante la toma. No se lo muestres hasta iniciarla.

4. Para la toma, colocaos lo más «de libro» que os sea posible. Nada de darle el pecho de pie o en cualquiera de las posiciones que hacen a partir de cierta edad. Debéis estar muy pegados, y debe tener la boca muy abierta.

5. Empieza la toma manteniendo contacto visual con tu hijo, no te distraigas porque puede caer el mordisco. Algunos bebés muerden para llamar la atención o recordarte que están en el pecho.

6. Si ves que se inquieta un poco, se mueve o está pendiente de otras cosas, focaliza su atención al objeto que vas a tener preparado (hay que ir variando, porque si repites no tendrá el más mínimo interés).

7. Habla del objeto o de cualquier cosa. Lo que intentamos es que el bebé esté pendiente de ti.

8. Si ves que se distrae, que no succiona o parece que no hace nada, saca la teta de su boca y valora su reacción.

9. Si se conforma, genial, mejor tomas breves y frecuentes; si no se conforma, empezamos de nuevo.

Si a pesar de todo esto, se escapa un mordisco, te propongo estas ideas:

- Intenta no chillar, llorar, ser brusca y menos reírte.

- Si tiene la teta en la boca, se la sacas usando tu dedo para romper el vacío.

- Le recuerdas con el tono más neutro que puedas que si muerde, no le vas a dar la teta.

- Si tienes la necesidad de alejarte, le dejas en un sitio seguro en el que no se pueda hacer daño y sales de la habitación para llorar, chillar o lo que te haga falta.

Es probable que el bebé llore o proteste; si alguien le puede acompañar en ese momento, mejor; si no hay nadie, intenta darte un respiro y volver con él o con ella. Si no quieres, no es necesario que le ofrezcas el pecho inmediatamente. Ya no es un recién nacido y puede esperar, a pesar de que le pueda resultar frustrante.

Cuando te veas con ganas, repite los pasos anteriores. No suele funcionar a la primera y puede requerir un tiempo para reencaminar la situación.

En niños más mayores, a partir de los 14-17 meses, cuando los mordiscos se producen por estar inquietos y succionar de cualquier manera, o por el roce sobre el pecho producido por los incisivos, jugar a ser un león suele ser efectivo. La idea es que al mamar abran más la boca y en el momento que se les pide, para ello:

> 1. Durante unos días os va a tocar buscar cualquier cosa relacionada con los leones: cuentos, vídeos, películas…, prestando atención a los que tengan la boca abierta.
>
> 2. Después, se tratará de jugar a ser un león y abrir mucho la boca, de manera que cuando le digas «hacemos el león», abrís los dos mucho la boca.
>
> 3. Tiene que interiorizarlo, de manera que sepa reaccionar a la petición como un juego.

> 4. Una vez aprendido, cuando esté en la teta, le podrás decir que abra la boca como un león.

Con este juego, suele mejorar el agarre y el problemilla se soluciona.

Cómo cerrar una herida por mordisco

Una vez te muerden, algo que se puede complicar, aparte de conseguir que dejen de hacerlo, es cerrar la herida. Suelen ser muy pequeñas, de pocos milímetros, pero algo profundas. Al estar en contacto con su boca, donde ya no solo meten una teta, sino también alimentos, juguetes, tierra, la comida del perro… o cualquier cosa que encuentren en el suelo, puede provocar que estas heridas se infecten con mucha facilidad. Además, como las tapamos con el sujetador y se mantienen calientes por la temperatura de nuestro cuerpo, es un caldo de cultivo ideal para que se infecten y no se cierren de ninguna manera. A veces la única solución que dan es dejar la lactancia, pero nada más lejos de la realidad, solo hay que curar la herida.

Solución

Primero, mucha higiene varias veces al día para favorecer que no se infecte y se cierre lo antes posible.

- Si acaba de morder, la herida estará limpia, con lo que solo hay que aplicar un poco de jabón, frotar la zona y limpiar con bastante agua. Importante, secar la zona a toquecitos con toallas de papel o papel de manos.

- Si la herida es de hace unos días, la notas caliente, te duele o late, hay que hacer una limpieza más profunda, y aviso que duele. Intenta limpiarla a fondo la herida y por dentro. Al ser tan pequeña es posible que tengas que comprimirla para que salgan todos los restos que pueda contener. Repite la operación 2-3 veces el mismo día. Después, si ves que va a mejor, ya no es necesario que comprimas la zona, solo con una limpieza superficial es suficiente.

- En ambos casos, si la herida en 4-5 días no mejora, hay que consultar con tu centro de salud para que te pauten una crema antibacteriana tópica.

- Si hace semanas que tienes la herida y no se cierra, es posible que esté infectada. Si no has realizado la limpieza a fondo comprimiendo la herida, sigue esta medida. Si a pesar de hacerlo, o a pesar de usar la crema antibiótica tópica que te hayan pautado no mejoras, es probable que tengas que recurrir a un antibiótico oral.

Lo habitual es que si la pillas a tiempo, justo cuando la ha causado, se cierre mucho más rápido. Y ya te digo que aplicar productos como lanolina, aceite o incluso tu leche... no es la solución y puede retrasar la curación.

FALTA DE LECHE

Real o percepción

El miedo a no tener leche o no tener suficiente diría que es algo que llevamos en nuestro ADN como mujeres. Hay un gen por ahí que hace que casi todas tengamos miedo a no tener suficiente leche para su bebé. Este gen se activa a veces durante el embarazo y otras veces cuando ya estamos lactando. Y en ocasiones, a pesar de que nuestro pequeño sea el retrato en miniatura de un pequeño buda feliz, seguimos con el miedo a no tener leche suficiente. Muchas veces no existe ninguna patología o situación que provoque la baja producción e incluso el bebé va creciendo y engordando de manera adecuada. Entonces ¿qué nos pasa? Pues que muchas veces lo que nos fallan son las expectativas. Expectativas *versus* realidad hacen nacer aflorar los miedos más escondidos en nuestro cerebro. Y es que los bebés, en especial el primero, no se comportan como esperamos. No estamos preparadas para que no mamen cada 3 horas, para que no duerman seguido más de 1 hora, quieran estar siempre sobre nosotras y que lloren. ¡Porque los bebés lloran y no siempre es de hambre! Pero es que, además, los bebés se suelen consolar en el pecho; les pase lo que les pase, la teta es para ellos una solución mágica.

Con todo esto, las dudas empiezan a asomar y sembrar una sombra muy negra sobre nuestra lactancia.

 Recursos

La hipogalactia existe, pero existe mucho más la percepción de que tenemos poca leche. La lactancia es un acto de fe, de confianza en nuestro cuerpo y en las capacidades del bebé. Entonces ¿cómo saber que todo va bien? Si tienes dudas, busca a una experta en lactancia que os pueda valorar. La atención personalizada y cercana es clave para ir aumentando tu seguridad. Aspectos que te pueden ayudar a saber qué tal va todo:

1. En recién nacidos: la pérdida de peso no debe superar el 10 %.

2. A los 3 días ha dejado de perder peso y al quinto empieza a ganar.

3. A los 15 días o antes ha recuperado el peso del nacimiento.

4. A partir de recuperar el peso del nacimiento, tu bebé gana peso de manera adecuada para su edad (al final del capítulo encontrarás una tabla).

5. El peso y la talla están en percentiles similares. El percentil de talla es más alto que el de peso.

6. Entre los 4 y los 6 meses dobla el peso del nacimiento.

Y, por supuesto, que un bebé no aumente de peso no implica que no tengas leche. También se debe valorar:

- Que el agarre sea adecuado.

- Que el bebé haga las tomas necesarias (de 8 a 12 en 24 horas).

- Que la transferencia de leche sea efectiva.

- Que el bebé no esté enfermo o tenga alguna patología.

De las dos primeras te ofrezco más información al final del capítulo. Para revisar al bebé, lo más adecuado es acudir al pediatra que lo revise.

Si todo lo anterior es correcto, empezaremos a investigar las posibles causas de baja producción.

Todas las mujeres tienen leche

Sí y no. Me explico. Todas las mujeres (o casi en su totalidad) pueden producir leche. Lo que es variable es la cantidad. Cuando el suministro de leche es insuficiente para mantener una lactancia materna exclusiva, lo llamamos hipogalactia. Leche hay, pero quizá no toda la necesaria.

Durante muchos años se dijo que todas las mujeres tenían leche y que, si no la tenían, era un problema de expectativas (del que hemos hablado antes), que no se esforzaban bastante o que realmente no lo deseaban. Quiero dejar claro que no existe justificación alguna para que una mujer reciba esta clase de comentarios por parte de nadie.

A pesar de que aún hay muy poca evidencia, sabemos que sí hay mujeres que no tienen leche suficiente para mantener una lactancia materna exclusiva durante los primeros meses. Y es que, de la misma manera que hay personas con problemas en alguno de sus órganos que comprometen su funcionamiento, lo mismo pasa con la glándula mamaria. Aún sabemos poco de las causas de la baja producción de leche porque es un tema muy complejo, y también hay que saber que esto no siempre es por problemas de la madre, puede ser por dificultades orales del bebé o por una técnica de lactancia que se pueda mejorar.

Podemos hablar de tres tipos distintos de hipogalactia:

- **Hipogalactia preglandular**: relacionada con condiciones hormonales que pueden alterar la producción de leche.

- **Hipogalactia glandular**: relacionada con la estructura de la glándula mamaria.

- **Hipogalactia postglandular**: relacionada con la técnica de lactancia o las interferencias causadas en la lactancia.

 Ideas

Una vez revisadas las causas relacionadas con el bebé y con la técnica de lactancia, debemos ir a aquellas relacionadas con una posible condición o enfermedad de la madre.

Abordaremos, una a una, las situaciones más habituales que pueden causar una baja producción de leche. Algunas veces te reconocerás en ellas, en otras deberás investigar si pudiera ser esa la causa. Me gustaría recalcar que tener una baja producción de leche no tiene nada que ver con los deseos o con las ganas que le pongas a la lactancia. Basta ya de menospreciar a las mujeres y lo que hacen o dejan hacer en esta etapa. Culpar a una mujer de que no quiere o que no le pone suficiente esfuerzo, no hará que consiga tener más leche.

Situaciones hormonales

La lactancia funciona gracias a una delicada partitura hormonal. Siempre hablamos de las tres famosas hormonas: oxitocina, prolactina y FIL (el Factor Inhibidor de la Lactancia), pero la realidad es que hay muchas otras que intervienen en la producción y el mantenimiento de la producción de leche. Todas ellas funcionan como una gran orquesta, cada una en su puesto, realizando una función específica. Si cualquiera de estas hormonas se altera, la orquesta desafina, lo que se traduce en que la partitura suene mal. En el caso de la lactancia, cuando una hormona queda alterada, puede producir cambios en la producción de leche.

Los procesos más habituales que alteran la producción son:

- Patología tiroidea no controlada o mujeres a las que se les suspende el tratamiento justo después dar a luz.

- SOP (Síndrome de Ovario Poliquístico).

- Insuficiencia luteínica.

- Quistes ováricos teca-luteínicos gestacionales.

- Resistencia insulínica.

- Deficiencia congénita de prolactina.

- Anticonceptivos hormonales combinados.

- Haber tomado durante años medicaciones inhibidoras de la prolactina.

- El consumo de grandes cantidades de alcohol o tabaco.

- Y seguramente muchos más procesos que no conocemos.

Pero el problema es más complejo que lo que puede estar pasando «ahora». La glándula evoluciona y crece a partir de la madurez y también puede verse afectada según los cambios que se produzcan en el organismo. Por tanto, existen factores que pueden alterar su funcionamiento.

A esto hay que sumar otros procesos que retardan el inicio de la producción de leche, y en los que se va a requerir unos días más de lo habitual (más de 72 horas) para que esta suba:

> • Retención de la placenta (para que se solucione, se deben extraer los restos de placenta o membranas retenidos).
>
> • Obesidad.
>
> • Anemia posparto o hemorragia severa que hace necesaria una transfusión de sangre.
>
> • Por experiencias de estrés o miedo vividas durante el proceso del nacimiento del bebé.

 Recursos

Evaluar una posible hipogalactia es un proceso complejo que requiere tiempo y el acompañamiento de una experta en lactancia. A veces también está relacionada con situaciones específicas del bebé o con la técnica de lactancia materna.

Algunas de estas causas hormonales las podemos reencaminar, otras no. Si te detectan una patología tiroidea antes o durante el embarazo, es clave que se te haga un seguimiento posterior al nacimiento de tu bebé y que la medicación que hayas tomado durante el embarazo no te sea retirada de manera inmediata, ya que puede complicar el proceso en el inicio de la producción de leche.

Si padeces SOP[14] o resistencia insulínica y has tenido dificultades para quedarte embarazada, es probable que te hayan tratado con una medicación durante el embarazo. Puede ser clave seguir con ella durante la lactancia, puesto que es totalmente compatible y sabemos que facilita el establecimiento y mantenimiento de la producción de leche.

Repito, no siempre es posible revertir un proceso de hipogalactia, pero si tienes ganas de intentarlo, busca a una experta en el tema que te pueda acompañar, valorar e intentar buscar una solución. También te diría que siempre vamos a encontrar la causa, pero es de gran alivio entender que tú no has fallado en nada, y que se ha producido una situación que no podías controlar y que ha sido la causante de la baja producción de leche.

[14] Marasco, L., C. Marmet, E. Shell, «Polycystic Ovary Syndrome: A Connection to Insufficient Milk Supply?», *Journal of Human Lactation*, 2000, 16(2), pp. 143-148. doi:10.1177/089033440001600211

Pecho hipoplásico o tubular

Cuando imaginamos un pecho, lo habitual es que en nuestra mente se dibuje uno simétrico, redondo en la parte inferior y con más o menos volumen. Este es el tipo de pecho que la publicidad, los medios y la industria del cine y el entretenimiento nos ha inculcado como prototipo: un pecho estéticamente adecuado.

La realidad es que, de la misma manera que cada una tiene una nariz diferente, el pecho de cada mujer varía de manera considerable: color, volumen, medida de la areola, forma del pezón, direccionalidad del pezón, asimetría entre ambos pechos... Mayoritariamente, todos sirven para amamantar y van a producir leche cuando toque. Pero hay un tanto por ciento de mujeres que tienen un pecho con una forma especial; le llamamos pecho hipoplásico o tubular.

Este tipo de pecho tiene una forma característica que hace que muchas veces las mujeres se sientan acomplejadas.

¿Cómo es?

- Puede tener una forma como de tubo o triangular.

- Las areolas pueden ser prominentes.

- Los dos pechos pueden tener un aspecto o unas medidas muy diferentes.

- El espacio entre los dos pechos (el canalillo) es muy amplio.

- Se observa poco tejido mamario en alguna zona del pecho.

Este tipo de pecho no ha tenido un crecimiento normativo y se forma a partir de la adolescencia con esta forma peculiar, que le otorga menos tejido mamario. Por tanto, existirá una limitación en la producción de leche. No es que no puedas dar de mamar, es que puedes tener dificultades en mantener una lactancia materna exclusiva durante los primeros meses de vida del bebé.

Muchas veces se puede confundir con un pecho no estéticamente adecuado, es decir, no tan hemisférico y quizá un poco caído. Siempre que tengas la duda de si tu pecho es hipoplásico o tubular será interesante que lo ratifique una experta en lactancia.

 Recursos

Si te confirman que tu pecho es de este tipo, te propongo recursos e ideas para optimizar la producción de leche.

- Si acabas de dar a luz, aparte de poner al bebé en el pecho, intenta usar el sacaleches todas las veces al día que puedas, pero poco rato.

- Realiza compresión mamaria cuando el bebé mama.

- Consulta con tu ginecólogo el uso de un galactogogo farmacológico.

- Valora, al menos en algunas tomas, el uso de un relactador.[15]

Si ya estás dando el pecho y te confirman que es hipoplásico, busca el consejo de tu comadrona:

- Según esté progresando el aumento de peso de tu bebé, es probable que se deba iniciar un proceso de suplementación con tu leche o con leche artificial.

- Una medida, agotadora, hay que decirlo, para valorar la capacidad de la glándula mamaria es realizar una extracción poderosa (te cuento más al final del capítulo).

- Según el resultado de este proceso de extracción poderosa, consulta con tu ginecólogo el uso de un galactogogo farmacológico.

Esta es una situación que a veces se arrastra durante meses y que genera mucha frustración y culpabilidad. La primera lactancia puede ser complicada, a veces termina de manera abrupta al iniciar la suplementación con leche de fórmula o puede mantenerse con una lactancia mixta. Lo que sabemos es que en cada embarazo el tejido mamario crece un poco más, y en ocasiones en la segunda o tercera lactancia, si se produce, se puede conseguir una lactancia materna exclusiva.

Intervenciones en la glándula mamaria

Podemos distinguir entre mastopexias y mamoplastias. Una **mastopexia** es la intervención que permite elevar el pecho y recolocarlo. Las **mamoplastias** pueden ser de aumento o disminución del volumen del pecho. En muchas ocasiones, cuando una mujer se realiza una de estas intervenciones aún es muy joven o ni se plantea una futura lactancia. También hay mujeres que sí se lo plantean, y las respuestas que suelen recibir les pueden hacer pensar que, llegado el momento, no van a tener ningún problema.

Cualquier intervención que implique desplazar de lugar pezón y areola o aquellas realizada por la areola puede compro-

---

[15] El relactador, es un método de suplementación compuesto por un recipiente y dos sondas muy finas que permiten ofrecer, mientras el bebé mama, la leche materna o artificial que requiera.

meter una futura lactancia. ¿Por qué? Pues porque la areola es una zona llena de terminaciones nerviosas sensitivas. Y es que la succión del bebé es la encargada de informar a la hipófisis, una pequeña zona del cerebro, que debe fabricar leche. ¡Imagina que solo mediante la succión o el tacto ya se activa! Además, en muchas de estas intervenciones, se cortan conductos o, en caso de las mamoplastias de reducción, además de grasa de la glándula también se puede eliminar parte del tejido mamario. La sección de los conductos quizá es la parte que *a priori* nos puede generar más miedo (si los conductos están cortados, ¿dónde va la leche? ¿Va a poder salir o se va a quedar dentro de la glándula?) y la que mejor se resuelve, puesto que los conductos tienen la capacidad de recanalizar y buscar la salida en el pezón. Así pues, a medida que pase el tiempo, el corte de los conductos dejará de ser un problema, pero ¿y lo demás?

La sensibilidad que queda en el pecho después de la intervención es un detalle a tener muy en cuenta. Es altamente probable que tengas un cuadrante o varios del pecho que hayan perdido la sensibilidad. Las mujeres suelen explicar que sienten esa zona como si fuera un corcho, e incluso algunas relatan que hay partes que les molestan, que sienten tirones o dolor. Por ello es importante que, si te has sometido a algún tipo de intervención en la glándula, consultes a una experta en lactancia. Esto no significa que no puedas amamantar, pero puede implicar que necesites realizar una lactancia mixta. Tampoco predispone un mayor riesgo de mastitis o de infección en la glándula mamaria.

Otro miedo habitual es que algún componente de la prótesis pueda pasar a la leche y la contamine. Los valores de silicio (una de las moléculas de la silicona) en la leche materna en las mujeres que llevan prótesis y en las que no son similares, y si se produjera una rotura de las prótesis, como ocurrió hace unos años a causa de unas prótesis defectuosas,[16] el peso de la molécula[17] es tan alto que no puede llegar a la leche.

 A tener en cuenta

Que hayas tenido una intervención en el pecho no significa que no puedas amamantar. Puede implicar ciertas dificultades para mantener una lactancia exclusiva y la necesidad de un acompañamiento cercano, especialmente

---

[16] https://www.aemps.gob.es/informa/notasInformativas/productosSanitarios/seguridad/2013/NI-PS_18-2013-poly-implant.htm

[17] Toda sustancia tiene un peso, al que se le llama peso molecular, que puede ser más o menos alto. Cuanto más pesa esta molécula, más difícil le será llegar al plasma de la leche materna. Cuando una molécula pesa más de 1.000 dalton le va a ser casi imposible atravesar la barrera de los alvéolos y llegar a la leche. En este caso, el peso de la molécula de silicona se sitúa entre los 21.000-450.000 dalton. Más información en: http://www.e-lactancia.org/breastfeeding/breast-prosthesis/synonym/

los primeros días de vida del bebé, para poder detectar si se produce alguna dificultad.

En las intervenciones de aumento mamario debemos tener en cuenta tres aspectos:

- Por dónde se ha realizado la incisión.

- Cómo era el pecho antes de la intervención (lee en este mismo capítulo un poco más arriba sobre el pecho tubular o hipoplásico).

- Si existen o no problemas de sensibilidad en la mama.

En las intervenciones de reducción y mastopexias, debemos revisar los siguientes aspectos:

- Si existe insensibilidad en la zona de la areola o en algún cuadrante del pecho.

- Si el pezón y la areola se contraen al ser estimulados.

- Cómo era el pecho antes de la intervención.

- Si ha sido una mastoplastia de reducción, revisar en el informe médico qué cantidad de tejido mamario ha sido extraído.

La lactancia debería empezar con normalidad y, como hemos comentado, tan solo hay que estar atentos a la evolución del bebé, ver si no pierde más del 10 % de peso y si todo parece estar en orden.

EXCESO DE LECHE (HIPERGALACTIA)

Cuándo podemos pensar que existe una hiperproducción de leche

Al inicio de la lactancia, las primeras semanas y meses es habitual que la producción no esté regulada y exista una hiperproducción. Es normal y poco a poco se regulará. Pero ¿qué pasa si no es el caso?

A partir de los 3 meses aproximadamente se considera que la producción de leche debería estar regulada, y si el bebé mama de manera constante y no hay ningún problema, no vas a tener ninguna molestia en los pechos. Si más o menos a partir de este momento sigues siempre con el pecho a reventar, si por más que lo ofreces, a las pocas horas vuelve a estar al máximo, si te causa dolor, reflejo de eyección hiperactivo con las consiguientes molestias para el bebé, podríamos decir que existe un exceso de producción de leche que, lejos de ser un chollo, puede convertirse en una auténtica pesadilla.

Las causas por las que se produce pueden ser diversas:

- SOP (Síndrome de Ovario Poliquístico), lo habitual es que exista una producción normal o insuficiente, pero también se puede presentar una hiperproducción.

- Predisposición congénita.

- Exceso de prolactina (hiperprolactinemia).

- Consumo de ciertos fármacos.

- También es habitual que, en el caso de que el bebé tenga un frenillo de la lengua corto, se produzca un mal drenaje y, en consecuencia, una baja producción de leche. En algunos casos, la glándula, al no entender la estimulación que realiza el bebé, produce un exceso de leche por si acaso hace falta más.

- Información incorrecta del manejo de la lactancia: a muchas mujeres se les explica que es necesario que se ex-

traigan leche al terminar la toma, lo que produce una hiperestimulación.

- (...)

Algunas de estas situaciones las vamos a poder resolver al modificar lo que las está causando: dejar de extraer leche al terminar la toma, buscar opciones para resolver el frenillo lingual corto, dejar de consumir fármacos que aumenten la producción (si es posible, puesto que estos a veces no se usan para aumentar la producción de leche sino para diversas patologías en las que pueden ser necesarios)... Para las demás situaciones puede ser necesario disminuir la producción de leche de otras formas.

 Soluciones

Normalizar la producción de leche es algo necesario para casi todas las madres porque produce muchas molestias, tanto a la madre como al bebé. Aquí te anoto las principales:

- Dolor constante en el pecho.

- Pérdidas de leche continuas.

- Obstrucciones o mastitis por la imposibilidad de drenar el pecho.

- Reflejo hiperactivo de eyección de leche.[18]

- Atragantamiento del bebé.

- Agarre superficial para intentar controlar el flujo de leche.

- Incapacidad para mantener el agarre de manera constante.

- Rechazo del pecho.

Es necesario intentar regular el flujo de leche si estas molestias se producen con asiduidad. Si tienes hiperproducción, pero no te causa molestias o las puedes controlar, no sería necesario que modificaras nada. Si presentas estas dificultades, es importante que contactes con tu comadrona o ginecóloga para elegir juntas la mejor opción en vuestro caso. En la siguiente tabla tienes algunas medidas que se han propuesto de manera tradicional, o con base científica, para conseguir hacer disminuir la producción de leche cuando es excesiva.

PRODUCTO O ACTUACIÓN	DESCRIPCIÓN	A TENER EN CUENTA
Vitamina B6	A pesar de que no existe evidencia, una opción que podemos intentar si tenemos tiempo es empezar la suplementación con un extra de vitamina B6.	Consulta con la comadrona o ginecóloga la cantidad adecuada.
Infusiones de salvia	Infusionar una cucharadita, en una taza de agua y tomar 3 veces al día.	No aumentar la cantidad recomendada de salvia. Si no funciona, buscar otra opción.
Anticonceptivos orales	Los anticonceptivos con gestágenos y progestágenos pueden disminuir la producción de leche. Debes pactar con tu ginecóloga la mejor opción en vuestra situación.	Si te encuentras en las 6 primeras semanas después del nacimiento de tu bebé, esta no es una opción adecuada.
Agonistas de los receptores de dopamina	Los fármacos que habitualmente se usan para «cortar» la producción de leche, pueden también ayudar a disminuir su producción.	Es necesario que una experta en lactancia (comadrona o ginecóloga) te acompañe en el proceso.

[18] El reflejo hiperactivo de eyección se puede producir sin que exista una hiperproducción. No vas a experimentar dolor en el pecho, pero el bebé puede estar muy incómodo.

PRODUCTO O ACTUACIÓN	DESCRIPCIÓN	A TENER EN CUENTA
Lactancia en bloque	El primer paso para empezar una sesión de lactancia en bloque es un «vaciado» total de ambos pechos, primero con el bebé y después, a poder ser, con un sacaleches eléctrico doble. La idea es que alimentes a tu bebé entre 3 y 6 horas (a medida que pasan los días pueden ser más, llegando hasta las 10-12 horas) de un solo pecho. En vez de ir cambiando de pecho en cada toma, nos centramos en uno solo, de manera que se «vacíe» lo máximo posible. Cabe señalar que en ocasiones tan solo con el primer paso de «vaciado» total se puede conseguir una regulación en la producción de leche y no será necesario hacer nada más.	Es necesario tener mucho cuidado para evitar la aparición de obstrucciones o mastitis durante la realización de este proceso.

En ocasiones, si no es posible controlar la hiperproducción de leche, hay madres que optan por el destete, desesperadas por esta situación incontrolable que las hace sentir como fuentes de leche y les produce mucha incomodidad y, en casos extremos, mucho dolor.

Reflejo hiperactivo de eyección

Cabe la posibilidad de que no padezcas una hiperproducción de leche que te cause molestias, pero sí a tu bebé a la hora de mamar. No suele darse después de los 3 meses, pero en ocasiones se puede mantener toda la lactancia.

Lo que observamos es que el proceso de eyección se produce de manera abrupta, como la apertura de una presa de agua. La leche sale sin cesar y cuando el bebé se aparta del pecho, sale sola, como una fuente, y es muy difícil pararla. Y claro, especialmente las primeras semanas, cuando el bebé aún está afianzando los procesos de succión y deglución, se puede sentir tan incómodo que se niega a mamar o solo lo hace cuando está muy relajado y adormilado y casi de manera automática.

 Información

En la lactancia no nos interesa nada que el bebé rechace el pecho, o que incluso se niegue a mamar. Por ello, hay que estar atentas e intentar facilitarle la alimentación para evitar que llegue a frustrarse:

1. La primera opción es dejar que el bebé empiece a succionar. Al notar el reflejo de eyección, lo apartamos del pecho y dejamos que la leche fluya. Puedes recogerla

en un vaso o cualquier otro recipiente para poder guardarla si lo deseas.

2. La segunda opción, que puede ir de la mano de la primera, es amamantar tendida con el bebé encima o con la cabeza por encima de su trasero, para que la leche vaya en contra de la gravedad y, por tanto, salga más despacio y le sea más fácil controlar la deglución.

3. Si nada parece funcionar, puedes intentar usar una pezonera. Es importante que sea de la talla adecuada para la medida de tu pezón para que no te cause dolor. Es cierto que este suele ser un elemento que cualquier madre quiere eliminar de su día a día, pero en este caso puede marcar la diferencia y permitir que vuestra lactancia siga adelante, pues retiene la leche en el capuchón y el bebé la puede deglutir con más facilidad de esta manera.

En el caso de que el reflejo hiperactivo vaya de la mano de una hiperproducción de leche es probable que tengas que combinar estos métodos con los explicados anteriormente para la hiperproducción.

ALIMENTACIÓN

Tengo mucha hambre

No es nada raro que se te haya despertado un hambre atroz de lo que sea cuando sea: comer y volver a tener hambre. Eso sí, es posible que te cueste encontrar tiempo para prepararte comida o para comer saludablemente. Sobre todo, cuando eres madre primeriza, te faltan manos para cocinar y comer, y es habitual que piques lo que sea o que cuando te llamen a la mesa tengas un bebé a la teta y necesites pedir ayuda para que te corten la comida.

Hacer alguna cosa con el bebé durante las primeras semanas, aunque sea algo tan básico como comer, es toda una aventura. Por ello es importante tener esto en cuenta y planificar y, si ya estás en ello, pedir ayuda, porque durante la lactancia hay que comer con normalidad. Como toda etapa en la vida es importante que tu dieta sea lo más saludable posible, pero no por la lactancia, sino por ti. Si tu dieta no es totalmente balanceada ni saludable, no te tortures, tu leche sigue siendo el mejor alimento para tu bebé.

 Trucos

Es importante alimentarte para sentirte bien y planificar un poco para tener comida disponible. Lo primero es acudir a la familia, seguro que hay quien le guste cocinar y tenga ganas de ayudar. Si no, serán tus amigos cocinillas y, si no, tu pareja. Tener una reserva de comida casera preparada en la nevera o en el congelador te hará la vida mucho más fácil.

Además, puedes añadir a ello picoteos saludables que te ayudarán a superar la sensación de hambre atroz que puedes experimentar durante la lactancia.

- Prepara bolsas de frutos secos variados.

- Fruta deshidratada.

- Ten bastoncillos de verduras cortados y listos en la nevera.

- Un buen pan integral.

Además, en las comidas te será más fácil si:

- Te cortan los alimentos.

- Si puedes comerte los alimentos con las manos.

- Si no están demasiado calientes, a menos que te guste así, claro. Disponer de poco tiempo para comer y tener que soplar la comida es una pérdida de tiempo y energía brutal.

Recuerda que puedes comer y beber con el bebé a la teta, no pasa nada; si alguna vez te han dicho que si lo haces de esta manera todo lo que comas va a pasar directamente a la leche, tranquila, es un mito. Lo máximo que puede pasar es que caigan migas sobre el bebé o que le manches, pero eso es todo.

En especial los 3 primeros meses de vida es muy habitual tener hambre a todas horas y poco a poco se irá aplacando el Monstruo de las Galletas que hay en ti.

Qué alimentos debo comer

Según en qué país o región vivas, te van a recomendar comer unos alimentos u otros. Y a veces pueden ser muy insistentes en la necesidad de que te alimentes de una manera determinada por el bien de tu lactancia. Y de la misma manera hay muchos mitos relacionados con los alimentos que aumentan la producción de leche. La lista podría ser muy larga y por cierto muy variada: almendras o leche de almendras, horchata, sardinas, bacalao salado, guisantes, sopas calientes, sopas de morro de vaca, atoles, avena, papaya, sésamo, canela, jengibre, ajo, galletas de lactancia, cebada o malta de cebada... Y podría seguir hasta el infinito.

¿Qué hay de cierto de todo esto?

Pues poco, menos y nada. Cada cultura tiene sus alimentos galactogogos y cada sociedad se encarga de hacer saber a las mujeres estos alimentos recomendados.

La alimentación de una madre lactante no es un misterio, no necesitas hacer malabarismos.

 Recursos

Come literalmente lo que te dé la gana. Si puedes comer de manera saludable, pues mejor, pero si no puedes o no llegas, no te agobies, tu leche va a ser magnífica para tu bebé. Come lo que te guste, lo que te preparen. Que la alimentación no sea un peaje que te haga dejar la lactancia.

Alimentos que no hay que comer o mejor evitar

Durante el embarazo son varios los alimentos prohibidos por el riesgo que pueden suponer para el feto si la madre está enferma. Pero ¿y en la lactancia?

A pesar de que a nivel popular es habitual que a las mujeres lactantes se les diga que hay una gran lista de alimentos que no deben consumir, la realidad es que solo deben evitar dos: **los pescados grandes** (atún, lucio, mero, pez espada, tiburón...) por el alto contenido de mercurio[19] que contienen y **la cabeza de los mariscos**, que contienen mucho cadmio. Todo lo demás, todo lo que te han prohibido en el embarazo, ahora lo

puedes comer. No serías la primera madre que pide un bocadillo de jamón ibérico apenas da a luz.

¡Ah!, y no hay alimentos que den mal sabor a la leche. Los alimentos que comes modifican el sabor de la leche, y nada más lejos de la realidad pensar que eso es algo malo o peligroso. Los alimentos dan un sabor extra a la leche, aparte del dulce que ya tiene, y para los bebés es una experiencia sensorial única. No dejes de comer hortalizas o verduras, que normalmente son las más perjudicadas por este mito, durante la lactancia. Es bueno para tu salud y para la salud del bebé.

 Recursos

Es muy probable que, a pesar de saber que puedes comer de todo, te digan que hay cosas que mejor evitar y otras que sí debes comer y, además, precisamente te van a aconsejar que consumas esos productos en abundancia. ¿Qué hay de cierto? Pues nada de nada.

No hay alimentos que te ayuden a tener más leche o alimentos que te hagan que esta sea mejor. Si el alimento que te ofrecen te gusta, pues adelante, lo disfrutas y listo. Pero si no te gusta o no te apetece, no hagas esfuerzos. Si tienes dificultades en la producción de leche, la solución no pasa

---

[19] https://www.aesan.gob.es/AECOSAN/docs/documentos/publicaciones/seguridad_alimentaria/RECOMENDACIONES_consumo_pescado_MERCURIO_AESAN_WEB.PDF

por comer o beber ciertos alimentos, ya que no existe ninguna evidencia de que estos hagan aumentar la producción de leche. Hace cientos de años, cuando las mujeres eran las últimas en comer o tener acceso a la comida, era más que probable que no tuvieran una alimentación adecuada. Tener pequeños privilegios en esta etapa quizá suponía un elemento diferencial, pero hoy en día no lo es. Así que come lo que quieras, sin esperar que pase nada especial.

Apetencia por los dulces

¿Te comerías una ensalada con ositos de gominola en plan tropezones? ¿Sueñas con comer chocolate o una pasta rellena desbordada de nata o crema por todos lados? Bienvenida al mundo de los antojos dulces durante la lactancia.

No conozco a ninguna mujer que no haya tenido durante esta etapa un ataque de dulce, la necesidad de atracar la nevera (o la pastelería de la esquina) a cualquier hora. No te asustes, que no es raro. Hay varias razones por las que se cree que las mujeres lactantes tienen estos antojos:

> • Falta de magnesio (por eso apetece el chocolate).

> • La recompensa en forma de opiáceos que se produce en nuestro cerebro cuando comemos dulces.

> • La falta de sueño, que hace aumentar el deseo de estos alimentos (¡y vaya si tenemos falta de sueño!).

Sea lo que sea, apetece, ¡vaya si apetece!, y esto pasa por intentar controlar en la medida de lo posible el festival de antojos que nos abruma. Es posible que no lo puedas frenar y que abuses de los dulces algún que otro día. Ya sabes que no es lo mejor para tu salud, pero calma, tu leche sigue siendo perfecta y la cantidad de azúcares que puede aumentar en ella es mínima. Así que no dejes de dar el pecho o que no te convenzan de que es más conveniente darle leche de fórmula al bebé.

 Recursos

Como hemos comentado antes, lo ideal sería tener preparados recursos un pelín más saludables. Los frutos secos, por ejemplo, son muy saciantes y pueden aplacar un poco esa necesidad de dulce. No tener tentaciones en casa también ayuda a poder evitarlas. Pero seamos francas, vas a caer y habrá días que lo hagas más de una vez..., así que calma y sigue dando la teta.

Aumento de la sed

Amamantar y tener sed son cosas que van de la mano. Lo único que ocurre es que hasta que no lo vives y lo experimentas en tus carnes, no te das cuenta de que no es que tengas sed, ¡es que te mueres de sed! La oxitocina es la culpable de esta necesidad urgente de beber. Y durante muchos meses vas a necesitar tener agua cerca para calmar la sensación de deshidratación.

 Información

Sí, la mejor opción siempre es el agua. Hay mil líquidos que puedes beber, pero sin duda este el que más necesitas; todos los demás son bastante menos necesarios o incluso no te aportan nada destacable: infusiones,[20] horchata, zumos de frutas caseros o no, bebidas vegetales, bebidas carbonatadas y azucaradas, leche de vaca... Si de vez en cuando te apetece algo de esto, como un capricho, no hay ningún problema, solo que el agua es mucho más saludable y te calmará mucho más la sed. Bebe según lo necesites, no es necesario que te fuerces a tomar una cantidad determinada de agua porque solo vas a conseguir ir más al baño. Antes de las tomas, y en especial los primeros meses, cuando colocas al bebé a mamar puede ser una odisea:

- Revisa que tengas agua cerca. Es fácil dejar vasos o tazas en los puntos clave de la casa y botellas en los bolsos para cuando salgas. Tu pareja se puede encargar de mantener el suministro.

- Si ya has empezado a dar el pecho y no tienes agua cerca, pídela, no te cortes ni pienses que estás molestando. Amamantar sedienta es una experiencia dura.

MITOS EN LA LACTANCIA

Hay muchos mitos relacionados con las bebidas y la lactancia. Vamos a despejarlos todos:

- «Si bebes agua durante la toma, el agua va directamente al bebé o la leche que le darás será aguada»: no es verdad que haya un conducto que se encargue del transporte del agua de la boca o la faringe a la teta.

- «Si quieres tener más leche o de más calidad, bebe leche de almendras u horchata»: tampoco es cierto. Las almendras son un alimento estupendo a nivel nutricional, pues son ricas en vitaminas del grupo B y

---

[20] Recuerda que hay infusiones que no son compatibles con la lactancia. Revisa la web de e-lactancia.org que cuenta con un apartado relacionado con las diferentes infusiones.

en minerales y aportan ácidos grasos de cadena larga que son importantes, ya que su presencia en la leche depende de la dieta de la madre. Pero esto pasa con las almendras y con cualquier otro alimento. Hace doscientos años, cuando quizá la alimentación de una mujer podría tener muchas carencias, comer un puñado de almendras la podía ayudar, ¿pero hoy en día? Tu leche será igual si tomas leche de almendras o no. Y respecto a la horchata, sí que puede aportar minerales, pero la cantidad de azúcar que contiene es muy elevada. No es nada probable que si bebes mucha tengas más leche, pero sí que engordes. Si es verano y te apetece horchata fresquita, adelante, pero no esperes que haga nada mágico.

- «Bebe medio litro de leche de vaca al día y tendrás más leche, y tampoco te faltará el calcio»: pues tampoco.

- «Si bebes bebidas que contengan gas, este pasa a la leche y le produce cólicos al bebé»: pues va a ser que no.

- «Toma zumo, que tiene vitaminas y van bien para la leche»: bueno, mejor

come fruta entera, que es más saludable y te aportará la fibra necesaria para facilitarte ir al baño, que a veces en el posparto el estreñimiento molesta bastante.

Hacer dieta/perder peso

Miras la tele y ves a la actriz o la modelo de turno, que sale del hospital como si nada hubiera pasado. Su cuerpo 10 sigue siendo 10. Y si te atreves a mirarte, ves de todo menos tu cuerpo de antes. Y, por otro lado, hay actrices que a lo largo de los últimos años han ayudado a normalizar el posparto y los cambios que sufre el cuerpo, por ejemplo, Sara Sálamo, que ha demostrado su valentía y compromiso al enseñar que, de una manera o de otra, nuestro cuerpo cambia y no siempre es tan fácil conseguir cambios significativos durante las primeras semanas después de dar a luz.

 Recursos

Este es un tema muy delicado y te diría que, si quieres perder peso o hacer dieta, no lo hagas por tu cuenta o con la dieta que esté de moda. Consulta con un dietista-nutricionista que te acompañe y haga un plan personalizado. Recuerda que disminuir el aporte calórico diario a menos de 1.800 kilocalorías al día puede disminuir tu producción de leche de manera muy significativa.

Alimentos y bebidas que causan gases

No hay alimentos o bebidas que causan gases a los bebés; te los pueden causar a ti, pero no al bebé: ni las legumbres ni las bebidas carbonatadas hacen que el bebé tenga gases si su madre las consume. Esta preocupación es algo muy habitual y fuente de repetidas consultas. Tragar aire es algo que nos pasa a todos los adultos: al hablar, al comer rápido, al fumar o al mascar chicles. Los bebés también pueden tragar aire, pero no proceden de la dieta materna.

 Recursos

En el capítulo 7 te cuento qué puedes hacer si tu bebé tiene gases.

Beber mucha agua para tener leche

Por más agua que bebas no vas a tener más leche. Bebe por la sed que tengas, ¡y te aseguro que vas a tenerla cuando estés dando el pecho! El problema es que las madres que manifiestan tener poca leche o que tienen dificultades en su lactancia, se les dice que beban mucha agua, una recomendación sin evidencia científica que, además de no aumentar la producción de leche, puede disminuirla. Sí, lo has leído bien: cuantos más líquidos bebas sin tener sed, más va a trabajar tu riñón, y esto puede disminuir la producción de leche. Por eso te recomiendo que no fuerces la ingesta de agua. Si tienes dificultades en producir leche, no dudes en buscar las causas.

 Recursos

Algunas mujeres sienten que no tienen sed, por lo que beben muy poco. Es una situación rara, pero puede pasar. Así que, si sientes que es tu caso, intenta tener un vaso de agua cerca en las tomas, de manera que al menos vayas tomando un sorbo mientras el bebé esté mamando. Pero si tú y tu bebé estáis bien, no te preocupes porque todo funciona perfectamente.

Beber leche de vaca para tener leche

Pues tampoco. Si te gusta la leche de vaca, la consumes de manera habitual y tu bebé no es alérgico a la proteína lactobovina, bebe la leche que quieras. Pero no esperes producir más por beber leche de vaca o de cualquier otro mamífero o bebida vegetal de color blanco. Es un mito que está relacionado con la ingesta de alimentos ricos en calcio durante la lactancia para que no nos falte este mineral, nos descalcifiquemos y tengamos osteoporosis de abuelas. ¿Qué hay de cierto? ¿Es necesario aumentar la ingesta de calcio en la lactancia? Pues tampoco es verdad, porque vas a tener todo el que te hace falta.

Información

Durante la lactancia no hace falta una suplementación extra de calcio y esto es así porque nuestro cuerpo prioriza nuestras necesidades de forma que la reabsorción de calcio por parte de los riñones aumenta. Por tanto, no es necesario beber leche ni comer derivados lácteos en mayor cantidad en la lactancia. Y si sigues una dieta vegetariana o vegana, tan solo debes seguir la misma dieta complementada, como ya debes hacer, con alimentos ricos en calcio de origen vegetal.

HÁBITOS

Fumar

A estas alturas del campeonato todas tenemos muy claro que fumar no es un hábito para nada aconsejable. Y la recomendación general debería ser dejar de fumar, pero no solo a las mujeres embarazadas o lactantes, sino para toda la población. Tenemos muy claro que fumar durante el embarazo está totalmente contraindicado y supone un grave riesgo para la salud del bebé: parto prematuro, aumenta el riesgo de que el bebé presente defectos de nacimiento (labio fisurado, paladar hendido), crecimiento intrauterino retardado... Pero ¿y en la lactancia?

El principal riesgo para el bebé es el humo del tabaco y no tanto las sustancias que pueden llegarle a través de la leche. Los hijos de madres fumadoras tienen más riesgo de padecer otitis, asma y bronquitis... Por tanto, si puedes, deja de fumar, especialmente por y para tu salud. Y si no puedes hacerlo, sigue amamantando y fuma tomando unas medidas de higiene concretas que expongan lo menos posible al bebé.

 Recursos

Si no lo ha sido el embarazo, la lactancia puede ser un buen momento para dejar de fumar. Puedes pedir ayuda a la comadrona o al médico de familia.

Los parches, chicles y nebulizadores de nicotina son compatibles con la lactancia y te pueden ayudar a dejar el hábito.

Si no lo puedes controlar y sigues fumando, debes saber que es mucho mejor para tu bebé que sigas dando el pecho a que le destetes para ofrecerle leche de fórmula. Los hijos de madres fumadoras o que se crían con un familiar fumador tienen más riesgo de padecer patologías respiratorias, ya que el humo del tabaco es bastante más dañino que la nicotina que le pueda llegar a través de la leche. Por ello, intenta minimizar la exposición de tu bebé al humo:

> • Fuma justo después de dar el pecho. Cuanto más tiempo pase desde que has fumado hasta que das el pecho, mejor. Lo ideal es que pasen unas 2 horas.

- Intenta evitar fumar en las horas anteriores al sueño de tu bebé, ya que puede estar más nervioso.

- Fuma siempre fuera de casa y sin la presencia de tu bebé.

- Si puedes, usa ropa diferente cuando fumes o cúbrela con una bata o similar.

- Recógete el pelo para fumar.

- Cuando hayas terminado de fumar, lávate las manos, la cara y los dientes a fondo.

- No compartas la cama por la noche con el bebé.

Con estas medidas conseguirás reducir la exposición al humo, pero ten en cuenta que la nicotina reduce la producción de leche.

Bebidas alcohólicas

Otra droga social que nos cuesta abandonar. Durante el embarazo, el consumo de alcohol debería ser 0, ya que se asocia a graves secuelas para el bebé. En la lactancia, **el alcohol pasa a la leche y esto puede hacer que el bebé esté aletargado y no coma.**

Como siempre, la recomendación, al igual que en el caso del tabaco, es que no bebas ni durante la lactancia ni durante ninguna etapa de tu vida. La cerveza, que muchas veces se recomienda a las madres lactantes, puede aumentar la producción de leche y un poco la prolactina en sangre, pero bloquea el reflejo de eyección. ¡Así que lo comido por lo servido!

Pero también entiendo que puede apetecer una copa de vino o una cerveza de vez en cuando. ¿Esto hace que tengas que dejar de dar el pecho o que tengas que tirar la leche después de beber?, ¡pues no!

 Recursos

Vas a beber y estás amamantando, de acuerdo, ten presentes estas recomendaciones:

- Intenta beber solo 1 copa.

- Si bebes más, será necesario esperar más tiempo para dar el pecho.

- Evita amamantar durante 2 horas por cada 10-12 gramos de alcohol consumidos.

- No es necesario desechar la leche una vez transcurrido el tiempo: de la misma manera que se va de tu sangre, se va de tu leche.

- Si haces colecho con tu bebé, no lo hagas si has bebido.

- Uno de los riesgos del alcohol es que no puedas atender de manera adecuada a tu bebé. Es importante que otra persona se ocupe de tu hijo.

Se puede vivir sin beber bebidas con alcohol, y ya no solo por la lactancia, por tu salud.

Drogas

Tenemos claro que las drogas son una mala opción para tu salud seas quien seas, pero si te tienes que ocupar de un bebé, le tengas o no que amamantar, aún es peor idea.

Este es sin duda un tema muy escabroso, en el que muchas veces no sabes qué hacer si se te ha ido de las manos y has consumido.

Hay muchos tipos de drogas ilegales y en todas ellas suele ser necesario esperar un tiempo determinado antes de volver a recuperar la lactancia. Y el problema es no solo el tipo de droga que hayas tomado, sino los adulterantes que pueda contener, algunos de ellos igual de peligrosos que la droga en sí.

El estigma sobre las mujeres que consumen es muy superior a la de los hombres, lo que puede reducir también las opciones de buscar o encontrar ayuda para dejarlo.

Si vas a mantener el consumo y no ha sido algo esporádico, quizá lo más adecuado sería dejar la lactancia y ofrecer al bebé una leche de fórmula a la vez que te aseguras de que vas a contar con ayuda para poder atenderle.

 Recursos

Sin duda, es importante saber qué producto concreto has consumido para determinar el tiempo necesario para dejar de amamantar y desechar la leche. Puedes consultar la web de los pediatras de APILAM, e-lactancia.org, y consultar el apartado «Drogadicción materna», donde podrás encontrar información específica y actualizada para que puedas tomar decisiones.

EMOCIONES EN LA LACTANCIA

Labilidad emocional

¿Cambios de humor? ¿Sientes que vives en una montaña rusa de emociones y que no encuentras la manera de bajar de ella?

Durante la lactancia, en especial al principio, no es raro que seas una amalgama de emociones y sentimientos con patas. Todo parece muy extremo, no hay grises. Y si además tienes dificultades para dar el pecho, ni te cuento. Parece que nuestra maternidad deba ser feliz por obligación, que tengamos que estar siempre con la sonrisa puesta y que en muchas ocasiones te pueda resultar complicado encontrar a quien te pueda escuchar y validar lo que sientes. El cansancio, la frustración, la culpa... son sentimientos y sensaciones que pesan mucho y hacen mella. Tienes todo el derecho de expresar lo que sientes, solo que a veces hay que elegir con quién hacerlo.

❀ Recursos

No todo el mundo sabe escuchar, pero sí hay gente que sabe hacerlo muy bien. Y es a esas personas, conocidas o desconocidas, a las que quizá sea más saludable acudir para poder expresar todo ese amasijo que guardas dentro.

> - Los grupos de apoyo a la lactancia liderados por otras mujeres o los grupos de apoyo de los centros de salud.
>
> - Los grupos de crianza en los que hay más madres y donde podrás conocer y observar el desarrollo de los bebés; esto a veces ayuda a ver un poco la luz.
>
> - Busca entre familiares y amigas, seguro que sabes de alguien te puede

> escuchar sin juzgar y entendiendo por lo que estás pasando.
>
> - Si nada de lo anterior funciona, una psicóloga perinatal es un recurso.

En general, con el tiempo y la experiencia todo tiende a mejorar y esa labilidad se va a ir estabilizando.

Emociones cuando quieren tocar a mi bebé

Cuando acaban de dar a luz, algunas madres se transforman en una loba. Un instinto visceral, animal y muy sorprendente nace en su interior. Es una sensación que te pone en alerta, que te hace proteger a tu bebé... Te transformas en una loba y sientes la necesidad de impedir que lo toquen o carguen en brazos. Y puede que seas capaz de verbalizarlo o que te muerdas la lengua, y te hagas daño.

Proteger a tu bebé no es raro, no te hace «especialita», ni ninguna de las tonterías que te pueden decir.

Ideas

Si te sale este instinto y no quieres que nadie toque a tu bebé, estás en pleno derecho de pedirlo. Por otro lado, sé de sobras que puede ser complicado negarle a la familia que lo sostenga, le toque o le dé besos. Y en este caso echarle «la culpa» al pediatra no suele ser una mala opción, te van a tratar de exagerada igual, pero puedes escudarte en el profesional de la salud, cuya opinión se suele respetar bastante más que la de una «madre primeriza». Y, por supuesto, si te sientes fuerte y te da igual la reacción de los demás, ¡dilo sin dudar! Como decíamos de pequeñas: dos problemas tienen.

Depresión posparto y lactancia

Hemos usado mal el término «depresión». ¿Quién no ha dicho alguna vez: estoy depre? **La depresión posparto es una situación que afecta entre el 10 al 30 % de las mujeres en el puerperio, y es una situación grave que debe ser tratada con la atención que se merece.** Y también debemos recordar que se puede producir incluso antes de dar a luz. No se debe confundir con la labilidad emocional o la melancolía del posparto. Entre los síntomas y signos que experimenta una mujer con depresión posparto, encontramos:

- Llanto desbordante.

- Aislamiento de la familia y los amigos.

- Fatiga extrema o dificultades graves para realizar cualquier tarea habitual.

- Dificultad para vincularse con el bebé.

- Sentimientos de culpa extremos.

- Sentimientos de incapacidad para atender al bebé.

- Cambios en el apetito.

- Ansiedad o/y ataques de pánico.

- Pensamientos de suicidio o deseo recurrente de morir.

Si tienes dudas sobre si tú o tu pareja podéis estar experimentando esta situación, una opción es realizar la Escala de Depresión[21] de Post-Parto de Edinburgh. Este test tiene 10 preguntas con 5 respuestas posibles. Se debe realizar a partir de las 6 semanas de posparto y es probable que tu comadrona, si expresas estas emociones en las revisiones, te pase este test. Si por lo que sea no tienes una profesional de referencia, puedes realizarlo tú misma y autoevaluar tu estado emocional:

---

[21] Cox, J. L., J. M. Holden, R. Sadovsky, «Escala de depresión de post-parto de Edinburgh», *British Journal of Psychiatry*, 1987.

1. He sido capaz de reír y ver el lado bueno de las cosas
   - No, para nada (3)
   - Casi nada (2)
   - Sí, a veces (1)
   - Sí, a menudo (0)

2. He mirado el futuro con placer
   - No, para nada (3)
   - Casi nada (2)
   - Sí, a veces (1)
   - Sí, a menudo (0)

3. Me he culpado sin necesidad cuando las cosas no salían bien
   - No, para nada (0)
   - Casi nada (1)
   - Sí, a veces (2)
   - Sí, a menudo (3)

4. He estado ansiosa y preocupada sin motivo
   - No, para nada (0)
   - Casi nada (1)
   - Sí, a veces (2)
   - Sí, a menudo (3)

5. He sentido miedo y pánico sin motivo alguno
   - No, para nada (0)
   - Casi nada (1)
   - Sí, a veces (2)
   - Sí, a menudo (3)

6. Las cosas me oprimen o agobian
   - No, para nada (0)
   - Casi nada (1)
   - Sí, a veces (2)
   - Sí, a menudo (3)

7. Me he sentido tan infeliz que he tenido dificultad para dormir
   - No, para nada (0)
   - Casi nada (1)
   - Sí, a veces (2)
   - Sí, a menudo (3)

8. Me he sentido triste y desgraciada
   - No, para nada (0)
   - Casi nada (1)
   - Sí, a veces (2)
   - Sí, a menudo (3)

9. He sido tan infeliz que he estado llorando
   - No, para nada (0)
   - Casi nada (1)
   - Sí, a veces (2)
   - Sí, a menudo (3)

10. He pensado en hacerme daño a mí misma
    - No, para nada (0)
    - Casi nada (1)
    - Sí, a veces (2)
    - Sí, a menudo (3)

Si la suma de las respuestas da más de 10, deberías consultar con tu comadrona, médico de cabecera o ginecóloga. Y si en la pregunta 10 se elige cualquier respuesta que no sea la primera, también es necesario contactar con un sanitario lo antes posible.

 Más información

Una vez diagnosticada la depresión posparto, es tristemente común que se invite a las mujeres a dejar la lactancia. Esto se hace ya sea para que se mediquen, pensando que la medicación no es compatible con la lactancia, o para reducir la carga de trabajo que se cree que puede comportar la lactancia para la madre. ¿Es necesario? Puede depender un poco de lo que tú quieras hacer. Sabemos que mantener la lactancia puede ayudar a que la depresión sea más llevadera.

Si por contra la lactancia se te hace una carga, es el momento de dejarla. Intenta destetar de forma progresiva (en el capítulo 5 tienes más información sobre cómo hacerlo), de manera que tu pecho no sufra y las adaptaciones de tu cuerpo sean más transitorias.

Si además de terapia psicológica, necesitas medicación, existen opciones compatibles con la lactancia.

Si estás pasando por esta depresión, ¡mucha fuerza!

D-MER

D-MER[22] son las siglas de Dysphoric Milk Ejection Reflex, que se podría traducir como 'reflejo de eyección de leche disfórico'. A nivel etimológico, la disforia es lo opuesto a la euforia. Por tanto, las madres lactantes que lo padecen experimentan sentimientos negativos: tristeza, irritabilidad, ansiedad... Estos sentimientos sobrevienen cuando se produce el reflejo de eyección durante la toma.

 Información

Cuando se produce el reflejo de eyección, se experimenta una subida a nivel hormonal de la prolactina y la oxitocina. El aumento de oxitocina tiene que ir de la mano de una bajada de dopamina. Si esta bajada de dopamina es excesiva, se produce la cascada de sentimientos negativos que se experimentan entre 30 segundos a 2 minutos después del inicio del proceso de eyección de leche. El D-MER se suele producir los primeros meses de vida del bebé, a pesar de que hay madres que no acaban de liberarse de este sentimiento en toda la lactancia.

Existen aún pocas soluciones a este proceso:

---

[22] En esta web dispones de mucha más información al respecto: https://d-mer.org/.

- La primera opción es hablar de ello, que se conozca el D-MER para que las mujeres que lo padezcan no crean que están sintiendo algo inadecuado y que también los profesionales de la salud conozcan su existencia a fin de no infradiagnosticar esta situación o transmitir a las mujeres la idea errónea de que estos sentimientos se producen porque quizá no quieren amamantar.

- Intenta descansar más, quizá una lactancia mixta nocturna en la que tu pareja dé algunas tomas al bebé te puede ayudar y aumentar los niveles de dopamina endógena.[23] También puede ayudarte realizar ejercicio y mantenerte hidratada.

- Si los sentimientos que produce el D-MER son desmedidos, puedes consultar a tu ginecóloga para valorar la opción de suministrarte dopamina.

- Muchas madres no encuentran mejora en el proceso y solo queda la opción de realizar un destete.

El D-MER no es un proceso relacionado con la depresión posparto ni tampoco con la agitación por amamantamiento.

Agitación por amamantamiento (rechazo)

Uno de los sentimientos más horribles que experimenta una madre es la llamada agitación por alimento. Durante la lactancia se viven etapas de tranquilidad, de placer, de rutina, de no pensar y dejarse llevar... Pero los sentimientos se pueden ir transformando y, en ocasiones, llegados a ciertas etapas, se pueden volver oscuros e imposibles de expresar por no ser considerados políticamente correctos o simplemente por creer que no es normal albergar ese tipo de pensamientos. Y es que resultan tan desconcertantes que las madres evitamos hablar de ellos por miedo de no ser comprendidas o ser juzgadas. A estos sentimientos se les ha llamado «agitación por amamantamiento», un nombre que no describe exactamente de qué se trata.

 Información

El término «agitación por amamantamiento» no es demasiado clarificador, ya que no permite hacerse a la idea de las profundas implicaciones emocionales que conlleva.

---

[23] La dopamina endógena es la que genera nuestro organismo.

Lo que **se siente es un rechazo visceral hacia el niño cuando mama, se te acerca o pide el pecho**. Este rechazo se puede manifestar en diversas situaciones relacionadas con la lactancia y en la crianza. Lo que se experimenta principalmente es la necesidad de que tu hijo sea más independiente, que no demande tanto, que se haga mayor y se despegue de tu lado, que no te toque... Y, a la vez, no puedes evitar sentirte un monstruo por «no querer» a tu hijo, por desear que alguien se lo lleve unas horas de paseo, que no pida más pecho o que lo suelte de una vez. Los sentimientos de agresividad y rechazo físico pueden ir en aumento, y más si nunca has podido expresarlo en voz alta o si lo has intentado y te han ninguneado.

El rechazo se puede producir en muchas situaciones. Lo más habitual es que aparezca cuando llevas bastantes meses amamantado, pero en ocasiones también puede pasar en estas etapas:

- **En bebés mayores (1, 2 años o más) que siguen mamando**: cuando un niño mayor demanda el pecho continuamente puede resultar agotador. Te puedes sentir abrumada y harta. Suele coincidir con la crisis del año y de los 2 años, cuando los niños aumentan su demanda de pecho de manera exponencial y se comportan, en este sentido, como bebés recién nacidos. Además, la presión de los familiares para que dejes la lactancia es enorme.

- **En la lactancia, durante el embarazo**: el dolor y la molestia que se experimentan durante el embarazo cuando el mayor mama puede provocar un sentimiento de rechazo e incomodidad, y que necesites que la toma termine cuanto antes para separarte de él, para sentirte libre... Y es que durante el embarazo el nivel elevado de estrógenos y progesterona causa una intensa molestia en los pezones que no ayuda a que la lactancia sea placentera.

- **Y a la llegada del pequeño** (con o sin realizar lactancia en tándem):[24] cuando llega el hermano pequeño tampoco es fácil, pues requiere toda nuestra atención y el mayor (que, aunque recién nombrado «mayor», suele ser pequeño) puede estar muy demandante con la nueva situación, o incluso experimentar una regresión en su comportamiento y desarrollo.
En el caso de que hagas lactancia en tándem, el hermano mayor puede estar mucho más demandante, casi más que su hermano pequeño, o puede querer mamar siempre que lo hace el bebé... Esto puede producir mucha angustia, le puedes ver muy «grande» y te puedes sentir muy incómoda con su proximidad. Temes

---

[24] La lactancia en tándem es la que se hace al amamantar a dos bebés de edades diferentes a la vez.

por el bienestar del pequeño y necesitas priorizar su bienestar y seguridad. Sientes que eres una mamá loba o leona y que puedes ladrar o gruñir a cualquiera, incluso a tu propio hijo, si hace algo que creas que puede dañar al pequeño.

- **En caso de cansancio extremo o enfermedad**: cuando enfermamos o estamos en una situación de cansancio extremo, nuestro cuerpo puede gritar ¡basta! Este momento tan extremo puede llevarnos a sentir rechazo hacia nuestro hijo y necesitar un tiempo de cuidado. Este tipo de situación es temporal y, una vez recuperadas, la agitación cede.

- **En caso de presión externa**: no es fácil amamantar cuando todo el mundo parece estar pendiente de lo que hacemos o dejamos de hacer en nuestra lactancia. La tensión que nos produce esta vigilancia y opinión constantes de lo que hacemos puede causarnos agitación. Cuando nos sentimos observadas, estamos implorando interiormente que nuestro bebé no pida el pecho; si lo pide, es cuando aparece la agitación.

Algo que nos queda saber es por qué aparece la agitación, pero no se conocen con exactitud las razones, aunque se cree que quizá se sustenta en la necesidad inconsciente de acelerar el crecimiento de nuestros hijos. De la misma manera que los pájaros animan a sus polluelos a salir del nido, nosotras, en un determinado momento de la lactancia, necesitamos que se hagan mayores y «vuelen» solos. Además, si estamos en un tándem, la oxitocina nos lleva a volcarnos y proteger a la cría más indefensa. No podemos controlar esos sentimientos y son tan sorprendentes y desagradables que lo inundan todo.

¿Qué hacer en estos casos?

- Lo primero es intentar hablar de ello, exponer a quien nos pueda y sepa escuchar lo que sentimos. Lo ideal sería hablar con madres que hayan experimentado la misma situación para que nos puedan entender y acompañar en el proceso.

- Si la pareja ha estado apoyando la lactancia, también es el momento de pedirle ayuda, de explicar qué sentimos y especificar qué necesitamos: que se lleven al mayor un rato al parque, que jueguen con él, salir de casa sin él, dar pecho solo al pequeño mientras entretienen al mayor, poder dormir unas horas...

Otras opciones que podemos intentar para aplacar el rechazo:

- Distraernos de alguna manera cuando nuestro hijo mama: escuchar música, realizar ejercicios de relajación.

- Podemos probar a acortar las tomas con nuestro hijo mayor, pactando con él un determinado tiempo que podamos sostener.

- Intenta tener ratos para ti, para hacer alguna actividad que te guste y te permita despejarte.

- También te puede ayudar descansar un poco más o dormir unas horas extra.

- Y finalmente, si te supera, también es el momento de evaluar la opción de realizar un destete. No será fácil[25] si el niño no quiere, pero debemos recordar que la lactancia es algo de dos y estos dos deben vivir la lactancia de manera positiva y feliz.

Cada vez más mujeres dan el pecho de manera prolongada, así que el número de madres que van a experimentar estas sensaciones de rechazo es mayor, y no hay nada mejor que hablar de ello. Normalizar este tipo de sentimientos es lo que va a ayudar a las mujeres a no sentirse culpables o malas madres cuando aparecen, porque tarde o temprano y casi todas las madres lactantes lo experimentan alguna vez.

Emociones en el destete

Durante la lactancia se experimentan muchas emociones y sentimientos y el destete, al igual que el inicio de la lactancia, es otro proceso que nos puede remover.

Como con cualquier proceso de cambio,[26] se transitan diferentes fases. En cada una de ellas se van tomando decisiones a la vez que se produce el proceso de cambio:

1. La primera fase es en la que valoramos y sopesamos la idea del destete. Aún tenemos momentos de ambivalencia: días de «lo hago hoy sin falta» y días de «buenooo, puedo esperar un poco más».

---

[25] En mi segundo libro *Destete, final de una etapa*, dispones de toda la información para realizar un destete según sea vuestra realidad.
[26] Prochaska, J. O., C. C. DiClemente, «Toward a comprehensive model of change», *Treating addictive behaviors: Processes of change*, W. R. Miller, N. Heather (Eds.), Plenum Press, 1986, pp. 3-27. https://doi.org/10.1007/978-1-4613-2191-0_1

2. En esta segunda fase, ya hemos tomado la decisión de destetar y vamos a buscar la información para realizarlo, pero aún podemos tener alguna duda de si vamos a ser capaces de llevarlo a cabo.

3. Se empiezan a poner en marcha algunas técnicas y recursos para iniciar el proceso.

4. Se activa totalmente el proceso de destete, estamos convencidas y lo llevamos a la práctica.

5. Una vez finalizado el destete, las emociones pueden reaparecer como un tsunami: alegría por haberlo conseguido, melancolía de lo que vivimos, tristeza por haber terminado...

Recursos

Finalizar la lactancia, al igual que iniciarla, es un momento de vulnerabilidad en el que es necesario tener un acompañamiento próximo, no solo para llevarlo a cabo, sino también para poder compartir los aspectos emocionales que implican.

- Busca quien te pueda escuchar.

- Tienes derecho y es saludable expresar lo que sientes.

- Según la etapa del proceso, van a imperar emociones y sentimientos diferentes, este es un proceso de cambio importante en vuestras vidas.

- En ocasiones, puede ser necesario el acompañamiento de una psicóloga perinatal.

RECURSOS FINALES

Hojas de col

Suena a remedio de la abuela, lo sé. Y sé que hay a la venta artículos específicos para aplicar en el pecho que se pueden enfriar y calentar al gusto. Los conozco todos. Pero **no se ha inventado nada más seguro, efectivo, económico y ecológico que las hojas de col**. Solo por eso vencen a cualquier otro producto o cacharro.

Cuando el pecho está inflamado o tenemos dolor, la aplicación de frío local puede ser de gran ayuda. Las hojas de col son seguras, transmiten el frío perfecto, no es necesario envolverlas y no existe el riesgo de producir quemaduras en la piel.

Solo necesitas una col o un repollo[27] y nada más. Puedes aplicar las hojas en el pecho en frío o al natural. Dependerá si es invierno o verano que prefieras una cosa o la otra. En invierno, con la hoja aplicada a temperatura ambiente sin enfriar, es más que suficiente; mientras que en verano, mantener las hojas en la nevera (que no en el congelador) va a proporcionarte mayor confort.

¿Qué debes saber?

1. Limpia las hojas de col una a una, teniendo cuidado de no dejar restos de tierra.

2. Seca la hoja, a poder ser con papel de cocina.

3. Aplica un rodillo de cocina o un poco de fuerza sobre la hoja para romper los nervios.

4. Coloca la hoja dentro de la copa del sujetador.

5. Si tienes grietas o el frío en el pezón te molesta, no dudes en abrir un círculo en la zona para evitar así el contacto de la hoja.

6. Deja la hoja hasta que se marchite, lo que pueden ser unos 20 minutos.

7. Reemplaza la hoja y sigue disfrutando de la placentera sensación.

Extracción poderosa

Esta técnica para aumentar la producción de leche fue desarrollada por Catherine Watson Genna, IBCLC norteamericana con un amplio trabajo en el campo de la lactancia materna. Este proceso permite obtener en pocas horas (24-48 horas) un mayor suministro de leche además de: aumentar los niveles de prolactina en sangre (la prolactina es la hormona que se encarga de la producción de leche) y, a la vez, al extraer mucha leche, el FIL (Factor Inhibidor de la Lactancia) no queda dentro del pecho, por lo que la glándula responde aumentando la producción de leche. A menos FIL dentro del pecho, más leche fabrica la glándula.

No es una técnica que se pueda recomendar en todos los casos ya que, aunque no lo parezca, es muy dura y agotadora. No lo parece, pero el nivel de exigencia es enorme y puede causar mucha frustración si no da resultado.

Para realizar la técnica de extracción poderosa es necesario:

---

[27] Según dónde vivas se le llama de una manera u otra.

- Un sacaleches doble; se puede hacer con uno individual, pero para una total eficacia la recomendación es uno doble.

- Se siguen ofreciendo las tomas habituales al bebé.

- Y se añade una extracción de 10 minutos cada hora.

- Por la noche se pueden descansar unas 4-6 horas.

- El proceso se desarrolla durante 48 horas, en el que la producción de leche extraída debería verse incrementada.

Aumento de peso del bebé

Los bebés, a medida que crecen, ganan cada vez menos peso. Es cierto que cada uno es un mundo y estos datos son solo orientativos, pero son aspectos generales con lo que te puedes hacer una idea. Como siempre, ante la duda, consulta con el pediatra de tu hijo:

Peso:

- Los bebés pierden entre un 7 a un 10 % de su peso en los 3 primeros días de vida.

- A partir del quinto día, empiezan a ganarlo.

- Lo recuperan antes o sobre los 15 días de vida.

- El primer mes, hasta las 6 primeras semanas de vida, la ganancia es de 20 a 30 g/día.

- Entre los 2 a 4 meses: 100-200 g/semana.

- De los 4 a 6 meses: 80-150 g/semana.

- Y de los 6 a 12 meses: 40-80 g/semana.

- Los bebés doblan el peso del nacimiento entre los 4 y los 6 meses.

- Triplican el peso al llegar al año de vida.

- A partir del año, el peso se estanca y pueden estar unos meses casi sin ganar peso hasta que la velocidad de crecimiento vuelve a aumentar.

Talla:

* La talla de los bebés aumenta de promedio unos 2 centímetros al mes.

* Al llegar al año, la talla se irá también desacelerando.

* Con 1 año debería medir aproximadamente la mitad más de la talla con que nació: si nació con 50 centímetros, la mitad serían 25; por tanto, al año debería medir unos 75 centímetros.

Percentiles:[28]

* Los percentiles son tablas donde se representa el crecimiento normal de los bebés sanos amamantados.

* La OMS, en el año 2006, lanzó unos percentiles elaborados con niños y niñas amamantados de diferentes países para reflejar cómo es dicho crecimiento.

* Hay diferentes tipos: peso, talla, perímetro craneal, relación talla-peso...

* En 5 curvas ascendentes marcadas sobre la tabla correspondientes a los percentiles: 3, 15, 50, 85 y 97.

* Los bebés nacidos prematuros o con patologías deben ser evaluados con tablas específicas.

* Hay percentiles para niños y percentiles para niñas, puesto que el crecimiento varía entre ambos sexos.

* Los percentiles son solo una representación gráfica de una curva ascendente, pero los bebés no deben seguir una de estas curvas, es más, pueden fluctuar entre percentiles a lo largo de su crecimiento.

* Los bebés suelen estar en percentiles de talla más altos que de peso. Es decir, la curva de talla va por encima de la de peso.

¿De qué se trata?

Esta es una pequeña guía para que puedas evaluar tú misma qué proceso estás experimentando. En cualquier caso, es importante que contactes con tu ginecóloga o comadrona para que te pueda valorar a fondo.

[28] https://www.ihan.es/estandares-oms/

SITUACIÓN	UN PECHO O LOS DOS	ZONAS O BULTOS DUROS	DOLOR	FIEBRE	MALESTAR GENERAL	MANCHAS EN LA PIEL
INGURGITACIÓN	Los dos	Los dos pechos completamente duros	Sí, en todo el pecho	No	No	No
OBSTRUCCIÓN	Uno	Un bulto	Sí, especialmente en la zona próxima al bulto	No	No	No
MASTITIS	Uno, pero alguna ocasión puede afectar a los dos a la vez	Una zona o un cuadrante	Sí, en todo el pecho	Sí	Sí	Sí
GALACTOCELE	Uno	Un bulto	No	No	No	No
ABSCESO	Uno	Un bulto	Dependiendo del momento de evolución	Dependiendo del momento de evolución	No	Dependiendo del momento de evolución
MOLESTIAS RELACIONADAS CON LA MENSTRUACIÓN	Puede ser en ambos o más agudizado en uno	No	Sí, en una zona determinada, normalmente exterior	No	No	No
MOLESTIAS RELACIONADAS CON EL EMBARAZO	Los dos	No	Los dos y sensación de plenitud	No	No	No

5

Cuestión de técnica y práctica

En este capítulo exploramos los aspectos relacionados con la técnica de la lactancia como la extracción de leche, su conservación y el proceso de lactancia mixta, además de un pequeño apunte sobre el destete. Un poco de cajón de sastre de situaciones muy habituales casi en cualquier lactancia y que se pueden dar casi en cualquier edad. Por ello te dejo aquí definidas las situaciones y la información que te puede ayudar.

TÉCNICA DE LACTANCIA

Mejorar la técnica

Al inicio de la lactancia, tanto nuestros bebés como nosotras necesitamos aprender. Es cierto que, para los bebés, mamar es un comportamiento instintivo, pero nosotras debemos conocer conceptos importantes que pueden marcar la diferencia. Las dificultades de agarre y el dolor que causan son una de las situaciones más habituales al principio.

Antes de seguir, aquí tienes 3 conceptos básicos que conforman la técnica en la lactancia:

- **Postura**: es la manera en que nos colocamos para dar el pecho.

- **Posición**: es la manera en la que colocamos al bebé para mamar.

- **Agarre**: es la manera en la que el bebé coloca su boca para mamar.

Hay muchas posturas y, de hecho, hablamos en broma del «tetasutra» para que te hagas una idea de todas las maneras que una madre se puede colocar para amamantar. A grandes rasgos podemos estar: sentadas, tendidas o semitendidas, a cuatro patas sobre el bebé o de pie (con o sin portabebé); estas dos últimas son ya de nivel experta. Pero, habitualmente vas a usar solo dos: tendida y sentada. Haz solo las que necesites.

Y cómo no, también hay muchas posiciones en las que colocar al bebé y no, tampoco es necesario practicarlas todas. Lo habitual es colocarlo en posición de cuna y, con un poco de práctica, tendidos los dos en paralelo o sobre tu cuerpo, en la cama. Pero también hay otras opciones: a caballito, la biológica, la de rugby, la invertida... Puede que las uses y puede que no, depende de si lo necesitáis[1] por alguna razón.

Lo que debemos tener presente en los primeros 3 meses, aproximadamente, es que suele ser muy importante que **el bebé tenga el cuerpo alineado: oreja, hombro y cadera formando una línea recta**. Esto facilitará la alimentación y evitará que tengas dolor en el pezón. Si quieres entender un poco más la razón por la que es importante este dato, te invito a realizar un pequeño juego. Tan solo necesitas una botella pequeña de agua o un vaso. Puedes intentarlo sentada o de pie:

- Sujeta la botella o el vaso.

- Gira la cabeza (solo la cabeza) sobre uno de tus hombros.

- Intenta beber sin mover la cabeza.

---

[1] Al final del capítulo, te cuento en qué situaciones te puede venir bien colocar al bebé en una u otra posición.

¡No es nada fácil, eh! Te habrás sentido incómoda, quizá te has tenido que cambiar la botella o el vaso de mano, o lo has intentado con las dos manos, te habrá costado tragar, se habrá derramado el agua... Pues, de la misma manera, para un bebé es importante mantener la alineación de su cuerpo para poder mamar de la manera más cómoda posible.

Vamos a por otra frase que habrás oído o, peor, que quizá te han dicho: el bebé barriga con barriga para mamar. No, esta es una creencia antigua que deberíamos ir dejando atrás y más si le das el pecho sentada en posición de cuna. Es muy importante que lo revises, ya que suele ser una causa habitual del dolor al amamantar.

Sea como sea tu pecho, el bebé debería estar alineado (oreja/hombro/cadera), pero, a partir de aquí, cómo coloques al bebé va a depender de la forma de tu pecho: los hay pequeños, grandes, más caídos, asimétricos, pechos en los que los pezones no están dirigidos en la misma dirección. Este aspecto, cuando hay dolor o el bebé no gana peso, es lo primero que debemos comprobar.

¿Cómo es tu pecho?

- Siéntate, a poder ser sin ropa en la parte superior (te evitarás tener que sujetarla y podrás ver bien la forma del pecho.

- Observa la dirección de tus pezones, ¿apuntan los dos en la misma dirección?

¿Cómo empezamos la toma?

- Lo ideal es que el bebé tenga el pezón a la altura de su nariz, sin que tengas que modificar la posición del pecho, sujetarlo, ni poner los dedos en forma de V...

- Si tienes el pecho grande y no ves muy bien qué pasa, haz un rollito con un pañal de tu bebé, colócalo debajo del pecho y que toque las costillas. De esta manera el pecho se elevará un poco y te será más fácil.

- Sitúa la cabeza del bebé en la muñeca, en la zona del reloj. La mano del pecho que le das va en su espalda, entre sus omóplatos. Evita poner la mano en la zona del culete, que solo hará que el bebé se desplace hacia arriba.

- El bebé tiene que ir hacia ti, no tú hacia el bebé. Así que cuando veas que abre la boca, la mano que tienes en su espalda lo empuja hacia ti.

- Cuando succiona, las mejillas no se hunden formando un hoyito. Se ven redondas, como estuviera tocando la trompeta.

Y esta es la primera parte del proceso, pero debemos seguir revisando otros aspectos. Ahora vamos a por el agarre.

¿Cómo revisamos el agarre?

- El bebé debe estar pegado al pecho; la nariz y el mentón tocan la teta.

- El bebé tiene gran parte de la areola de la parte que toca su mentón en la boca. A veces es literalmente imposible porque hay areolas de todos los tamaños y no todas entran en la boca de un bebé.

- Debe tener los labios evertidos: los dos hacia fuera (si alguno de los dos no queda hacia fuera y te molesta, lo puedes evertir un poco más con tu dedo y con cuidado de no romper el vacío).

- La boca queda muy abierta, en un ángulo de unos 90 grados o más.

Imagino que si estás leyendo esto es que quizá tienes problemas en conseguir que se agarre bien. Lo primero que necesitas hacer es observar. Cuando un bebé busca el pecho, lo que hace es abrir la boca cuando se le activa el reflejo de búsqueda.[2] En estos momentos empezará a abrirla. Si quieres entender un poco más este proceso, coloca una goma de pelo o una goma elástica en la primera falange de los dedos pulgar e índice, sobre las uñas más o menos. Intenta juntar los dedos haciendo la pinza y luego separarlos al máximo. Verás que tendrás que intentarlo más de una vez hasta conseguirlo. Pues lo mismo hace un bebé delante de la teta: realiza diversos intentos hasta que en uno de ellos abrirá mucho mucho la boca. Es un movimiento que hará en un segundo, un visto y no visto, pero es «el momento». Si le colocas el pezón delante de la boca, lo diriges al pecho cuando todavía tiene la boca pequeña o aprovechas un bostezo para meterle la teta en la boca, es probable que el agarre te duela. Por ello es importante esperar a ese momento de máxima apertura para, con la ayuda de la mano que tienes en la espalda del bebé, dirigirlo rápidamente hacia ti.

---

[2] El reflejo de búsqueda se activa cuando el bebé está listo para comer y algo toca sus mejillas, labios o mentón.

Por tanto, una vez que hayas observado este momento de máxima apertura, aquí te dejo más trucos de utilidad:

- Para estimular que abra más la boca, pasa tu pezón de su nariz a su mentón; también lo puedes hacer con tu dedo si tienes grietas o dolor en el pezón.

- Puedes hacer un poco de sándwich con la teta y comprimir la zona de la areola con los dedos. De esta manera, la zona de agarre del pecho es más pequeña y al bebé le resulta más fácil agarrarse.

- Si tu pecho es grande, le puedes apoyar el pecho en la barbilla; esto también facilitará que abra la boca y desplace la cabeza hacia atrás.

- Cuando hayas detectado ese momento óptimo en la apertura de la boca es clave, como te decía, que realices un movimiento rápido, empujando al bebé por la espalda hacia tu pecho. Sé que da miedo y si además tienes grietas o dolor, es probable que tiendas a echarte ha-

cia atrás cuando ves que el bebé abre la boca y se acerca. Es lógico. Lo que puede pasar al realizar ese movimiento instintivo de huida es que el agarre sea más superficial y el dolor se mantenga. Intenta acercarlo rápido cuando veas esa boca enorme abierta, y es más que probable que el dolor disminuya.

A la primera es difícil que todo salga bien. Vas a necesitar practicar un poco hasta que los dos lo hagáis perfecto. En la lactancia hay mucho ensayo y error, paciencia y tener presente que a veces una sola no se apaña, que es necesario pedir ayuda a una experta para fijar toda esta información y empezar a realizar los movimientos de manera automática.

Si a pesar de todo te sigue doliendo y crees que el agarre está perfecto o te han dicho que lo está, revisa lo siguiente:

- ¿Cómo sale el pezón de la boca del bebé? Debería salir alargado, pero no pinzado como si fuera la punta de un pintalabios.[3] Si te duele o el bebé no gana peso, hay que revisar

---

[3] Si el pezón sale aplastado de la boca del bebé después de terminar la toma, pero no te duele y tu bebé gana peso, tranquilidad absoluta.

de nuevo la técnica de lactancia y las estructuras orales del bebé.

- ¿Tienes grietas? ¿Cómo son? Si la grieta está en el centro del pezón, quiere decir que el bebé comprime el pezón al mamar. Si están en la parte exterior (y según la posición en que coloques al bebé) indica que la encía superior o la inferior está en contacto con esa zona y la daña. Por tanto, toca de nuevo revisar la técnica de lactancia y las estructuras orales.

- ¿Tienes marcas o zonas descoloridas en la areola? Si ves zonas rosadas o despigmentadas, nos indica que el bebé hace mucha fuerza al mamar, lo que causa estas marcas. Revisa la técnica y las estructuras orales del bebé.

¿Cómo reviso las estructuras orales del bebé?

Como ya has visto, esto también es clave. No siempre es fácil saber observarlas cuando es nuestro primer bebé y quizá no vas a saber valorarlo sola. Te doy pistas para observar antes de, si lo necesitas, consultar con una experta en lactancia:

- Revisa el labio superior: ¿hay un callo o una ampolla?,[4] ¿hay uno o varios en el centro del labio o están en todo el labio? Estas ampollas son como las que te puedes hacer en los pies al estrenar un zapato. Las primeras semanas pueden ser normales. Si tienes dolor, no gana peso o tiene el labio completo con ampollas, indica que hace mucha fuerza para mamar.

- Siéntate con tu bebé, cuando esté tranquilo, sentado en tu regazo. Colocaos cara a cara (te puede ser más fácil si te sientas en el sofá y colocas los pies en la mesita de centro que tengas delante) y observa su carita y la lengua: ¿tiene un lado de la cara más elevado que el otro?; cuando llora, ¿la lengua se eleva completamente y la punta le toca el paladar? En el caso que la levante poco o que apenas lo haga, ¿hace movimientos regulares o irregulares con ambos lados de la lengua?

---

[4] Si el bebé gana peso y tú no tienes dolor, si tiene ampolla no te agobies, no tiene la menor importancia y desaparecerá en unos días.

- También respecto a la lengua, cuando el bebé la eleva, ¿puedes observar en la zona central un hilo de tejido que la une con el suelo de la boca? Si lo ves, es probable que tu bebé tenga el frenillo[5] de la lengua corto.

- Respecto al paladar, para observarlo mejor: baja un poco las piernas para que el bebé quede más tendido (te puedes ayudar con la luz del móvil) y así ver mejor el arco del paladar. Debería tener una forma de U y no ser demasiado profundo. Si ves una forma más en V o te parece muy profundo, consulta con una logopeda experta en lactancia.

Sé que son muchos aspectos a tener en cuenta, y quizá te sientes abrumada por todo lo que te he comentado. No es fácil y deberás ir paso a paso. Y de nuevo, sin ninguna duda, y al igual que cuando tenemos algo en casa escacharrado llamas a un técnico, no dudes en contactar con una experta en lactancia o acude a un grupo de lactancia para obtener respuestas. Y ten en cuenta que lo que estás experimentando es algo que les pasa a muchísimas mujeres; no eres torpe, solo estás aprendiendo.

Sentada no me apaño, siento que no sujeto al bebé con facilidad

Vale, si has leído el apartado anterior y te gustaría ser un pulpo, lo entiendo. Con la maternidad nos deberían salir manos extras y cuando, las primeras semanas, intentas colocar a un bebé a mamar es fácil que sientas que no controlas la situación o incluso que necesites pedir ayuda a tu pareja para poder acomodar al bebé. Los bebés, cuando maman, usan las manos, empujan y masajean el pecho, si además están hambrientos, van a ponerse las manos en la boca y será complicado que se las puedas cambiar de sitio. Día a día te vas a sentir más segura y menos torpe; mientras tanto hay trucos que te pueden ayudar a que el agarre de tu bebé al pecho te resulte más fácil.

 Ideas

La primera parte es tener en cuenta el estado de tu bebé antes de empezar la toma. Los bebés transitan por cinco estados durante los primeros meses: **dormidos, adormilados, alerta tranquila, alerta activa y el llanto**. Solo en los estados en los que están adormilados y en alerta tranquila van a mamar con facilidad. En cualquier otro estado o no mostrará el más mínimo interés o se

---

[5] En el apartado «Situaciones relacionadas con la lactancia y tu salud o la de tu hijo» tienes más información sobre el frenillo linfual corto.

desesperará a pesar de tener la teta justo delante de sus narices, dará golpes con la cabeza y no será capaz de encontrarla. Por tanto:

1. Intenta empezar la toma cuando el bebé está adormilado. Si le acaricias las mejillas, gira la cara y abre la boca, puedes intentar que se agarre.

2. Siéntate (deberías estar ligeramente reclinada) y deja a tu bebé adormilado con su cabeza sobre la zona de tu cuello, un poco más arriba de los pechos. Contén sus

movimientos con tus brazos, deja que se mueva y solo evita que se caiga. Poco a poco, a medida que se active, buscará el pecho y es posible que se agarre solo.

Si lo anterior no ha funcionado, vamos a intentar el llamado «agarre de cuna cruzado». Vamos por partes:

1. El bebé debe estar adormilado en alerta tranquila.[6]

2. Coloca la mano del pecho contrario que le vayas a ofrecer en forma de C, en la

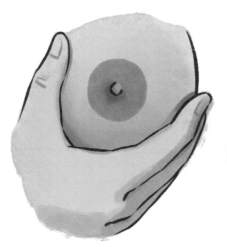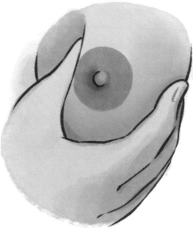

Sujeción en forma de U para conseguir un agarre más profundo.

---

[6] Cuando el bebé está en alerta tranquila tiene la cara y las extremidades relajadas, los ojos muy abiertos y te mirará fijamente.

zona de la nuca del bebé. La palma de la mano queda en la zona de su espalda y el dedo pulgar e índice rodean su cuello. Es importante no tocar con tus dedos sus mejillas; si lo haces, girará la cabeza hacia la zona que estés tocando y la cosa se complicará.

3. Coloca la mano del pecho que le vas a ofrecer en forma de U y sujeta el pecho con firmeza.

4. El pulgar se sitúa justo encima de la areola, aprieta levemente y verás cómo el pezón se desplaza hacia el lateral.

5. Sitúa tu pezón en la punta de la nariz del bebé y espera a que desplace la cabeza hacia atrás y abra la boca.

6. Cuando veas que la abre bien grande, con la mano que tienes en su espalda, empuja con firmeza el bebé hacia ti.

Una vez hayas conseguido el agarre, puedes soltar el pecho y cambiar las manos para que estés más cómoda. Recuerda que la mano del pecho que le das siempre va a quedar en sus omóplatos, manteniendo cierta presión.

Sé que ahora parece muy complicado, pero esto no va a ser siempre así, te lo aseguro. Puede llevarte días o semanas pero, poco a poco, dejarás de tener que hacer malabares y el bebé se agarrará solo.

El bebé no se agarra bien en la cama

Amamantar en la cama es un placer y permite descansar, lo que sin duda acaba siendo vital para sobrevivir. Pero a la mayoría de las madres amamantar en la cama les suele resultar complicado, lo que provoca que, hasta que no descubren cómo dar el pecho tendidas, se pasen noches sentadas en la cama, intentando no dar cabezadas. Y una vez el bebé ha terminado, llega la misión imposible: dejarlo en la cuna o a su lado en la cama y que no se despierte.

Por todo ello, amamantar en la cama, siguiendo las medidas de un colecho seguro, es una maravilla.

Antes de entrar en materia, toca repasar las **medidas para un colecho seguro**:

- Duerme en una cama, no en el sofá o superficies que se puedan hundir.

- El bebé debe dormir boca arriba, nunca boca abajo o de lado (en especial las primeras semanas).

- Verifica que el bebé no pueda caerse de la cama ni quedar atrapado en ningún hueco entre tu cama y la cama de colecho, si es el caso.

- Evita el uso de almohadas, mantas con pelo, acolchados, cojines, peluches, lazos...

- Nada debe cubrir la cabeza del bebé.

- Evita abrigar al niño en exceso.

- No duermas en la misma cama si tú o tu pareja sois fumadores.

- No fumes nunca en la habitación.

- No duermas con el bebé si has consumido alcohol, drogas, somníferos o medicación que pueda alterar tu nivel de conciencia y capacidad de reacción.

- No compartas la cama si tienes alguna enfermedad que disminuya el nivel de respuesta, como diabetes o epilepsia inestable.

- Si tienes otro bebé más mayor, es importante que no duerma en contacto con el recién nacido. Si duermen los dos contigo, tú en medio de los dos.

- Si tienes peludos en casa, evita que duerman cerca del bebé.

Estas medidas son especialmente necesarias desde el nacimiento a los 3 meses, teniendo especial cuidado entre los 2-3 meses, momento de máxima incidencia de muerte súbita del lactante. Sé que asusta, pero es necesario que lo sepas. De la misma manera que saber las reglas para una conducción segura no te hace dejar de conducir.

Una vez verificado todo lo anterior, vamos a intentar mejorar el agarre del bebé cuando está tendido en la cama:

1. Ponte cómoda, puedes necesitar almohadas en la espalda o entre las piernas.

2. Coloca también al bebé en paralelo con tu cuerpo.

3. La cabeza del bebé debe quedar por debajo del pecho que le vas a dar (no justo delante), para que, al intentar agarrar el pecho, desplace la cabeza hacia atrás.

4. Sitúa la mano que mejor te vaya en la espalda del bebé.

5. Cuando veas que abre la boca, empuja al bebé por la espalda, no por la cabeza, hacia ti.

6. Y si todo ha ido bien, el bebé se habrá agarrado al pecho.

No te puedo asegurar que te salga a la primera, como todo, es cuestión de perseverancia.

EXTRACCIÓN DE LA LECHE

Miedo a la extracción

No es raro que te dé miedo la extracción de leche. En general suele pasar que no nos gusta la máquina en sí (no olvidemos que no es un bebé ni se le parece en nada) y, por otro lado, el miedo a manipular o tocar nuestros pechos está muy presente en muchas mujeres.

Lo primero que deberías hacer es acotar el miedo, ¿qué es lo te preocupa?

- Sacar poca leche.

- Sacar demasiada leche.

- Sentirte incómoda.

- Que te produzca dolor.

- El ruido del sacaleches.

- Hacerlo a mano.

Imagino que habrá muchos más supuestos a contemplar, pero estos son los que las madres habitualmente me comentan. Así que vamos a valorarlos uno por uno:

- **Sacar poca leche**: sí, puede pasar que las primeras veces saques poca leche y puede resultar frustrante, así que tómatelo con calma, esto es todo un aprendizaje y requiere tiempo.

- **Sacar mucha leche**: ¿te da miedo aumentar la producción de leche? ¿O miedo a dejar al bebé sin ella? Si haces 1-2 extracciones al día o de vez en cuando, no vas a aumentar la producción, y no puedes dejar al bebé sin leche si te la extraes: cuanta más sacas, más tienes.

- **Sentirte incómoda**: pues hay que intentarlo y ver qué pasa, a veces es más lo que imaginamos o pensamos que la realidad. Y si no te gusta, siempre se puede intentar una extracción manual.

- **Que te produzca dolor**: la extracción no duele, si lo hace es por alguna razón y tendremos que ver qué se puede mejorar.

- **El ruido del sacaleches**: sí, algunos hacen mucho ruido y en este capítulo vas a encontrar trucos para intentar aislarte.

- **Hacerlo a mano**: en general las mujeres nos tocamos poco las tetas, hay un poco de tabú en hacerlo y nos cuesta palparnos y observarnos. Te invito a tocarte el pecho, reconocer sus partes y aprender que la extracción manual de leche es, sin duda, un acierto

También debes tener en cuenta que muchas madres no experimentan ninguna necesidad de sacarse leche, así que no es una obligación tener que hacerlo. Y dejo para el final esta reflexión: si te causa mucho desasosiego pensar en la extracción o el sacaleches, siempre puedes consultarlo con una psicóloga perinatal que te acompañe en el proceso.

Extracción manual de leche

Aunque puede parecer que, si tienes un sacaleches, realizar una extracción manual es un atraso, una recomendación general es perder el pudor (muchas mujeres no se tocan nunca los pechos) y aprender a realizarla. Esta técnica es extremadamente simple y, una vez se le pierde el miedo, permite conocer a fondo la glándula mamaria y solventar situaciones en las que no será posible poner al bebé a mamar o no se dispondrá de un sacaleches eléctrico.

 Recursos

Lo primero que toca hacer, si no lo has hecho antes, es mirar tus pechos. Muchas de nosotras tenemos conflictos con nuestro cuerpo o nuestro pecho, que no nos parece «perfecto», y en ocasiones, delante del espejo, obviamos mirarnos. Ha llegado el momento de mirar y observar el pecho.

- ¿Cómo son tus pechos?

- ¿Uno es más grande que el otro?

- ¿Cómo es tu areola? ¿Es grande o más bien pequeña?

- ¿En qué dirección apuntan los pezones?

Es posible que veas que tus pechos difieren uno del otro, que uno es visiblemente más grande que el otro. Las areolas pueden ser muy diferentes: las hay grandes como una *cookie* de chocolate, y otras muy pequeñas que parecen galletas saladas de aperitivo. Los pezones también suelen mirar en direcciones diferentes; uno puede tener una posición más alta que el otro o uno dirigirse al frente y el otro al exterior. Todas estas variaciones son normales y es importante que las observes, tanto para realizar la extracción manual como para dar el pecho a tu bebé. En muchas ocasiones, el dolor al amamantar se produce al colocar al bebé en el pecho de manera poco adecuada.

El primer paso de la extracción manual, también llamada **técnica Marmet**, es masajear el pecho.

1. Con el índice y el dedo medio, dibuja círculos sobre el pecho, desde la zona superior media (entre los dos pechos) y axilar hasta el pezón durante unos minutos.

2. Después frota sin presionar (como si fueran caricias) en todas las zonas del pecho que has masajeado anteriormente hacia el pezón. Este movimiento favorecerá y estimulará el reflejo de eyección de leche. Es posible que veas que la areola empieza a contraerse y endurecerse.

3. Y finalmente desplázate un poco hacia delante y sacude un poco el pecho.

Y ahora, para terminar, ya puedes realizar **la extracción manual**:

1. Coloca la mano en forma de C.

2. Sujeta la parte inferior del pecho con 4 dedos.

3. El dedo pulgar queda arriba, justo en la zona de la areola.

4. Una vez tengas el pecho sujetado con seguridad, desplaza toda la mama hacia las costillas sin mover la mano ni hacer rodar el pulgar, que se mantendrá fijo sobre la zona de la areola.

5. El siguiente movimiento requiere que el pulgar comprima la areola mientras desplazas el pecho hacia delante.

6. Repite este movimiento buscando el punto de la areola en el que te sea más efectivo.

7. La extracción manual no te debe causar dolor en ningún momento.

A medida que vayas practicando, irás personalizando la manera de hacerlo y esto hará que la extracción sea cada vez más efectiva. No te agobies si las primeras veces no consigues sacar nada o solo sacas unas gotas. Es normal, y hay que asumir que todo requiere un aprendizaje. Puede ser que las primeras veces solo veas gotitas de leche y que poco a poco consigas que salgan varios chorros al realizar la extracción, así que ¡manos a las tetas!

¿Cuándo se puede empezar a extraer leche?

Es habitual que te digan que no puedes extraer leche los primeros meses de vida de tu bebé y que te recomienden esperar unos meses. No hay razón para esperar si necesitas conseguir leche, ya sea para disponer de un banco de leche, extraerla en alguna ocasión o si te molesta el pecho.

 Recuerda

Como te he dicho, puedes extraer leche cuando quieras. Si es una extracción puntual no tiene el menor problema. En el caso de que quieras hacer un banco de leche y, por tanto, hacer extracciones más regulares, lo importante es que una vez hayas empezado, no lo dejes de un día a otro. Si realizas varias extracciones al día, dejar de extraer sin más puede producir que el exceso de leche que has conseguido te cause problemas y dolor, bien obstrucciones o mastitis.

Si quieres dejar de sacarte leche, lo que puedes hacer es:

1. Empezar durante unos días a sacar menos cantidad en las diferentes extracciones que hagas. De esta manera, ya empezamos a disminuir la producción.

2. Una vez tengas esta primera fase controlada, elimina una de las extracciones. Suele ser más fácil la de última hora de la tarde o la noche.

3. Controla unos días la evolución de tu pecho, que no se produzcan retenciones de leche y no lo sientas cargado.

4. Si todo va bien, elimina otra extracción.

5. De esta manera podrás ir eliminándolas todas.

¿Sacaleches manual o eléctrico?

Pues como dice la canción, depende. Lo primero que hay que tener en cuenta es que no en todas las lactancias va a ser necesario el uso del sacaleches, por lo que *a priori* no hay razón para comprar uno si no hay una situación concreta en la que se prevea usarlo.

Si ya estás en el momento de elegir un sacaleches, verás que el mercado te ofrece una gran variedad, y puede ser complicado saber cuál elegir.

Entre los manuales y eléctricos, la diferencia es que con unos (los eléctricos) no tienes que hacer nada, y en los manuales hay que trabajar un poco más la extracción de leche.

La mayoría de los sacaleches manuales actuales son de palanca, aunque puedes encontrar alguno de émbolo (como si fuera una jeringa) o por vacío. Al comprimir la palanca se genera un vacío, que es el que consigue realizar la extracción. En algunos de ellos, la palanca se puede apretar por el lado más corto o el más largo. Según se apriete en un punto u otro, se estimula el pecho y se extrae la leche.

Existe una gama nueva de sacaleches manuales que se basan en el proceso de vacío en el pecho: se coloca dentro del sujetador, se comprime y el vacío generado facilita la extracción de la leche.

ⓘ Información

Decidirte por uno manual o eléctrico puede depender de varios factores que te detallo a continuación para que puedas valorar los pros y los contras:

- El sacaleches manual no hace excesivo ruido, mientras que los eléctricos sí.

- El sacaleches manual lo manipulas tú, con el eléctrico puedes tener la sensación de no controlarlo.

- Con el manual no necesitas corriente eléctrica, por lo que puedes usarlo en cualquier lugar o momento.

- Los manuales son más económicos que los eléctricos.

- El sacaleches manual puede ser menos eficaz que el eléctrico; va a depender un poco de tu pericia.

- Los manuales pueden ser más lentos, por lo que pueden requerir más tiempo para el proceso de extracción.

- Los manuales pueden ser idóneos para realizar extracciones puntuales.

A partir de estos parámetros, puedes decidir qué es lo que más te conviene. No es raro que muchas madres elijan para empezar un sacaleches manual, y que también muchas otras, expertas ya en la materia, lo prefieran a la extracción eléctrica.

Elegir un sacaleches eléctrico

Te invito a abrir una página de internet en la que se pueden comprar productos a nivel global (ya sabes a qué tipo de webs me refiero). Te puedes quedar ojiplática de la variedad de marcas, tipos y opciones que existen a la hora de escoger un sacaleches eléctrico.

Hay marcas que seguro que te van a sonar y ello ya predispone un poco la compra. Otras quizá no te suenan de nada o no las encontrarías en ninguna tienda en tu país, y eso es algo a tener en cuenta, pues si el sacaleches se estropea y le estás dando uso habitual, te puede fastidiar bastante.

ⓘ Información

Si el servicio posventa está en tu país, será más fácil que puedas resolver las dudas que tengas sobre su uso y si, además, alguna pieza se estropea o se pierde, la puedas reemplazar lo antes posible.

Además:

- Revisa las reseñas del sacaleches en internet, no hay nada más efectivo para conocer el producto que leer la opinión de otras usuarias.

- Es habitual que cada marca ofrezca más de un dispositivo diferente: manual, eléctrico individual, eléctrico doble, hospitalario... Revisa cuando lo vayas a pedir que sea el que quieres.

- Valora si el sacaleches tiene copas de diferentes tallas, ya que el diámetro del pezón varía según cada persona.

- Valora los accesorios incluidos, porque a veces pueden hacer que te decantes por uno.

- El ruido que hace el aparato: ¿te molesta que haga ruido? Cuando lo tengas que usar, ¿vas a estar sola o acompañada? Si vas a estar acompañada, ¿cómo vas a vivir que el sacaleches haga ruido?

- Piensa cuándo lo vas a usar: ¿tendrás acceso a la corriente o necesitas que funcione con batería?

- En el caso de que funcione con batería, valora cómo se realiza el proceso de carga: ¿se puede usar durante la carga? Una vez cargado, ¿cuántas extracciones puede realizar?

- ¿Necesitas un sacaleches individual o doble? El sacaleches doble consigue extraer en proporción más cantidad de leche porque estimula mejor el reflejo de eyección de la leche, pero también es más caro.

- Con uno doble, la extracción suele ser más rápida porque haces los dos pechos a la vez.

- Es interesante que el sacaleches elegido imite las dos fases de succión del bebé: la estimulación y la extracción. Algunos solo imitan la segunda, sin realizar la estimulación previa.

- ¿Necesitas estar sentada para usarlo o puedes moverte libremente y seguir con tu rutina? Hay sacaleches que se colocan dentro del sujetador que no necesitan estar conectados a una fuente de alimentación y que son totalmente discretos.

- ¿Pesa y ocupa mucho? Si vas a tener que llevarlo de casa al trabajo o viceversa, cuanto menos pesado y más pequeño sea, más fácil será el transporte.

Seguramente habrá más aspectos a tener en cuenta, pero con esta información detallada puedes decidirte por uno u otro.

Copas de los sacaleches

¿A que si vas a comprar unos zapatos tienes que buscar tu talla? Y si tienes un 37 de pie sabes que unos zapatos del 35 te van pequeños y unos del 40 te van grandes. Pues lo mismo pasa con la copa del sacaleches.

Los pezones no tienen una medida estándar, es más, puede ser que tus dos pezones tengan un diámetro diferente. Por tanto, cuando compres un sacaleches, es importante que tenga diferentes diámetros de copa o adaptadores.

Una copa inadecuada puede causar dolor, dificultar la extracción y generar mucha frustración.

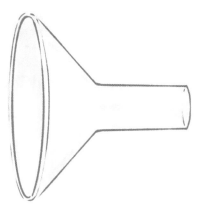

Selecciona la copa que se adapte mejor a la medida de tu pezón.

 Recursos

No tiene demasiada dificultad saber qué talla necesitas. Mide la cara de tu pezón, la parte de delante y suma 2 milímetros, si la cifra resultante es:

- Hasta 17 milímetros: necesitas la talla 21 milímetros.

- Si mide hasta 20 milímetros: necesitas la talla 24 milímetros.

- Si mide hasta 23 milímetros: necesitas la talla 27 milímetros.

- Si mide hasta 26 milímetros: necesitas la talla 30 milímetros

- Si mide hasta 32 milímetros: necesitas la talla 36 milímetros (que no es nada fácil de encontrar).

En ocasiones, la talla pequeña puede ser demasiado grande, y se convierte en toda una aventura encontrar copas más pequeñas.[7] Un truco muy fácil y económico es usar una pezonera: te la colocas y encima, la copa del extractor, de forma que el pezón quede centrado igual que lo estaría sin la pezonera. Comprueba si de esta manera, al aumentar el diámetro del pezón, consigues que la extracción sea más eficaz.

¿Cuándo reemplazar las piezas del sacaleches?

Pues va a depender un poco del uso que hagas de él. A mayor uso, más necesario podrá ser cambiar las piezas. Las partes del sacaleches que más sufren son las membranas, que poco a poco van perdiendo efectividad.

 Información

Es complicado encontrar recomendaciones específicas de cada marca. Así que los tiempos aportados son estimativos y va a depender del uso que le des al sacaleches. Si lo utilizas varias veces al día durante varios meses, estos tiempos te pueden ayudar a saber cuándo reemplazar las piezas. Y, por supuesto, si cualquiera se deteriora, reemplázala inmediatamente:

- Membranas redondas pequeñas: 2-8 semanas, dependiendo del uso o si dejan de quedar fijas.

- Válvulas: 8 semanas.

- Membranas en forma de pico de pato: cada 12 semanas o si en la parte inferior se abre.

---

[7] En algunas páginas de internet puedes encontrar adaptadores, que permiten que la copa se adapte mejor si se sale de las medidas estándares.

- Diafragmas: cada 3-6 meses o si se rompen o no se ajustan.

- Codos y conectores: cada 6-12 meses.

- Tubos: cada 3-6 meses o se si ensucian.

- Botes: si se rompen o se ponen opacos.

Estas cifras son aproximadas, no es necesario que las sigas al pie de la letra, te van a servir para tener una idea. Y, por supuesto, si tu sacaleches funciona perfectamente y las piezas no están rotas o dañadas, no es necesario hacer nada.

Limpiar un sacaleches

Si lees las instrucciones del sacaleches, algo que solemos hacer poco cuando vemos mucha letra, verás que la recomendación es esterilizar el sacaleches la primera vez que lo vayas a usar, y algunas marcas recomiendan hacerlo una vez al día.

Tanto si usas el sacaleches muy de vez en cuando o varias veces al día, esterilizarlo se convierte en un trabajo añadido. ¿Qué hay de cierto? ¿Es necesario?

Antes de usarlo por primera vez, sí es muy recomendable esterilizarlo. La manufacturación no se ha hecho en un ambiente estéril y, por tanto, puede haber gérmenes u hongos, así que por seguridad es mejor hacer una limpieza a fondo. Una vez lo hayas esterilizado no es necesario que lo hagas más, a menos que seas donante de leche. En ese caso, sí deberías esterilizar cada día el sacaleches.

Luego, con la limpieza «normal» es más que suficiente. Si te preguntas a qué me refiero, no es más que limpiar las piezas del sacaleches como otro útil de cocina. O sea, o lo limpias a mano con agua y jabón o al lavaplatos. Sin más complicación.

 Recursos

Para esterilizar esa primera vez, tanto si lo has comprado como si es de segunda mano, puedes hacerlo de diferentes formas. Vamos a buscar siempre la más rápida y fácil:

- Diversas marcas ofrecen bolsas de esterilización para el microondas. Puedes usarlas bastantes veces, el precio es muy asequible y permiten que el proceso sea muy rápido y seguro para las piezas, ya que la temperatura a la que llegan no degrada los plásticos.

- Esterilizar en frío mediante pastillas o líquido. Se sumerge todo en agua, se añade la pastilla o el líquido y se deja unas determinadas horas hasta que termine el proceso.

- Existen esterilizadores eléctricos, que realizan la limpieza de las piezas del sacaleches mediante vapor.

Sin duda, el más económico, el que menos espacio ocupa y el más rápido son las bolsas para el microondas. Si te preguntas si he olvidado la esterilización mediante agua hirviendo, no, no la he olvidado. Pero he podido observar que, a pesar de ser eficaz y recomendado por algunas marcas, hace que algunas piezas de plástico del sacaleches se deformen, lo que condiciona su uso posterior.

Como te decía, una vez lo has esterilizado, no hará falta que lo vuelvas a hacer,[8] tan solo se limpia después de su uso. Hay familias que usan los detergentes de consumo habitual, y también familias que optan por detergentes específicos para productos infantiles que tienen la ventaja de no tener olor, sabor ni colorantes que pueden afectar al plástico y, por tanto, a la leche que contenga.

¿En qué momento es mejor hacer la extracción?

Esta duda es muy habitual y se relaciona con el miedo a quedarse sin leche. Pensamos en el pecho como un almacén, no como una fábrica, que es justo lo que es. Si creemos que la teta es tan solo un almacén que se va vaciando según se consume, es normal que tengamos miedo a que el bebé no encuentre leche si antes la sacamos. Ahora dale la vuelta e imagina que es una fábrica que trabaja día y noche. Si sale leche, hay que fabricar más, los suministros no pueden faltar.

Por tanto, cuanta más sacas, más vas a tener; no vas a dejar nunca al bebé sin leche. Puedes sacarte leche cuando te dé la gana. Te diría que solo en el caso de que el bebé tenga dificultad de succión, no te la extraigas justo antes de la toma. Si vuestra lactancia va como un tiro, puedes hacerlo cuando quieras.

 Recursos

Te puedes sacar leche en cualquier momento, pero si te da aún un poco de miedo o a tu bebé le cuesta succionar, te cuento unos trucos que te ayudarán a hacer esa extracción con más tranquilidad:

---

[8] Solo en el caso de realizar extracciones de leche para ser donante de leche es necesario que esterilices el sacaleches cada día.

- Puedes extraer leche del pecho que no le das. Si lo haces a la vez que amamantas, es más fácil conseguir algo más de leche.

- Una vez terminada la toma, puedes extraer leche de los dos pechos. Del que has amamantado es posible que salga algo menos, así que haz extracciones alternas. Cuando veas que de un pecho ya sale gota a gota, cambia al otro. Realiza dos tandas en cada pecho.

- También puedes hacerlo justo 1 hora después de amamantar. Es una manera de conseguir extraer algo de leche y estar tranquila si el bebé pide el pecho al rato.

A medida que vayas pillando confianza, te sentirás cada vez más segura en las extracciones y perderás el miedo a quedarte sin leche.

Trucos para conseguir más leche

No sé si alguna vez has visto alguna publicación en redes sociales de algunas madres que tienen el congelador lleno de litros y litros de leche materna. Suelen ser imágenes que se hacen virales y que nos despiertan sentimientos entre la sorpresa, la admiración y la exasperación con nosotras mismas. Extraer leche no es nada fácil y, al igual que la lactancia, requiere tiempo, paciencia y aprendizaje, y las primeras veces que lo intentas, como pienses que vas a sacar gran cantidad de leche, se te puede venir el mundo encima.

Los motivos para realizar una extracción de leche son muchos, no creo que los pueda mencionar todos:

- Para suplementar a un bebé prematuro.

- Para alimentar a un bebé que está enfermo y separado de su madre.

- Para suplementar a un bebé que no gana peso.

- Para alimentar a un bebé en caso de que la madre esté enferma y separada de su hijo.

- Para tener un banco de leche por no poder seguir con la lactancia.

- Para alimentar a un bebé en caso de lactancia diferida.[9]

---

[9] La lactancia diferida es aquella en que la madre extrae la leche para ofrecérsela al bebé en biberón u otro método, sin que el bebé mame nunca o casi nunca de manera directa.

- Para alimentar a un bebé cuando volvemos al trabajo.

- Para conseguir leche para otros hijos u otros bebés.

- Para compartir la lactancia con la pareja.

- Para hacer donación a un banco de leche.

- En casos individuales y situaciones personales.

- (....)

Estoy segura de que me dejo muchos, pero sea cual sea el caso, la extracción es toda una aventura y hay maneras de conseguir realizarla o facilitarla.

Recursos

Extraer 50-70 mililitros de leche en una lactancia instaurada es más que normal y, a veces, dependiendo del sacaleches puedes sacar mucho menos. Si planteas las primeras extracciones con pocas expectativas de obtener grandes resultados, mucho mejor.

Te dejo aquí una serie de trucos para conseguir más leche en la extracción. No es necesario que los hagas todos, solo encuentra lo que vaya mejor en vuestro caso:

- Extraer con el bebé en la otra teta.

- Usar un sacaleches eléctrico doble.

- En el caso de que el bebé sea prematuro o esté enfermo, plantear el alquiler de un sacaleches hospitalario.

- Extraer 1 hora después de dar el pecho.

- Extraer sin mirar la cantidad de leche que vamos consiguiendo.

- Si a pesar de intentar no mirar, la tentación te puede, tapar la botellita para no ver la cantidad de leche que va saliendo.

- Hacer extracciones cortas y frecuentes.

- Combinar extracciones manuales con el sacaleches.

- Extraer leche mientras te distraes con algo que te guste: una serie, música, bailando...

- Realizar compresión mamaria mientras extraes.

- Si es una emergencia o necesitas conseguir mucha cantidad de leche en poco tiempo, realizar una tanda de extracción poderosa.

Y, por supuesto, repetición y paciencia infinita.

Puedes ir juntando la leche que vayas consiguiendo en las diferentes extracciones, idealmente si está a la misma temperatura.[10]

No sale nada con el sacaleches

No es fácil extraer leche con este aparato. Hay mujeres a las que les será muy fácil y, ya sea a mano, con sacaleches manual o eléctrico, van a poder conseguir toda la leche que les hace falta en un abrir y cerrar de ojos.

Pero lo habitual es que las primeras veces que lo usas la experiencia sea un pelín nefasta y que, igual si consigues sacar algu-

nos mililitros de leche, te asalten las dudas sobre si esa es la cantidad que tu bebé toma. La respuesta es no. La cantidad de leche que el bebé consigue siempre es superior a la cantidad que extraes.

Cuando no sacamos nada de nada o muy poco, podemos revisar una serie de puntos para ver si encontramos una causa mecánica. Si tenéis dificultades en vuestra lactancia o el bebé no gana peso por más que esté en el pecho, sería necesario revisar la técnica de lactancia y las posibles causas de una baja producción de leche. En el capítulo 4 encontrarás más información.

i **Información**

Vamos a revisar el sacaleches parte por parte para ver si encontramos la pieza que no responde correctamente:

- ¿Es nuevo, prestado o de segunda mano? Los motores de los sacaleches, al igual que los de otros electrodomésticos, tienen un tiempo de vida programada, y fuera de ese tiempo, por más bien que se vean por fuera, pueden dejar de funcionar.

---

[10] Estaba terminando de revisar el libro cuando se produjo esta novedad en la lactancia. La Academia Americana de Pediatría (AAP) ha afirmado que la leche de diferentes extracciones a la misma temperatura se puede mezclar. Por el momento es solo la recomendación de la AAP y parece que no se suman otras organizaciones internacionales. Iremos viendo.

- ¿Es manual o eléctrico? Los manuales suelen ser menos eficaces.

- ¿Es eléctrico? No todos los eléctricos funcionan igual de bien. Revisa en internet las reseñas de los sacaleches para conocer su eficacia.

- Si es eléctrico, comprueba que la copa sea la correcta, en este apartado te explico cómo hacerlo.

- Revisa que todas las piezas del sacaleches estén bien insertadas y en buen estado.

- Revisa todas las membranas del sacaleches, porque si no están colocadas correctamente o están gastadas pueden hacer que no funcione.

- Verifica que colocas la copa del sacaleches pegada a tu pecho y que la sujetas; si queda algún recoveco o la copa no está suficientemente apretada contra tu pecho, puede ser que no haga el vacío de manera adecuada.

Y a nivel emocional, ¿cómo te sientes cuando te pones el sacaleches?

- ¿Te pones nerviosa cuando tienes que hacer una extracción?

- ¿El ruido del sacaleches te incomoda?

- ¿Estás pendiente de que salga leche todo el rato?

- ¿Te da miedo usarlo?

Si en alguna de las preguntas respondes que sí y has revisado que el sacaleches esté en estado de revista, algo que podría pasar es que estuvieras, sin querer, bloqueando el reflejo de eyección de la leche. Si son las primeras veces que lo usas, quizá es solo cuestión de hacerse «amigui» del sacaleches y esto puede requerir unas cuantas extracciones y paciencia. Si ya llevas intentando forjar una amistad con él y no hay manera, intenta hacer cosas mientras lo llevas para no pensar que lo estás usando:

- Poner una *playlist* de música que te motive a todo volumen.

- Ver una serie emocionante modo *on*.

- Leer un libro entretenido.

- Tapar (un calcetín del bebé es perfecto para esto) la botellita para no ver la leche.

- Bailar (si el sacaleches tiene batería y te permite moverte).

- O incluso comer algo que te guste mucho (pero mucho mucho).

A ver si con alguno de estos trucos la cosa va mejor.

Antes salía, ahora no sale nada

Esta es también una situación que se repite: del sacaleches que antes sacábamos una cantidad determinada de leche, ahora casi no sacamos nada de nada. ¿Qué ha pasado?

Va a depender de si hace semanas que lo usas o si llevas poco tiempo. No podemos olvidar que, por más que tengas el mejor sacaleches del mercado, que no sé si es el caso, nunca es tan eficaz como un bebé.

Recursos

Si el sacaleches ha sido tu compañero de viaje y aventuras durante mucho tiempo, repasa los siguientes puntos:

- Que estén todas las piezas bien insertadas.

- Que las membranas no estén mal colocadas, dadas de sí o rotas.

- Que el sacaleches haga el vacío (si te lo pones en la mejilla, lo puedes saber).

Si todo lo anterior está revisado y correcto y llevas mucho tiempo sacándote leche, es probable que se haya producido una situación que conocemos bien: una disminución brusca de la producción. Parece que de un día a otro el sacaleches o la glándula no responde y sacas mucha menos cantidad de la que conseguías a diario. Sigues teniendo leche, solo que es más complicado extraerla.

Me temo que sí, es algo que solemos ver y que se puede intentar revertir, pero no es fácil:

- Puedes intentar hacer más extracciones con el sacaleches.

- Realizar una extracción poderosa el fin de semana (o durante 48 horas en las que no tengas mucho lío).

- Si tienes que seguir consiguiendo la misma cantidad de leche y no hay más opción, hablar con tu médico de cabecera o ginecóloga para que te recete un galactogogo.

- ¿Dejar el sacaleches? Sí, sé que a veces cuesta dejarlo. Si tu bebé tiene 1 año o más, puede estar algunas horas sin tomar leche. Ya recuperará el tiempo perdido al llegar a casa.

- Si tiene más de 6 meses y no son muchas horas, pueden intentar ofrecerle comida en tu ausencia y, cuando vuelvas a casa, solo teta.

Si acabas de empezar a usar el sacaleches, te había estado funcionando y ahora no sacas nada, revisa:

- ¿El sacaleches es nuevo o de segunda mano? Los de segunda mano se pueden estropear con facilidad.

- ¿Acabas de tener la subida de leche y el pecho está como una piedra? Revisa el proceso de ingurgitación en el capítulo 2.

- Que estén todas las piezas bien insertadas.

- Que las membranas no estén mal colocadas, dadas de sí o rotas.

- Que el sacaleches haga el vacío (si te lo pones en la mejilla, lo puedes saber).

- ¿Estás pasando un momento de estrés? En ocasiones, si estás estresada, puedes bloquear la oxitocina y que cueste más que salga la leche. Para facilitar que salga, puedes:

  › Comer algo que te guste mucho.

  › Intentar darte un masaje en el pecho antes de empezar la extracción. No hace falta que sea nada especial: masajea el pecho de la parte posterior a la anterior y para terminar acaricia la areola y el pezón.

  › Si sigue sin funcionar, intentar darte una ducha templada, relajante, con poca luz, la música que te guste y tomarte tu tiempo, no tengas prisa.

  › Y si nada funciona, no queda otra que esperar unas 24-48 horas. La leche debería volver a fluir con normalidad.

- Si nada de esto funciona, consulta con el servicio posventa de la marca para que te ayuden.

Siento dolor al usar el sacaleches

Amamantar no debe doler ni tampoco usar un sacaleches. Hay algunos que deberían estar prohibidos de lo malos que son. Cuando un sacaleches eléctrico hace solo el vacío, succiona el pezón sin piedad al causar una tracción continua que puede ser, a la par que doloroso, infectivo.

 Información

Pero si te duele al usarlo, algo se puede mejorar. Vamos a revisar qué puede estar pasando, porque del dolor a las grietas hay un paso muy corto.

- ¿Tienes grietas o el pezón está dañado? Si tienes el pezón con heridas, es posible que el sacaleches te moleste, aunque menos que la succión del bebé.

- ¿Te empieza a doler cuando estás acabando la extracción? ¿Has revisado de qué color queda el pezón después de hacerla? Si está blanco se podría tratar de una isquemia, revisa el capítulo 3.

- ¿La marca del sacaleches que has comprado hace solo el vacío? Los sacaleches que succionan de manera continua suelen ser dolorosos.

- ¿La copa del sacaleches es la adecuada para la medida de tu pezón? En este mismo apartado tienes cómo mirar si corresponde a tu talla.

- ¿El pezón está centrado dentro del embudo? Si roza con el plástico del embudo, te puede causar dolor.

- ¿Has intentado rebajar la potencia del sacaleches? Si tu aparato lo permite, regula y disminuye la potencia hasta que no te moleste.

- ¿El interior de la copa está seco cuando lo colocas? Si hay restos de agua pueden favorecer al inicio la extracción, pero al secarse pueden producir dolor.

Si has revisado todos los aspectos anteriores, intenta lubricar la copa con una gotita de aceite, como quien unta un molde para hacer un pastel. A veces, solo con este detalle se consiguen resultados significativos. A ver qué tal va con estas recomendaciones y si ves que nada funciona, es el momento de preguntar a una experta.

Ruido del sacaleches

Sí, algunos sacaleches hacen un ruido inconfundible que, para la mayoría de las mujeres que los han usado, se recuerda toda la vida (alguna lo está reproduciendo en su cabeza ahora mismo). El ruido puede ser un problema por varias razones: o bien porque nos agobie o porque sea un «problema» en nuestro lugar de trabajo. A muchas madres el ruido las hace sentirse como vacas lecheras y esas sensaciones de agobio no facilitan la extracción. Y si has vuelto al trabajo y tienes que sacarte leche al lado de tus compañeros y compañeras, hay personas muy (pero que muy) bocazas que tienen una habilidad única para hacerse los graciosos (eso se creen) y, de paso, llegar a hacerte sentir mal.

 Soluciones

Bueno, lo primero que te diría es que buscaras un sacaleches más silencioso, pero vamos a ser realistas porque esto no siempre es posible.

Si el tema es que el ruido que hace el aparatejo te hace sentir mal, vamos a intentar evadirte de él.

- Si puedes escuchar música a todo volumen,[11] y si puede ser con auriculares, mejor que mejor. Enchufa canciones que te motiven, que te pongan contenta y a canturrear y distraer la mente.

- Hay madres que son más modernas, que usan auriculares que eliminan el ruido ambiental. La opción barata son los tapones para los oídos.

Si el problema es en el trabajo:

- Puedes intentar buscar otro espacio para sacarte leche, pero manda narices que tú seas la que se tenga que desplazar.

- Sonríe y muge como una vaca cuando te hagan comentarios al respecto. Efectivamente, es muy loco, pero si ven que te ríes de la situación ya no les hará tanta gracia.

---

[11] ¡Sin dañarte los oídos! No sea que arreglemos una cosa y estropeemos otra.

- Contraataca con ironía y sarcasmo: «Pobre, es que tus pezones no sirven ni para hacer bonito», «Aisss, tontorrón (o tontorrona), ¿tienes ganas de ver lo que se siente?», «Si yo soy una vaca y tú eres un chorlito..., el pájaro dijo», «¡Qué obsesión tienes con recordarme cada día lo mismo, al final será que te gusta el ruidito y todo!», «Sí, tienes razón, yo parezco una vaca... y tú ¿qué pareces?».

Cuantos más dientes enseñes y más sonrías, mejor. Es triste, pero hay gente en este mundo que solo se calla cuando se la deja un poco en evidencia.

Lactancia diferida

La lactancia diferida es aquella en la que la madre ofrece al bebé solamente leche materna extraída y nunca el pecho o lo hace de manera simbólica. A veces es un proceso temporal, se realiza unos días hasta que, por ejemplo, unas grietas que producen mucho dolor mejoran.

Cuando nos referimos a una lactancia diferida completa, los motivos para realizarla son diversos y no siempre deseados:

- Dificultades en el agarre que no permiten que el bebé lo inicie o sea capaz de mantenerlo.

- Malformaciones orales: labio hendido o paladar fisurado.

- Bebés que inician su alimentación mediante sonda nasogástrica.

- Necesidad de la madre de controlar la cantidad de alimento que el bebé recibe.

- Sentimientos de rechazo o asco al intentar amamantar.

- Por comodidad o por querer compartir la lactancia con la pareja.

- Situaciones particulares.

Este tipo de lactancia requiere constancia, especialmente en la extracción con sacaleches a fin de mantener la producción y que se pueda mantener en el tiempo.

 Información

Sea por decisión o necesidad, la principal dificultad de la lactancia diferida es poder mantener la producción de leche en el tiempo. Esta depende esencialmente de la extracción de la glándula. Cuanta más leche se extrae, más se produce. Y sin duda la mejor extracción y estimulación la hace el bebé. Los sacaleches nunca son tan eficaces como un bebé y cuando se usa el sacaleches de manera frecuente, una posibilidad es que casi de un día para otro, sin avisar, la producción de leche descienda de manera sustancial.

Por tanto, este hecho lo tenemos que conocer e intentar evitar, pero ¿de qué manera? Pues consiguiendo que el proceso de extracción sea lo más eficaz posible:

> • Mantén un ritmo de extracción similar al que haría el bebé, pueden ser necesarias unas 8 extracciones en 24 horas.
>
> • Usa un sacaleches doble y, a poder ser, uno hospitalario, que son mucho más eficaces.
>
> • Si consigues la leche que necesitas, no disminuyas las extracciones, intenta tan solo acortarlas, que sean más breves.
>
> • Si la producción de leche disminuye en algún momento, intenta aumentar las extracciones o realizar un proceso de extracción poderosa.

Una lactancia diferida puede durar mucho tiempo, incluso años. Por supuesto, no es fácil, pero si dejo esto aquí por escrito es para que, si estás en el proceso y tenías intención de amamantar durante bastante tiempo, sepas que es posible.

Donar leche para una particular

La donación de leche entre particulares es algo que se ha extendido en los últimos años. Sé que hay quien se opone y que lo considera una locura y algo extremadamente peligroso que no hay que fomentar. Y también sé que se va a seguir haciendo porque no se pueden poner puertas al campo. Así que, si vas a recibir o realizar una donación entre particulares, mejor hacerlo con todas las medidas de seguridad e higiene.

 Recursos

Antes de empezar a donar o recibir leche, debemos tener en cuenta una serie de precauciones:

> • Sería ideal que ambas, donante y receptora, se conocieran y no exista intercambio económico.

- Que el bebé receptor no sea prematuro en el momento de la recepción de la leche ni esté inmunodeprimido. La leche puede contener virus y bacterias que a un bebé sano es improbable que le causen daños, pero que sí pueden ser peligrosos para un bebé inmaduro o que esté enfermo.

- Que la persona donante presente una analítica reciente en la que conste que no tiene enfermedades como: VIH, Citomegalovirus o Virus de la Leucemia Humana VLHT-1.

- Que la extracción y el transporte de leche se hagan siguiendo unas estrictas medidas de higiene.

- A poder ser, realizar una pasteurización[12] casera de la leche una vez entregada.

Otra cosa es que la persona que vaya a ofreceros leche o vaya a amamantar a tu bebé sea de tu familia, entonces el proceso será más fácil, pero de todas maneras sería adecuado mantener la prudencia y realizar una analítica de sangre a la donante. Este aspecto, a pesar de que es poco reconocido o comentado, es más habitual de lo que parece y se ha realizado a lo largo de los siglos. La lactancia cruzada parte de la creencia de que las criaturas son un bien común y las mujeres de la misma familia, o incluso conocidas, se ayudan entre ellas. Seguro que si le preguntas a tu abuela si conoce alguna nodriza o si incluso llegó a ser nodriza de algún bebé, te lo puede contar.

Donar leche a un banco

Donar leche para un banco de leche es un acto de generosidad enorme. Va destinada a muy prematuros, bebés que pesan menos de 1.500 kilogramos, o que están muy enfermos. En casi todos los países existen bancos de leche, pero en el caso de España, no se dispone de ellos en todas las comunidades autónomas.

Para ser donante hay que pasar una serie de requisitos estrictos para garantizar que no se pondrá en riesgo la salud de estos pequeños. Habitualmente, todo empieza con una entrevista de hábitos personales y una analítica de sangre. En la mayoría de los bancos requieren que la madre donante tenga un bebé de como mínimo 6 meses y menos de 1 año. Se puede donar el tiempo y la cantidad que quieras. Para ser donante o preguntar cómo hacerlo, te proporcionaré información en el último capítulo de este libro.

---

[12] La pasteurización casera o Holder consiste en calentar la leche en un cazo y mantenerla a 62,5 °C durante 30 minutos. Se tiene que ir removiendo la leche durante todo el proceso y, pasada la media hora, congelarla.

Recuerda

A pesar de que puedes tener muchas preguntas con relación a la donación, dejo aquí las que atañen a vuestra lactancia, y lo hago porque en cada banco de leche tienen unas normas determinadas y pueden variar tanto que me volvería a dar para un libro entero. Así que vamos a hablar de los principales miedos que puede tener una persona que dona leche:

- No, no te vas a quedar sin leche para tu bebé. Se trata de que del excedente que podemos extraer, regales un poco al banco. Recuerda que **cuanto más sacas, más leche produces.**

- Sí, te va a requerir dedicarle unas horas al día (o casi) para poder ir extrayendo leche para la donación.

- Sí, puedes usar tu sacaleches o el que te den en el banco de leche, lo que te vaya mejor.

- Uses el que uses, hay que esterilizar el sacaleches cada día. Si fuera una extracción para tu banco de leche casero, no haría falta, solo se esterilizaría la primera vez que lo usas.

- El bote con la leche que te has extraído se abre y se cierra una sola vez. No se puede rellenar con diferentes extracciones.

Si decides hacerlo y eres apta para ser donante, solo decirte que ¡muchas gracias!

CONSERVACIÓN DE LA LECHE

Tabla rápida de conservación

En ocasiones la conservación de la leche parece un Trivial, cuando en realidad es mucho más simple porque, si sabes conservar una merluza, un lácteo o unos guisantes congelados, podrás conservar tu leche sin más dificultad.

Valeee, es cierto que la leche materna es un líquido vivo y lo que intentamos es que se conserve de la mejor manera posible para evitar que la mayoría de las células protectoras que contiene sobrevivan a la manipulación. Lo entiendo. Pero aun así, si se pierden todos esos factores defensivos, sigue siendo leche, sigue alimentando y, por otro lado, el bebé no va a alimentarse solo de la leche materna extraída, ¿no? Sé que da miedo manipular la leche y te prometo que es más fácil de lo que parece.

Recursos

* En la nevera, en la parte más fría: de 3 a 5 días.

* En el congelador, a unos -15 °C: unos 6 meses.

* En un arcón a -20 °C: unos 12 meses.

* Leche fresca a temperatura ambiente: de 4 a 6 horas (dependiendo de la temperatura ambiental). Si hace calor, 4 horas; si hace frío, unas 6 horas.

* Leche descongelada, calentada o leche refrigerada y calentada: 1 hora.

* La leche que has calentado no la puedes volver a calentar.

* Si la leche ha estado en contacto con la saliva del bebé, hay que desecharla entre 30 minutos y máximo una 1 hora después.

Recipientes para conservar la leche

Hoy en día dispones de múltiples opciones en cuanto a recipientes para conservar la leche materna se refiere. En general podríamos dividirlos entre los recipientes específicos y los «caseros». Los recipientes caseros suelen ser botes de cristal que, una vez lavados a fondo, pueden contener leche materna. Solo es importante no llenarlos del todo por el riesgo de que, una vez congelados, explote el recipiente al expandirse la leche.

 Recursos

Te voy a contar pros y contras de todos ellos para que te sea, espero, más fácil elegir entre unos u otros.

Bolsas:

* Las bolsas de conservación de leche son de un solo uso y no se pueden reutilizar, lo que implica ir comprando y tirando bolsas.

* En algunas marcas, el plástico es más endeble y existe el riesgo de rotura.

* Puedes colocar la bolsa en el mismo sacaleches y congelar la extracción al terminar.

* Permiten colocar la leche en horizontal, al menos hasta que se congela la leche, lo que facilita su almacenamiento.

- Las bolsas, si las has congelado en horizontal, permiten racionar la leche con facilidad incluso congelada, ya que al principio no sabes qué cantidad de leche va a tomar el bebé y es mejor empezar con cantidades pequeñas.

- Si la bolsa no se cierra con mucho cuidado, se puede derramar.

Recipientes de plástico:

- Los puedes usar tanto en la extracción como en la conservación en la nevera o en el congelador.

- Permiten almacenar leche de forma segura y no se rompen con facilidad.

- Los puedes reutilizar durante bastantes meses.

- Puedes almacenar unos 150-180 mililitros de leche. Esto puede ser algo positivo si sabes que tu bebé se la va a tomar toda, pero te puede complicar la gestión si sabes que solo va a tomar una parte.

- Pueden ocupar bastante espacio en el congelador.

Recipientes de cristal caseros o específicos:

- Deben tener una boca ancha que permita limpiarlos con facilidad.

- Se pueden reutilizar.

- Pueden tener diferentes medidas, lo que permite congelar diferentes volúmenes de leche.

- Deben tener la tapa de plástico.

- No se deben llenar completamente por el riesgo de rotura.

- Es complicado saber qué cantidad de leche hay almacenada exactamente, a menos que se apunte sobre el cristal o en una etiqueta.

- La grasa no se pega a las paredes, por lo que es más fácil mezclar la leche para reconstituirla una vez separada.

Otros recipientes:

- Los botes para contener orina no se deben usar, ya que el plástico con el que están hechos no es apto para contener alimentos.

- Los botes de orina contienen un gas tóxico en su interior que sirve para esterilizarlos.

- Las bolsas para hacer cubitos de hielo pueden ser una opción en caso de necesidad y, además, son muy baratas.

- El principal problema de las bolsas es que son muy frágiles, se pueden romper con facilidad y hay que ir con mucho cuidado al cerrarlas, pues pueden perder leche.

- Una vez congelada la leche en las bolsas, se pueden abrir «los cubitos de leche» y, con rapidez, colocarlos en otro recipiente más resistente: un bote de cristal o una bolsa de zip.

- Las bolsas para hacer cubitos de hielo pueden ser un acierto cuando no sabemos qué cantidad de leche va a tomar el bebé, pues permiten descongelar pequeñas cantidades con mucha facilidad si es necesario.

- Las bolsas, sean para hacer cubitos o las específicas para la leche materna, no se pueden volver a utilizar.

- Cubiteras de hielo, parecidas a las bolsas. Son muy útiles por las pequeñas cantidades que se pueden congelar y después guardar en un recipiente más resistente.

- Algunas no tienen tapa, lo que no es muy conveniente por el hecho de que la leche se puede derramar o impregnar de los aromas del congelador.

- Hay recipientes específicos con tapa que permiten hacer lingotes de unos 25 mililitros de leche. Son de silicona, por los que los puedes reutilizar y desmoldar con facilidad.

Pues ale, espero que lo tengas un poco más claro y, por supuesto, que empieces con un tipo de recipiente no quiere decir que no puedas probar con varios o ir cambiando hasta dar con el que más te guste.

Descongelar leche

La leche materna se puede descongelar de dos maneras principalmente: lo más rápido posible o lentamente. Vas a encontrar partidarias de un método u otro y poca evidencia de qué es mejor. Así que te cuento pros y contras de las dos maneras para que elijas la que prefieras. De nuevo, puedes decantarte por una y hacerlo siempre igual o ir variando y ver qué te funciona mejor. De hecho, te diría que antes de empezar a hacer un banco de leche lo intentes con una y otra por si tu leche cambia de sabor y el bebé la rechaza.[13]

ⓘ Información

Cuando manipulamos la leche materna perdemos nutrientes por el camino. Esto, en caso de bebés sanos, es poco significativo. Debemos tener en cuenta que un bebé no vive de leche extraída y, si estás haciendo lactancia diferida completa, encontrarás información en este mismo capítulo.

- Se puede ofrecer la leche en frío sin calentar. A los bebés que no son recién nacidos les suele gustar fresquita. Y esto permite ofrecer pequeñas cantidades de leche y ofrecer más si el bebé la requiere e incluso calentar la leche si el bebé no la acepta.

- A menor manipulación, menor destrucción de nutrientes vivos de la leche.

Descongelación lenta:

- Con este sistema la leche se deja descongelar en el refrigerador durante no más de 24 horas.

- El principal problema de este método es que se puede activar la lipasa (tienes más información acerca de esto en este mismo capítulo) de la leche materna, lo que le otorga un sabor peculiar que hace que algunos bebés la rechacen.

Descongelación rápida:

- Con este sistema la leche se descongela inmediatamente después de sacarla del congelador.

- Se puede sumergir en agua caliente, fuera del fuego, o descongelarla bajo el chorro de agua caliente del grifo.

- Descongelar la leche de esta manera suele modificar menos su sabor, pero puede aumentar la pérdida de nutrientes de la leche.

---

[13] Hay más motivos por los que un bebé rechaza la leche materna extraída: por no estar acostumbrado a otro recipiente que no sea la teta, por no gustarle el sabor de la leche artificial...

Colores de la leche materna

La leche materna puede ser de muchos colores y no siempre es blanca. Tenemos en la cabeza la leche de vaca, que es totalmente blanca y homogénea por los procesos a los que ha sido sometida, pero la materna no se parece en nada. **La leche puede ser de muchos colores y no indica en ningún caso que esté mala o que se deba desechar**, eso sí, consúltalo siempre con la comadrona o el ginecólogo. ¡Prepárate porque esto es un festival de color!

 Información

- **Amarillenta o naranja**: calostro o leche de transición (entre el calostro y la leche madura).

- **Teja o parduzco**: síndrome de las tuberías oxidadas, un proceso benigno que se produce cuando se rompe un capilar de los conductos y el calostro o la leche se mezcla con un poco de sangre. Es un proceso limitado a unas 24-48 horas al inicio de la lactancia.

- **Verde oscuro**: puede producirse en las primeras horas de vida del bebé, entre periodos de lactancia o un tiempo después de dejarla. Es muy oscura, tirando a marrón. Si se produce entre periodos de lactancia o después del destete, hablamos de ectasia ductal, que es un proceso totalmente benigno que se produce por el engrosamiento de los conductos lácteos.

- **Verde muy claro**: se aprecia especialmente cuando la leche está refrigerada. Es totalmente normal.

- **Azulada**: la leche adquiere este tono cuando está en reposo y también es totalmente normal.

- **Roja**: se produce por la presencia de sangre en la leche. La sangre no es peligrosa para el bebé. Si ves que hay mucha cantidad, es posible que el bebé regurgite leche de color marrón o que en las cacas veas hilos negros. Si te da reparo darle esta leche, la puedes dejar en el refrigerador unas horas y la sangre se posará en el fondo. Cuando esto ocurra, puedes decantar la leche con cuidado a otro recipiente. No está de más que consultes con tu matrona o ginecóloga en el caso de que no cese.

- **Rosa**: puede ser por dos motivos. Si es totalmente rosa, es por la presencia de un poco de sangre mezclada con la leche. Si aparece un círculo de un color rosado en la botella donde se almacena la leche o el bebé la regurgita, puede indicar la presencia de una bacteria llamada serratia. Tomando un antibiótico adecuado, desaparece de nuestra leche.

• **Negra**: se debe al consumo de ciertos antibióticos, pero es algo extremadamente raro.

¡Ah, y se me olvidaba!: puedes observar cambios de coloración en leche refrigerada o congelada. Es totalmente habitual que veas recipientes con diferentes colores más o menos amarillentos o blanquecinos. Esto es a consecuencia de los diferentes momentos en los que extraemos la leche materna, ya que varía su composición a lo largo del día, dependiendo del tiempo que hace que el bebé mama…, pero puedes ofrecerla posteriormente a la hora que quieras, no hay razón para que tengas que mantener un horario en la administración de la leche.

Olores y sabores de la leche materna

La leche materna puede presentar olores diferentes cuando la dejamos en reposo o la manipulamos. Normalmente está en buen estado. Solo en el caso de que pasen muchos días (más de 6 u 8) puede estar estropeada, y en ese caso no te recomiendo para nada que la huelas, deséchala directamente. La leche cambia especialmente por dos procesos de manipulación intrínseca, por cambios en la glándula y por el efecto de las corrientes de aire de algunos refrigeradores «*no frost*».

 Soluciones

La leche materna fresca huele y sabe dulce (anímate a probarla), de un sabor muy suave, avainillado. Cuando se manipula, cambia de sabor; puede ser inevitable y si a nuestro bebé le gusta la leche con el sabor «raro», pues nada que decir, solo en el caso de que la rechace podemos intentar que cambie lo menos posible.

Debemos detectar si el bebé rechaza la leche extraída, sea fresca o congelada, o rechaza solo la congelada y acepta la fresca. Para ello haz un test (más de una vez) con ambas y observa qué pasa.

Si rechaza la congelada, vamos a ello. Si rechaza la fresca y congelada, entonces es que prefiere la leche en el envase original.

• **Leche con sabor metálico**: esto puede ocurrir cuando el refrigerador es un «*no frost*» y la corriente de aire incide encima de los botes de leche. Intenta colocarla dentro de una bolsa de zip o de un recipiente cerrado.

- **Leche con sabor jabonoso**: puede ser por la grasa de la leche o por quedar restos de lavavajillas o similar en el recipiente en el que se ha almacenado. Hay algunos lavavajillas especiales para productos destinados a la alimentación de los bebés que no tienen olor ni sabor, por lo que no dejan rastros desagradables en la leche.

- **Leche agria**: este es quizá uno de los sabores que toda madre de un bebé lactante acaba conociendo. La leche materna contiene una enzima maravillosa que facilita que el bebé pueda digerir con más facilidad la grasa que contiene. Cuando esto pasa la leche adquiere ese sabor tan característico. Hay bebés a los que no les importa en absoluto y a otros les da asco. Si es el caso, se puede intentar inactivar la lipasa de la leche. Te cuento al final del capítulo cómo hacerlo porque requiere instrucciones detalladas.

- **Leche salada**: este cambio de sabor se puede producir por una altera-ción en la mama provocada por el regreso de la menstruación, un proceso de mastitis, que el bebé haya dejado ese pecho durante un tiempo o un destete repentino. El sabor dulce reaparecerá si se estimula de nuevo la glándula. ¡Ah, y el calostro es salado!

Aspecto de la leche materna

La leche materna se divide en capas. Es normal y no la podemos comparar con la leche de vaca que compramos. A la leche de vaca se la somete a un proceso de homogeneización que impide que se divida. Cuando dejamos la leche en reposo en la nevera, podemos observar cómo se divide en dos o tres capas.

 Información

Como ya has visto, es normal que esto ocurra, la pregunta clave es cómo se reconstituye. Y en esto también hay mitos. Hace unos años se extendió la idea de que no se podía agitar la leche materna en el momento de mezclarla, puesto que se decía que se desnaturalizan las proteínas de la leche y que, al agitarla, se dañan sus células vivas.

La doctora Elizabeth A. Quinn[14] realizó una investigación sobre el tema para concluir que la leche no sufre transformaciones específicas que la estropeen al agitarla. De acuerdo, imagino que ahora te preguntarás cómo mezclar la leche, ¿no?

- Puedes agitarla dentro del bote, de manera que las capas se mezclen y se separen de las paredes.

- Con una cuchara, espátula o cuchillo, puedes separar la grasa de las paredes y mezclar un poco la leche.

- También puedes calentarla e ir dando vueltas al recipiente para que se vaya mezclando.

Uso del microondas

Vas a leer que está prohibido calentar la leche en el microondas, que no se puede hacer bajo ningún concepto. Lo que realmente pasa es que en demasiadas ocasiones se tiende a prohibir sin explicar por qué.

ⓘ Información

Esta recomendación se debe a que algunos bebés han sufrido quemaduras en la boca y la laringe por la ingesta de leche calentada al microondas.

Cuando calentamos el alimento que sea en un microondas, las ondas electromagnéticas hacen que sus moléculas se agiten. Y esto pasa especialmente en las moléculas de agua, lo que hace aumentar la temperatura del alimento. Además, ya sabéis que el calor no se distribuye de manera uniforme. Hay partes que están heladas y otras que queman al tocarlas. Y justo eso es lo que puede pasar con un bote de leche, que toques una parte y te parezca que no está caliente, se la ofrezcas al bebé y se queme porque, en su interior, no se ha repartido de manera uniforme el calor.

Por tanto, en el caso de que quieras calentar unos segundos la leche en un microondas, lo primero, antes de ofrecer la leche al bebé, es:

1. Calienta la leche 10-15 segundos.

2. Mézclala a conciencia varias veces.

3. Comprueba la temperatura de la leche varias veces después de mezclarla.

---

[14] https://anthrolactology.com/2018/08/03/swirled-or-shaken-does-shaking-actually-damage-milk-the-scientific-evidence-repost-from-2014/

4. Si está a la temperatura adecuada, no la calientes más. Mezcla las veces que sea necesario hasta estar segura de que la leche no está más caliente en ninguna zona.

5. Si no está a la temperatura adecuada, calienta unos 10-15 segundos más y sigue la misma dinámica.

Y, en segundo lugar, lo que podéis leer u os pueden decir es que, si se calienta demasiado la leche y llega a hervir, se destruyen todas las células vivas de la leche. Correcto, eso es totalmente verdad. Pero aun así, una vez fría, la leche sigue siendo leche y se puede ofrecer igual al bebé. Otra cosa es que el bebé viviera de leche extraída y calentada al microondas, pero seguro que no es el caso. Por lo tanto, si un día lo necesitas, sobre todo ten mucho cuidado con la temperatura a la hora de ofrecerla.

Transportar leche materna

Transportar la leche materna fuera del envase original requiere unos mínimos para asegurar su mejor conservación. Sea para ir del trabajo a casa, para llevar la leche a la escuela infantil o a casa de la abuela, para salir con el bebé y ofrecer la leche extraída en vez de dar teta o en recorridos más largos, en avión, por ejemplo…, os cuento cómo hacerlo.

 Información

De verdad que no es tan complicado, solo hay que tener algunos aspectos claros:

- Idealmente, la leche siempre se debería transportar en frío.

- Evitar colocar la leche, ya sea recién extraída o calentada, en un termo que la mantenga caliente.

- Para transportar la leche en frío se puede hacer con neveritas específicas o en bolsas isotérmicas, ambas con hielo o placas de hielo.

- Si la leche se transporta de esta manera, puede llegar a aguantar de 6 a 12 horas, dependiendo de la temperatura exterior.

- En los viajes más largos, como en avión, la puedes transportar igual, tanto en cabina (si tienes varios recipientes, que sean de 100 mililitros) como para facturarla. Si necesitas hacerlo, habla con la compañía con la que vas a volar para que te detalle las normas exactas que debes seguir.

LACTANCIA MIXTA

Cuándo empezar

Puedes empezar cuando quieras, idealmente después de la subida de leche y de normalizar un poco la producción para evitar que el pecho te moleste. Sea por deseo o por necesidad, es importante que tomes unas medidas mínimas si quieres mantenerla, ya que es habitual que, en una lactancia mixta, el bebé rechace el pecho y deje de mamar porque el volumen y el flujo superior que recibe con el biberón le lleven a sentirse frustrado al mamar, o a no tener muy claro qué hacer cuando tiene que mamar.

Por ello, te doy ideas para intentar mantener una lactancia mixta el máximo tiempo posible.

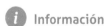 **Información**

> • Siempre que puedas, ofrece primero el pecho al bebé, de esta manera el inicio de la alimentación es siempre el mismo: lento y que requiera un tiempo.
>
> • Elige un método de suplementación adecuado, si es posible que no sea un biberón. A poder ser, combina diferentes métodos, que el bebé no

sepa cómo le vas a dar la leche ayuda a que no se acostumbre a uno concreto.

> • Si eliges el biberón, intenta ofrecérselo mediante el llamado método Kassing. Tienes más información al final del capítulo.
>
> • Termina siempre que puedas con el pecho para que disfrute de la saciedad y la calma que este le ofrece.

Cómo elegir una leche artificial

La leche artificial tiene que cumplir por ley una serie de normas. Los nutrientes básicos que la conforman son los mismos en todas ellas, y luego cada marca añade sustancias que forman parte de la leche materna, las cuales cumplen su propia función.

 Información

No es verdad que no puedas cambiar de marca de leche artificial que toma tu bebé. En algunas ocasiones el pediatra, o directamente desde el hospital, le pueden ofrecer una concreta y si al bebé le gusta y le sienta bien, no hay por qué darle más vueltas. Otra cosa es que quieras comprar una marca determinada. **Lo importante en una leche ar-**

tificial es que siente bien al bebé y que le guste de sabor. La leche de fórmula varía según la marca y algunos bebés la rechazan según qué sabor. A veces la única manera es ir probando hasta dar con la adecuada.

La leche de fórmula es un procesado, tenlo en cuenta cuando leas los componentes y no te asustes si lees que lleva aceite de pescado, aceite de palma o aceites vegetales o azúcares... La leche artificial intenta imitar a la leche materna y sin duda es complicado conseguirlo.

Habrás visto que hay leche de fórmula con un número en la lata:

- **Leche tipo 1**: también llamada leche de inicio. Es la que se recomienda desde el nacimiento hasta los 6 meses de edad.

- **Leche tipo 2**: es la llamada leche de continuación, que se puede ofrecer a partir de los 6 meses hasta el año de vida.

- **Leche tipo 3**: llamada leche de crecimiento; se ofrece a partir del año.

Las definiciones anteriores son las que dan las marcas, pero me gustaría recalcar dos cosas importantes:

- Si llegado a los 6 meses de vida, a tu bebé le sienta bien la leche tipo 1 que toma y te puedes permitir seguir comprándola (suele ser más cara), puede seguir todo su primer año con ella, que está mucho más adaptada que la leche 2.

- Al año de vida no hay razón para comprar leche tipo 3. Puedes empezar a ofrecer pequeñas cantidades de leche de vaca entera para que el bebé se adapte al cambio de sabor y puedas ver si le sienta bien. Las leches tipo 3 suelen contener bastante cantidad de azúcar innecesario y no aportan nada relevante.

Y para concluir, te diría que, si tienes que ofrecer leche artificial al bebé y tienes a tu disposición la leche de fórmula en formato líquido, la elijas sobre la leche en polvo que hay que reconstituir porque es mucho más segura en su formato líquido.

Leches con bases vegetales

Las leches artificiales para bebés están formuladas a base de leche animal. Habitualmente de vaca, pero también puede ser leche de cabra o de yegua. Ya te adelanto que no es mejor una que otra. En caso de que el bebé no pueda tomar leche animal o que por motivos éticos la familia decida no hacerlo, existe la alternativa de leche de fórmula infantil a base de soja o arroz.

Información

Si no existe la opción de suplementar con leche materna al bebé, esta es la siguiente opción. Es complicado encontrar en farmacias leche 100 % vegana, ya que ambas preparaciones contienen vitamina D3 de origen animal (a partir de la lana de oveja o de aceite de pescados). Si compras *online* en otros países, puedes conseguir marcas de leche de fórmula totalmente veganas.

Deposiciones en los bebés de lactancia mixta

El color y la textura de las cacas de los bebés que toman lactancia mixta pueden ser bastante diferentes de las de los bebés amamantados de forma exclusiva. Habitualmente tienen un color más verdoso y son menos líquidas.

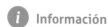 Información

Si el bebé no tiene molestias, no hay razón para cambiar de marca. Si las deposiciones son duras, muy verdes o muy ácidas[15] y le provocan molestias al bebé, es interesante hablar con el pediatra, que podrá indicarte fórmulas específicas para este tipo de situación y que van a facilitar que el bebé se sienta mejor.

Cómo pasar a la lactancia materna exclusiva (relactar)

La relactación es el proceso por el cual se eliminan las tomas de leche artificial de la alimentación del bebé para llegar a conseguir que tome exclusivamente leche materna. Antes de empezar, sería ideal poder hacer una valoración previa para intentar valorar las causas por las que se inició la suplementación con leche artificial e intentar resolverlas, ya que de esta manera la relactación será más simple. Este proceso suele necesitar de acompañamiento y mucha paciencia, y debemos saber que no siempre es posible conseguirlo.

 Información

Para relactar vamos a tener que aumentar la producción de leche, a la vez que disminuimos la leche artificial que ofrecemos. La cantidad de leche puede ser la misma o un poco inferior, ya que a veces los bebés que toman leche artificial pueden estar tomando un exceso, pero el bebé va a seguir alimentándose y creciendo, de ahí que el proceso sea lo más paulatino posible.

> • El primer paso para reducir los suplementos es el más complicado;

---

[15] Si las deposiciones presentan mocos y el bebé no está resfriado, consulta al pediatra.

hay que confiar en las propias capacidades, tener paciencia y perseverar. Debemos saber que durante el proceso vamos a dar pasos adelante, pero que también podemos dar pasos hacia atrás. Buscar ayuda y complicidad en la pareja y en la familia también es clave para conseguirlo.

- Durante 24 horas deberías anotar la cantidad de leche artificial que toma el bebé. Si la cantidad total es superior a 200 mililitros, hay que ir poco a poco y dar tiempo al cuerpo para que pueda aumentar la producción de leche. Si la cantidad que se ofrece al bebé en 24 horas es igual o inferior a 100 mililitros al día, la relactación es más fácil, y con un fin de semana intensivo podemos eliminar totalmente la leche artificial.

- ¿Se agarra? Si el bebé se agarra al pecho y quiere mamar, es un punto a favor de la relactación. Si se niega o muestra rechazo, habrá que tener más paciencia para intentar que vuelva a aceptarlo.

- Hay pequeñas cosas que te pueden ayudar: eliminar las «otras» succiones, en especial el chupete y buscar métodos de suplementación no invasivos; fomentar el contacto piel con piel (real, el bebé debe estar en contacto directo con la piel de la madre); ofrecer el pecho cada 2 horas de día y cada 3 de noche o cada vez que el bebé tenga ganas; si no quiere mamar, no obligar ni forzar al bebé, ya que resulta contraproducente; las técnicas «de reenamoramiento» como jugar en la bañera, hacerle cosquillas bajo las sábanas... funcionan mejor; colechar para que se pueda dar el pecho y descansar a la vez...

- Es aconsejable que para dar la leche materna extraída o artificial se busque un método de suplementación no invasiva: jeringa-dedo, vaso, cuchara, relactador...

- Si el método elegido es el biberón, se dará con el llamado método Kassing: el bebé debe estar sentado y se le da el biberón lo más horizontal posible a fin de que pueda regular la ingesta de leche.

- Durante los primeros días en los que se está intentando aumentar la producción de leche con el sacaleches y el bebé está tomando mayoritaria-mente leche artificial, se sigue ad-ministrando la cantidad completa de fórmula, a la vez que se empieza a estimular el pecho con sacaleches o manualmente.

- El sacaleches o la extracción resul-tan aliados indispensables para conseguir aumentar la producción de leche.

- Al principio del proceso solo es ne-cesario usar el sacaleches unos mi-nutos o hasta que deja de salir le-che. La estimulación con este aparato va a depender de las posi-bilidades de cada madre, pero cuan-to más frecuente sea la extracción, aunque dure unos minutos, más le-che se consigue.

- Los minutos dedicados a la extrac-ción irán aumentando a medida que la cantidad de leche se va incre-mentando.

- Una forma útil para reducir la leche de fórmula cuando se ha aumenta-do la producción es la siguiente: re-ducir la cantidad de suplemento ar-tificial administrado en 24 horas unos 60 centímetros cúbicos. Esta

reducción se mantiene así durante unos días. Esta cantidad puede divi-dirse entre varias tomas, por ejem-plo: reducir 10 centímetros cúbicos en cinco de las tomas de leche arti-ficial, o reducir dos tomas en 30 centímetros cúbicos cada una. Con-tinuar con la cantidad reducida de la leche artificial durante los días siguientes.

- Si el bebé muestra por su comporta-miento que le basta y si después de una semana ha ganado el peso que le corresponde por su edad, se pue-de reducir de nuevo el suplemento de la leche artificial en la misma cantidad (otros 30 centímetros cú-bicos) durante unos días y volver a comprobar el peso.

- Si el bebé muestra signos de ham-bre o si no ha ganado suficiente peso al final de una semana, no re-ducir el suplemento artificial y con-tinuar con la misma cantidad una semana más. Si el bebé sigue mos-trando signos de hambre o todavía no ha ganado peso después de otra semana, aumentar de nuevo el su-plemento a como estaba antes de la reducción.

- Algunas madres prefieren suplementar con la leche artificial solo en algunas tomas.

- Un patrón común es solo amamantar las primeras horas del día y por la noche, cuando los pechos se notan más blandos; cuando las criaturas parecen más molestas, dar el suplemento. O suplementar alternativamente las tomas.

- Es importante controlar la ganancia de peso del bebé (20 gramos al día si tiene menos de 6 semanas) y la cantidad de pañales mojados al día (5-6), para estar seguros de que está obteniendo suficiente leche. Si el bebé no está aumentando de peso o lo pierde, no se deben reducir los suplementos de leche artificial y, si es necesario, aumentar la cantidad durante 1-2 días.

- En algunas relactaciones los bebés se estancan de peso las primeras semanas o ganan el peso justo, es algo habitual.

- Cuando el bebé solo toma entre 100-200 mililitros de leche artificial al día se puede optar por dar el salto definitivo y dejar la leche artificial de lado. Se trata de escoger un fin de semana y olvidarse del mundo para centrarse solo en el bebé y la lactancia. Suena duro, ¡pero funciona!

DESTETE Y GESTIÓN DE LA LECHE

Aspectos a tener en cuenta sobre el destete

El destete forma parte de la lactancia. Y de la misma manera que es fácil que recibamos acompañamiento durante el inicio de la misma, también deberíamos recibirlo durante el proceso de destete.

Entendemos el destete como dejar de dar el pecho. Este periodo será más o menos largo según nuestras preferencias y necesidades. Y será diferente según la edad del bebé, puesto que existe una etapa de lactancia (aproximadamente entre el año y los 3) y el destete puede ser toda una aventura.

Los aspectos más importantes a tener en cuenta en el destete son:

Relacionados con el bebé:

- Su edad
  - › Según la edad que tenga va a necesitar un tipo de leche artificial o leche entera de vaca.

  - › Para evitar que coincida con alguna crisis de lactancia o madurativa.

  - › Para que no corresponda con otros cambios: escuela infantil, dejar el pañal...

- Relacionados con su alimentación
  - › Solo toma leche (menos de 6 meses)

  - › Toma leche y alimentos.

  - › Acepta tomar la leche en otros recipientes.

- Relacionados con su maduración
  - › Sabe conciliar el sueño sin el pecho.

  - › Acepta el cuidado de otro adulto.

Relacionados con la madre:

- Sobre los tipos de destete
  - › Destete total.

  - › Destete parcial.

- Sobre el tiempo en el que quieres realizar el destete
  - › Lo más rápido posible.

  - › Sin prisa.

  - › Sin pausa, pero sin prisa.

- Relacionado con las emociones
  - › Existe cansancio extremo.

  - › Hay agitación por amamantamiento (sentimos rechazo a que el bebé mame).

  - › Existen sentimientos ambivalentes.

  - › Las emociones y los sentimientos están controlados.

- Relacionados con tu entorno
  - › Cuentas con ayuda de tu pareja o de un familiar.

  - › No tienes ayuda de nadie para realizar el destete.

> › Cuentas con el acompañamiento de una comadrona, asesora de lactancia, IBCLC o experta en lactancia.
>
> › No cuentas con ningún tipo de apoyo exterior.

De las premisas de esta lista algunas solo son circunstancias o una condición, como el tipo de leche que va a necesitar el bebé, y otras pueden determinar cuán complejo puede ser el proceso de destete.

La clave en el destete es la información y el acompañamiento. Y tener claro que puedes destetar cuando lo necesites, que una cosa son las recomendaciones oficiales y la otra la realidad de cada mujer. **Cada mujer debe poder elegir cuánto tiempo quiere amamantar.**

 Recursos

El destete es un proceso en el que hay muchos aspectos involucrados, ya los has visto. Y hay que prepararlo de alguna manera. De la misma forma que preparamos la lactancia durante el embarazo, también planificamos el destete durante la lactancia. El principal problema que solemos encontrar es que un día nos colapsamos. Vamos trampeando la situación hasta que llegamos a un punto de no retorno, un punto en que ya no quere-

mos seguir con la lactancia. Y nos gustaría que el destete fuera fácil, rápido e indoloro para los dos..., y no es tan fácil.

Si tienes tiempo, aunque esperes tener una lactancia de años, lee sobre el destete e infórmate de cómo funciona, no dejes las cosas para el último momento.

Por supuesto, me permito recomendarte mi anterior libro *Destete, final de una etapa*, en el que no solo vas a poder encontrar toda la información relacionada con este proceso , sino que además cuenta con muchos testimonios de madres, de mujeres que en diferentes edades, situaciones, razones y circunstancias cuentan cómo fue el final de su lactancia.

Gestión de los pechos en el destete

Este es otro proceso que crea mucha confusión y en el que se dan muchas recomendaciones inadecuadas. Todas tenemos claro cómo y cuándo se empieza a producir leche, pero ¿qué hacer en el destete para dejar de producirla? Habitualmente se recomienda un fármaco que disminuye la prolactina en sangre y al que popularmente se le ha otorgado el poder de hacer desaparecer la leche, de secar el pecho, de que no salga ni gota después de tomarla... Pues no, esto no funciona así. De la misma manera, los métodos inadecuados que te pueden recomendar para dejar de producir tales como: vender los pechos, no extraer leche o no beber líquidos... solo sirven para causar un dolor extremo y que dejar la lactancia sea, muchas veces, una experiencia absolutamente traumática. Y no, las cosas no deben ser así.

  Información y recursos

Cuando dejamos de amamantar podemos encontrarnos con dos situaciones esenciales: que el bebé mame muchas veces al día y nuestra producción de leche esté por todo lo alto, o que el bebé mame muy poco o haga tomas muy esporádicas y, por tanto, nuestra producción no sea muy boyante.

Si estamos a tope de leche, pasar del 100 % de producción al 0 % en 2 días no es algo viable. Por tanto, si estás a tope con la lactancia y no la vas a dejar de manera progresiva, ten en cuenta:

- Que vas a tener que sacarte leche. No tengas miedo, se trata de ir sacando cada vez menos y espaciando las extracciones.

- Saca la cantidad justa, la que necesites para sentirte cómoda.

- Aplica frío en el pecho y evita el calor.

- Consulta a tu farmacéutico qué antiinflamatorios puedes tomar y qué pauta seguir.

Habitualmente, este proceso de reducción de la producción de leche lleva 1 semana, hasta que deja de molestar y ya no es necesario que hagas nada.

Si casi no das el pecho o ya has reducido muchas tomas, ten las mismas precauciones, pero en especial ten cuidado la siguiente semana de haber dejado totalmente la lactancia, ya que se suele producir una subida de leche que puede pillarte por sorpresa. Recuerda, si te molesta, sigue las instrucciones anteriores.

Gestión de la leche en caso de separación temporal

Otra duda habitual es qué hacer si tienes que separarte de tu bebé durante unos días. No hablamos de horas, como en el caso de ir a trabajar, hablamos de estar uno o unos días sin nuestro hijo y queremos mantener la lactancia materna.

 Información

Dejar a nuestros hijos unos días y querer mantener la lactancia materna es algo que cada vez me preguntáis más. Las razones pueden ser diversas y casi es lo de menos. La clave, como casi en todo, es la planificación previa a la separación (siempre que sea posible, claro, porque a veces estas separaciones son sobrevenidas).

- Si tu bebé solo toma leche materna, una opción es hacer un banco de leche previo suficiente para cubrir el/los día/s que vamos a estar separados. Cuanto más tiempo sea, más difícil puede ser conseguir el volumen necesario de leche para completar todas las tomas. Es complicado saber qué cantidad de leche va a necesitar el bebé en cada una, pero se puede realizar una regla matemática con el peso. El bebé debe tomar entre 140-180 mililitros por kilo de peso y día, aunque la realidad es que hasta que no estéis en ello, no lo podréis saber del todo. Quizá calcularlo de esta manera te puede dar una idea de lo que necesitas.

- Si toma alimentos sólidos o leche artificial, el proceso es algo más simple, a pesar de que si quieres dejar leche extraída le puede ayudar a estar sin ti.

- Otro aspecto necesario será valorar cómo se le ofrece la leche al bebé en tu ausencia. En el capítulo 3 tienes más información de los diferentes métodos para poder elegir uno o varios de ellos.

- Además, debemos tener en cuenta a tu pecho, el otro protagonista de esta aventura. Será necesario que te lleves el sacaleches contigo y que mantengas las extracciones según tus posibilidades. Si puedes reproducir las extracciones que haría el bebé, mucho mejor. También es importante que lo hagas para evitar posibles obstrucciones o mastitis que te puedan complicar el proceso.

- Puedes guardar o desechar la leche que vayas extrayéndote según tus posibilidades. Si la puedes congelar, es una opción si además al regreso la puedes transportar.

- No es complicado transportar la leche extraída, solo debe mantenerse fría o refrigerada. En bolsas isotérmicas o similares con hielo, la leche aguanta unas 6-12 horas, dependiendo de la temperatura exterior.

Algo que asusta mucho es el riesgo de destete que puede suponer esta separación temporal. Los días de ausencia van a ser clave en el proceso, al igual que conocer la demanda del bebé antes de la separación. Si antes mamaba con frecuencia y son pocos días los que no vais a estar juntos, es más improbable que se destete. A más días y cuantas menos tomas hiciera antes de la separación, más probable es que se produzca el destete. Si cuando llegas a casa quieres que vuelva a mamar, pero tu bebé no parece estar de acuerdo, en este mismo capítulo tienes información sobre las «técnicas de reenamoramiento» que pueden facilitarte que tu hijo vuelva a aceptar el pecho.

Gestión de la leche en caso de pérdida gestacional o neonatal

Si la muerte gestacional o neonatal es un tabú, la gestión de la leche en estos casos lo es aún más. Hasta hace unos años, y tristemente aún en algunos hospitales, no se preguntaba a las mujeres qué querían hacer con su leche; se daba por hecho que tenía que desaparecer y punto.

  Información y recursos

Si estás viviendo esta situación, es complicado que puedas pensar con claridad. Es posible que tengas en la cabeza un cúmulo de pensamientos y emociones. Lo ideal sería que te plantearan todas las opciones para elegir qué quieres hacer:

> • Inhibir la lactancia de manera farmacológica.

> • Inhibir la lactancia de manera fisiológica y progresiva.
>
> • Donar la leche a un banco de leche.
>
> • Extraer la leche y guardarla.
>
> • No hacer nada, en el caso de que ya tengas otro bebé en periodo de lactancia.

Cada una de estas opciones requiere saber un poco más de ellas:

> • **La inducción farmacológica** requiere tomar un fármaco para disminuir la prolactina en la sangre y, por tanto, que no se estimule la producción de leche. Estas pastillas se toman a las pocas horas de dar a luz y al día siguiente. Hay que saber que no siempre funcionan y que es posible que, a pesar de haberlas tomado, se produzca la subida de leche una vez en casa. Y en ese momento no queda otra que gestionar la leche y valorar de nuevo qué quieres hacer: que desaparezca lo antes posible o cualquiera de las otras opciones. Para que desaparezca, no queda otra que hacer una inhibición fisiológica.

- **La inhibición fisiológica** se basa en el funcionamiento propio de la lactancia a la inversa: cuanto menos saco, menos leche tengo. Sí, es necesario sacarse leche y sé que eso da miedo y que puede resultar incomprensible. Es posible que te hablen de métodos como vendar los pechos, no beber líquidos o no manipular el pecho en ningún caso... Todas estas medidas van a causarte dolor y no se deberían recomendar. Una inhibición fisiológica nos permite sacar una pequeña cantidad de leche del pecho, la suficiente para aliviar la tensión o las posibles molestias, e ir espaciando las extracciones en la medida que sea posible. Normalmente en una semana o semana y media ya no será necesario realizar extracciones y el proceso habrá finalizado.

- **La donación de leche** en una situación tan traumática permite sentir que algo de todo lo que estás viviendo tiene sentido. Para muchas madres saber que su leche podrá ayudar a bebés prematuros es reconfortante. Para ser donante debes seguir los mismos pasos que cualquier otra mujer: una entrevista con el personal encargado, un análisis de sangre y, si todo está correcto, podrás donar tu leche. El tiempo de donación, la cantidad de leche que donas..., lo decides tú. Cuando creas que ha llegado el momento de dejar de donar, puedes ir reduciendo las extracciones de manera progresiva y de esta manera disminuir la producción de leche.

- Puedes estar en *shock* y no tener claro qué quieres hacer en este momento, no pasa nada por no decidirte y necesitar un tiempo para meditar qué quieres hacer. Incluso si solo quieres sacarte leche y congelarla, está bien. Haz lo que necesites y te haga sentir bien. Hay madres que tienen la leche en el congelador durante meses, no es raro, y si lo necesitas, hazlo. Cuando todo se vaya colocando en su sitio sabrás qué hacer y esto es muy variable: tirar la leche, usar un poco para hacerte una joya de leche o hacer un ritual que te apetezca, donar la leche a alguna amiga que la pueda necesitar... Solo tú sabes qué es mejor para ti.

- Y, por supuesto, si tienes un hijo mayor en casa que sigue mamando, no tienes por qué hacer nada. En ocasiones, si te han tenido que someter a un legrado o has necesitado medicación en el proceso, te pueden decir que debes desechar la leche o que tu hijo no puede mamar. Esto es totalmente incierto. No hay razón para hacerlo.

Si estás viviendo este duro momento, un abrazo gigante, y si necesitas más ayuda, no dudes en buscar a alguien te acompañe, desde una experta en lactancia a una psicóloga perinatal.

RECURSOS FINALES

Inactivar la lipasa

La lipasa, como hemos comentado en este capítulo, es una enzima que degrada los glóbulos de grasa de la leche materna para que sea más digerible para el bebé. Si acepta la leche con este sabor peculiar, perfecto, pero el problema aparece cuando la rechazan.

Lo primero sería ver qué pasa con la leche y hacer varias pruebas de manipulación: dejar la leche congelada y descongelarla rápidamente, dejar la leche en la nevera y olerla horas y días después... De esta manera, podremos observar todo lo necesario.

Si la leche cambia de sabor y el bebé la rechaza (hay que ver si rechaza la leche fresca extraída y la que se ha conservado refrigerada o congelada), lo primero es intentar congelar la leche cuanto antes, si te resulta posible. A menudo, solo esto y con descongelarla lo antes posible evita la activación de la lipasa y no es necesario hacer nada más. Y si esto no funciona, la opción es dar un paso más.

En este caso, vamos a escaldar la leche. Así inactivamos la lipasa, aunque es cierto que se pueden destruir otros elementos vivos de la leche materna. Tenemos que valorar pros y contras.

Para escaldar la leche:

- Lávate las manos con agua y jabón.

- Introduce la leche en un cazo limpio.

- Coloca la leche al fuego y no dejes de darle vueltas el rato que esté al fuego.

- Lleva la leche hasta los 62,5 °C; si tienes un termómetro de cocina, te será más fácil controlar esta temperatura.

- Si no tienes termómetro de cocina, una opción es que pares el fuego cuando veas que en los laterales del cazo aparecen burbujas muy pequeñas.

- Si la cantidad de leche es pequeña, de 50 a 75 mililitros, se puede congelar directamente.

- Para cantidades más grandes, es más adecuado enfriar la leche con un poco de agua y hielo y proceder a congelarla.

Sin duda, es un proceso que da más trabajo, pero te puede evitar disgustos.

Claro, antes de terminar, te doy estos trucos que pueden funcionar y trucos que no van a funcionar, por si lees todo esto y la leche ya tiene ese sabor agrio y el bebé la rechaza.

- No sirve de nada escaldar la leche cuando ya está agria, el sabor se queda.

- Se puede intentar descongelar lo antes posible y ver si así tiene menos sabor.

- No es conveniente añadir azúcares ni edulcorantes a la leche.

- Se puede añadir cereales en polvo (busca marcas que no tengan azúcar y que solo contengan el cereal).

- Algunas madres intentan añadir un poco de esencia de vainilla. Solo tienes que rascar una vaina y añadirla a la leche, lo que esconde un poco el sabor.

Algunas guías clínicas no recomiendan que se escalde la leche por la pérdida de nutrientes que puede suponer. A pesar de ello, y entendiendo su punto de vista, si estás en esta disyuntiva valora qué prefieres hacer y decide.

Método Kassing

El método Kassing[16] no es solo para ofrecer el biberón a los bebés que queremos que sigan con el pecho; debería ser la manera en la que siempre se ofreciera el biberón para garantizar que respetamos su hambre y saciedad.

Lo primero y que quizá puede costar de encontrar es la tetina ideal para realizarlo, ya que no sirven todas. Debe ser:

[16] Kassing, D., «Bottle-Feeding as a Tool to Reinforce Breastfeeding», *Journal of Human Lactation*, 2002, 18, pp. 56-60.

- Una tetina de base ancha que permita que el bebé, al agarrarse, quede con la boca abierta.

- La tetina tiene que ser larga y blanda.

- Redonda, de las llamadas clásicas.

Para ofrecer la leche al bebé, lo que primero que vamos a tener en cuenta es:

- El bebé esté sentado, como en una hamaca.

- El biberón se debe ofrecer lo más horizontal posible.

- Se activa el agarre del bebé. Esto se consigue tocando con el borde de la tetina la zona de la nariz o el labio superior del bebé.

- Una vez el bebé abre la boca, se introduce el biberón y empezará a succionar.

- El bebé debe hacer las mismas succiones que haría en el pecho, de 10 a 30 seguidas.

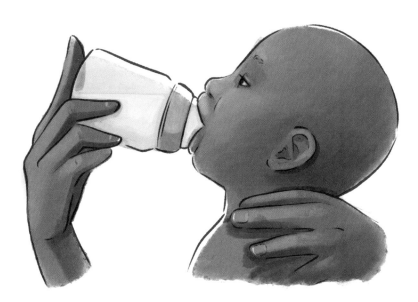

Bebé tomando un biberón de leche materna mediante el método Kassing.

- Una vez las ha hecho, se saca el biberón de la boca y se espera la respuesta del bebé.

- Si se activa de nuevo y abre la boca, volvemos a repetir el proceso.

- Y así hasta que esté saciado.

En este método, el miedo principal es que el bebé trague aire de dentro del biberón. Para evitarlo es importante que la tetina, mientras permanece horizontal, esté siempre llena de leche. De todas maneras, y como en todos los métodos que usamos para proteger la lactancia, tenemos que valorar los pros y los contras de su utilización. En este caso, la máxima prioridad es que el bebé no se confunda al mamar y se respete el hambre y la saciedad, evitando que el bebé deje el pecho o se sobrealimente con el biberón.

Porque las relaciones son importantes

Algo que descubres como madre es que todo el mundo se mete en tu crianza, a veces con la mejor intención, pero la presión es enorme y te pueden hacer sentir fatal. Es muy duro no conseguir nunca hacer las cosas a gusto de todos, o que te afirmen que todo lo haces mal o peor y que te digan cómo debes hacerlo.

Y también es duro pasar de ser una pareja a una familia. Situarse, ya seas madre o pareja, cuesta. Es una bofetada de realidad importante que necesitas un tiempo para asimilar. Y claro, los temas de lactancia no son de esos que se debaten previamente: tortilla con o sin cebolla, Madrid o Barça, mar o montaña, teta 2 meses o 2 años... Pues eso, que hablamos poco de ello y, cuando aparecen dificultades, muchas veces las parejas no saben ni por dónde empezar.

Y luego está todo lo demás, todo lo que hacías antes de ser madre, que puedes o no tener ganas de recuperar, pero que es posible que dudes sobre si puedes o no. ¡Vamos a ello!

LA FAMILIA

En mi familia nadie ha dado el pecho

Suele ser muy habitual que nuestras madres no nos hayan amamantado o que casi no lo hicieran. Muchas de ellas tuvieron que volver a trabajar muy pronto, a veces después de días de dar a luz. A otras se les dio una información y acompañamiento nefasto de lactancia: pecho cada 3 horas a rajatabla, nada de pecho por las noches, determinados minutos por pecho..., y luego, cuando llegaba la crisis de los 3 meses y sentían que tenían menos leche, evidentemente se les decía que se habían quedado sin leche y que tenían, si no lo habían hecho ya, que empezar a ofrecer fórmula o destetar. Si tenían dificultades en la lactancia, no encontraban ayuda de ningún tipo, es más, era fácil que se les asegurara que su leche era mala. Y había varios métodos muy científicos (ironía modo *on*) para demostrar que su leche no era de calidad. Uno de ellos era meter gotas de leche dentro de un vaso de agua y observar su disolución. Si se disolvía rápidamente en el agua y «desaparecía» a la vista, la leche era catalogada de mala calidad; no tenía «sustancia» y, por tanto, era la causa de cualquier situación que se produjera. También usaban el «método de la uña» con similar propósito. Se trataba de poner una gota de leche en la uña sobre el pulgar, rotar la dirección de la mano hacia el suelo, y ver cómo la leche recorría la uña. Si lo hacía muy rápido, ya os podéis imaginar que la leche también era de mala calidad.

 Recurso

Que seas la primera en dar pecho en la familia no implica que no vayas a poder darlo. Y si lo piensas tienes elementos muy a tu favor que tu madre o abuela no tuvieron en su momento. Dispones de información, de grupos de apoyo a la lactancia, de profesionales sanitarios cada vez más formados en lactancia y, en general, de una cultura más prolactancia. Así que ser la primera no tiene por qué ser malo, y ten en cuenta que si das el pecho, vas a despertar muchas emociones y miedos en las mujeres de la familia que también te va a tocar capear.

Ninguna mujer de mi familia tuvo leche

Siguiendo el punto anterior, muchas mujeres sintieron, al igual que ocurre hoy en día, que no tenían leche. La percepción de falta de leche es algo que llevamos en la mochila y que está presente en nuestros miedos más primitivos. Es fácil que en algún momento creamos que no tenemos leche suficiente o que necesitamos más. Pues imagina que esto mismo les pasó a las mujeres de tu familia y que no encontraron apoyo alguno: tenían cero formación en lactancia, no existía internet, no se publicaban libros de lactancia, no había profesionales formados... Era inevitable que acabaran pensando que no tenían leche y que tenían que dejar o complementar la lactancia materna. Y, seguramente, al igual que también pasa ahora, algunas de ellas tuvieron alguna enfermedad de base o situación que hizo que realmente no tuvieran leche suficiente para mantener una lactancia materna exclusiva. No encontrar información precisa para entender qué les pasaba, sin duda, aumentaba su frustración y la transmitieron a las siguientes generaciones.

 Recurso

No discutas. Es posible que ahora sepas y entiendas lo que pasó. Incluso es probable que seas capaz de dar una respuesta a los motivos..., pero es posible que tu madre, tu suegra (o cualquier otra mujer de la familia) no esté preparada para que le des esa información.

Intenta validar sus sentimientos: «Imagino que no tener leche te hizo sentir muy triste», «Debió ser duro notar que ya no tenías leche»..., y no entres en nada más. Si insisten en decirte que te va a pasar igual, no intentes convencerlas de nada, sirve de poco y te va a crear más ansiedad y mala leche que otra cosa.

En mi familia todas han dado el pecho y me animan a que lo haga

De la misma manera que hay familias en las que la lactancia no ha sido la elección en varias generaciones, en otras es algo muy normalizado e instaurado. Es posible que a ti te dieran el pecho durante meses o incluso años, que tengas hermanas que han dado o están dando pecho... y es posible que te animen a hacerlo o peor, que no duden en ningún momento que vas a dar el pecho a tu bebé.

A pesar de su entusiasmo, la decisión es solo tuya. Puede ser complicado enfrentarse a la familia y también expresar lo que sientes. Dar el pecho no es una obligación y debes decidir qué quieres hacer, a pesar de tener que llevar la contraria al resto de mujeres de la familia.

 Recurso

Son temas delicados y complicados de exponer. Para hacerlo puedes respondes algo así: «Cada vez que me dices que tengo que dar el pecho, me siento muy presionada por eso, te agradecería que no lo hicieras».

Adorna la frase como quieras, hazla tuya, lo importante es no olvidar estas tres partes: la frase que te dicen, lo que te hacen sentir, lo que quieres que pase o que haga la persona.

Mi pareja no quiere que dé el pecho

¡Houston, tenemos un problema!

No sé si soy la persona ideal para hablar de esto, pero está claro que, a pesar de que la opinión de la pareja es importante, la lactancia es cosa de dos (madre y bebé). En este pequeño universo hay satélites clave para conseguir el éxito de la misión, y uno de ellos es el apoyo de la pareja en el proceso.

Si tu pareja no quiere que des el pecho al bebé, deberá tener alguna razón de peso. Es probable que te toque investigar qué hay detrás de este «no».

 Recursos

Para nuestras parejas la lactancia también puede ser algo nuevo o pueden haber tenido experiencias cercanas o propias negativas y de ahí su posición. A otros les da vergüenza pensar que vas a dar el pecho delante de la familia o de los amigos y no saben cómo afrontarlo. A pesar de todo ello y sea cual sea el motivo de su posición en contra, la decisión de dar el pecho a tu bebé es solo tuya. Así que intenta explorar las causas, a veces no está de más que esta conversación esté mediada o supervisada por una psicóloga experta en temas perinatales para que sea más fácil llegar a acuerdos.

Mi pareja quiere compartir la lactancia conmigo

Durante muchos años hemos hablado de las maravillas de la lactancia materna: que si es una experiencia fascinante, que si te vinculas con tu bebé, que se consigue una relación única... Y claro, ¿quién no va a querer compartir la lactancia?

Es muy positivo que tu pareja se quiera implicar y quizá hasta tú te estás planteando que esta sea una buena opción para compartir la responsabilidad en la alimentación del bebé. Es un tema en el que hay que valorar varios aspectos antes de tomar una decisión:

- Para el bebé es importante que siempre le alimente su cuidador principal (normalmente la madre).

- Compartir la lactancia implica la extracción con sacaleches para mantener la lactancia materna exclusiva. Este proceso requiere de un tiempo del que es complicado que dispongas.

- Hay que ir con mucho cuidado a la hora de elegir el método de alimentación (vaso, jeringa, biberón...) para evitar que el bebé se confunda y acabe rechazando el pecho.

Otra cosa distinta es que te plantees hacer una lactancia mixta, sin tener ninguna pretensión sobre el tiempo o la manera que va a transcurrir vuestra lactancia.

 Ideas

Lo que debemos tener en cuenta es que, cuando un bebé llega a casa, hay muchas más cosas que hacer aparte de alimentarlo. Darle el pecho es algo que podemos hacer nosotras, y todo lo demás se puede compartir o delegar. La lactancia es una continuación del embarazo porque nuestros bebés nacen inmaduros y necesitan seguir desarrollándose fuera del útero. Por tanto, la lactancia es algo nuestro y, si no queremos que nos ayuden, estamos en pleno derecho de decir: no, gracias. Lo que sí podemos hacer es indicar en qué aspectos de la crianza pueden tomar pleno partido las parejas.

Mi pareja no sabe cómo ayudarme

A algunas parejas les cuesta encontrar su papel cuando llega un bebé. Parece que las madres sabemos qué necesita o qué le pasa casi de manera automática. Y ya habrás descubierto que no es así, que tienes dudas y miedos de manera constante. Y, por si fuera poco, como creemos que lo debemos saber y lo tenemos que hacer todo de manera autónoma, nos cuesta un mundo pedir ayuda y decir qué necesitamos.

¿No te gustaría que a veces te leyera la mente? Sí, sería estupendo, pero mientras no encontramos la manera de conseguirlo, intenta decir/pedir/indicar qué necesitas.

 Trucos

Voy a dividir este apartado en dos partes, una para ti y otra para que pueda leer tu pareja.

Para ti:

Por supuesto, va a depender de qué situación estés viviendo y si es algo relacionado con el día a día de la lactancia y la crianza o si necesitas ayuda especializada. Dile qué necesitas claramente:

> - «Necesito que me acompañes a realizar una vista de lactancia y que te quedes para que puedas recordar todo lo que me van a decir».
>
> - «Si me cortas la comida y me la acercas me vendrá genial».
>
> - «Me hace falta que sujetes al bebé 10 minutos para que pueda ducharme tranquila».
>
> - «Por favor, ¿puedes pasear al bebé un rato? Porque no sé qué tiene».

Para las parejas:

No des nada por hecho, es posible que veas sufrir a tu pareja, que también tengas muchas dudas y miedos. Es normal. El trabajo en equipo siempre es un éxito, así que cuando sientas que no sabes qué hacer para ayudar, no dudes en preguntar:

- «¿Puedo hacer algo para que te sientas mejor?».

- «¿Quieres que te acompañe a algún sitio?».

- «¿Prefieres que venga una experta a casa?».

- «¿Quieres un vaso de agua fresquita?».

- «Si hay algo que pueda hacer, ¿me lo dices? Que igual se me escapa».

Sí, sé que es más que obvio, pero no llegas a imaginarte lo necesario que resulta escuchar que tu pareja está disponible en todo momento. Y si lo que pasa es que sufres al ver pasarlo mal a tu pareja, no ofrezcas soluciones prematuras. Pregunta qué es lo que quiere hacer y únete a su equipo. Y, por supuesto, no olvides felicitar a tu pareja, haga lo que haga.

Las/os abuelas/os se meten en todo

Las abuelas, los abuelos, la cajera, tus compañeros de trabajo, el panadero, el del taxi, la del restaurante, la amiga que no ves desde los 5 años, el de la frutería... Todo el mundo se va a meter en lo que hagas o dejes de hacer. Pero claro, no es lo mismo que se meta un desconocido que tu madre o tu suegra. Con la familia nos cuesta más y ya es difícil en el embarazo, en el posparto y la lactancia ni te cuento.

 Recursos

Enfrentarse a quien quieres no es nada fácil, es más, puede ser desagradable y poco recomendable. Porque a esa persona la vas a ver con cierta regularidad y, por tanto, es mejor encontrar estrategias para sobrevivir. Sus comentarios no suelen estar hechos con mala intención, solo es falta de empatía (de la que en general los adultos vamos cortos) y de la naturalidad absurda con la que soltamos libremente todo lo que se nos pasa por la cabeza.

Aprenderás poco a poco a sobrellevar mejor estas situaciones, y tampoco está de más hablar con tu pareja para haga un poco de escudo y no te sientas tan expuesta.

Te dejo algunas ideas:

- Ignora los comentarios o valoraciones con una sonrisa y suma una onomatopeya: aja, mmm, ya, ya... Y fuera (los ruiditos son para hacer ver que escuchamos, no para otra cosa).

- Mira a los ojos a la persona que te hable y afirma con la cabeza (¿sabes los perritos cabezones que se ponen en los coches?, pues igual).

- Puedes elaborar un poco más la respuesta:

  › Claro...

  › Sí, sí...

  › Lo tengo en cuenta.

  › Gracias.

  › Ya veo.

  › Lo preguntaré al pediatra.

- Esta opción nos lleva a la respuesta mágica cuando te pregunta algo sobre el bebé o sobre la lactancia: «Me lo ha dicho el pediatra».

Cuanto menos te alteres y más consigas sonreír y decir que sí a todo, más rápido se van a callar. Es un símil un poco bestia, lo sé y lo admito, pero si ven que sus palabras te hacen dudar, irán aún más a por ti. ¡No te dejes herir! Que no huelan la debilidad.

Es una situación muy dura, que mortifica a muchas madres primerizas y en la que poco a poco aprenderás para que no te puedan herir.

Me presionan para que lo deje

No es nada raro este tipo de presiones o comentarios desalentadores. A veces se formulan sin mala intención, solo por no saber qué decir o no saber cómo ayudar. Pero sin duda, este tipo de comentarios de las personas a las que queremos, duelen mucho.

Y, por supuesto, después de unos meses, las presiones para el destete aumentan. Cuando los niños superan una cierta edad, la pregunta más repetida es: pero ¿aún le das el pecho? Y esto te lo dicen con el niño en la teta, ¡malditas preguntas retóricas!

Y a veces, tristemente, estas presiones llegan de la mano de los sanitarios, ya sea porque el bebé no engorda, por ser «demasiado» mayor, porque expreses que estás cansada o porque tu hijo o tú tengáis cualquier condición médica de la que se pueda culpar a la lactancia.

Aguantar tal presión es muy duro. Es agotador tener que soportar los comentarios, miradas y preguntas improcedentes. Si, además, estas preguntas no son solo de amigos o familiares y se unen las presiones de los sanitarios que nos atienden a nosotras o a nuestros bebés..., es una bomba.

No te diré lo que debes o no hacer, eres tú quien lo decide, pero si no quieres dejar la lactancia o sientes que no ha llegado el momento, busca un cambio de estrategia. Solo te pueden herir si te dejas; si respondes de manera irónica o sarcástica a las frasecitas que te digan, verás cómo cambian las tornas y no serán tan cansinos. Si cuando quieres defenderte usas frases como: «La leche materna es el mejor alimento que puede recibir un bebé», «No tienes ni idea de lo qué dices», «La OMS dice que la lactancia materna debe ser bla, bla, bla, bla...», es probable que la persona que te lo ha dicho siga erre que erre, dándote su punto de vista. Así que ¡dale la vuelta a la tortilla!, y cada vez que te pregunten algo impertinente sobre vuestra lactancia o la pongan en duda, ataca:

- «Tu leche ya no le aporta nada».
  - › «Claro, claro, es solo agua, pero me sale barato», (ayuda poner cara de pena).

  › «¿En serio? ¿No lo sabía? ¡Cuéntame más!», (acércate a la persona y pon cara de interesada).

  › «Sí, sí, es todo agua ya, como una fuente», (ironía modo *on*).

- «¡Aún le das el pecho!».
  - › «No, ¡qué va!», (evidentemente con el niño en la teta).

  › «Solo a ratos», (y a otra cosa, mariposa).

  › «¿A ti qué te parece?», (con cara de sorprendida).

  › «¡Ah!, ¿no te habías dado cuenta?», (muy, muy interesada).

- «¿Hasta cuándo le vas a dar el pecho?».
  - › «Pues no lo sé, ¿hasta cuándo me vas a preguntar?», (con cara de mala leche).

  › «Hasta que me salga de las tetas», (y te largas).

  › «No lo sé, ¿te importa?», (con cara de curiosidad).

> «¿Seguro que quieres entrar en este debate?», (si te arremangas, es más creíble).

- «¿No es muy mayor para tomar teta?».

  > «¡Muy mayor, muuuy mayor!», (alarga las vocales todo lo que puedas con un toque de ironía).

  > «Uyyy, sí, mañana ya le echo de casa también», (es esencial que lo digas muy seria).

  > «Está enorme, ¡verdad? Pues solo con la teta, ¡alucina!», (con toda la emoción de la que seas capaz).

- «¡Esto ya es vicio!».

  > «Totalmente», (suma a eso la sonrisa más amplia que puedas).

  > «¿Mío o suyo?», (con cara de «te he pillado»).

  > «Vaya, te veo preocupado/a», (acércate muy seria y tócale el brazo o la pierna a la persona).

- «Esto es caca», (se lo suelen decir al niño).

  > «Nooo, es una teta y de dentro sale leche», (en plan profe de anatomía).

  > «Caca, nooo, leeeche», (como si fueras una maestra de niños de 5 años).

  > «¿Caca, dónde?», (con cara de asco).

- «Esto te está desgastando».

  > «Hay muchas cosas que me desgastan, empezando por ciertos comentarios», (y pega la vuelta, ji, ji).

  > «Sí, sí, estoy fatal, ¿te quedas con él/ella una semanita y así me tomo unas vacaciones?», (este comentario es solo válido para los amigos o desconocidos, con las abuelas puede no funcionar. Y funciona mejor si el bebé justo se ha hecho caca o llora).

  > «¿Tan mal me ves?», (y lloras un poco, que siempre ayuda a dar pena).

Cuanto más cortados les dejes, cuanto menos esperen la respuesta, cuanto más tranquila estés, mucho más rápido se van a callar la boca.

Y en todas las situaciones, si no te sale la frase, estás casi a punto de explotar o de llorar, recuerda: sonríe, mira a la persona que te lo ha dicho y sigue dando teta IGUAL.

Mi familia me dice que lo hago mal

Esto es algo que, si es tu primer bebé, cuesta entender. Que te digan que todo lo haces mal, que lo debes hacer de otra manera o que es mejor que lo hagas de otra... es, tristemente, lo más habitual. Cuanto antes lo aceptes y antes te resbalen estos comentarios, mucho mejor para tu salud mental. Los bebés parecen ser un bien común y todo el mundo (todo) se cree con el derecho a opinar sobre tu crianza. Y si hablamos de lactancia, ni te cuento. Parece que cada uno de ellos es un experto en el tema y cada uno te dará recomendaciones diferentes.

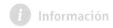 Información

Es una situación complicada tener a la familia pendiente de lo que haces y cómo lo haces. Depende del carácter que tengas o de la relación que mantengas ella, puede ser más o menos complicado encauzar esta situación. Un elemento clave en todo esto puede ser tu pareja. A veces, es necesario que la pareja haga de paraguas y te evite tener que aguantar el chaparrón de comentarios indeseados. Las primeras semanas o meses de lactancia pueden ser duros a nivel emocional y sufrir tanta presión puede ser desalentador. Si aún estás embarazada, habla con tu pareja y tened preparadas estrategias por si esto ocurre. Si ya has tenido al bebé y estás soportando esta presión familiar, sería ideal que tu pareja se ocupara lo antes posible. Quizá es necesario restringir las visitas de familiares en casa y, si acuden, tengáis una palabra de seguridad que os permita salir airosos y dar la visita por terminada si los comentarios suben de tono. La mayoría de las veces estos comentarios no están hechos con mala fe, pero hieren con mucha facilidad.

Me presionan para que siga

Pues sí, la gente se mete en todo, y muchas veces estaría mejor callada. En vuestra lactancia decides tú. Y no voy a exponer ninguna solución ni información ni ideas, solo te diré: haz lo que te salga de las tetas.

EL PERSONAL SANITARIO

Cómo elegir a un pediatra que sepa de lactancia

Muy buena pregunta y complicada de responder. Por suerte, cada vez más sanitarios entienden la necesidad de tener una formación adecuada de lactancia, pero aún puede ser complicado encontrar a un profesional que pueda responder 100 % a tus dudas.

Pero ¿los pediatras deben tener formación de lactancia?

La lactancia es un acontecimiento fisiológico, por tanto, no sería muy necesario que supieran mucho del tema; deben ser buenos patólogos, eso sí es importante. A la vez, es importante que sepan a quién derivar en caso de que una madre lo necesite.

 Ideas

A veces no es fácil encontrar profesionales que tengan la sensibilidad necesaria en la lactancia. Hay excelentes patólogos, pero la lactancia les puede quedar un poco lejos. Y es algo que con nuestro primer hijo nos deja atónitas, ya que suponemos que el pediatra debe ser un experto en el tema, y luego te das cuenta de que no siempre es así. Sé de madres que han dado mil vueltas y han ido testando pediatras hasta dar con un buen profesional que supiera algo de lactancia, o que si no sabía, al menos derivara

o no realizara recomendaciones basadas en sus opiniones o en sus propias vivencias.

Ideas que te pueden funcionar antes de tener que ir dando vueltas y testando:

- Pregunta a amigas: si tienes amigas afines al tipo de crianza que deseas, seguro que te saben indicar profesionales que te pueden ayudar.

- Mira reseñas: en el sistema de salud público no puedes hacerlo, pero en la sanidad privada puedes encontrar cualquier tipo de información mediante las reseñas en redes, y puedes obtener información muy valiosa.

- Realiza preguntas básicas: si has elegido uno, no dejes de hacer preguntas de tanteo sobre la lactancia, si pone algún pero de por medio tipo «Yo soy prolactancia, pero...», «Yo recomiendo la lactancia, pero...» y en el caso de que el «pero» no vaya seguido de un «haz lo que quieras o puedes» o una frase similar, igual te toca buscar a otro. Y, por supuesto, observa cómo te sientes cuando trata a tu bebé. Al fin y al cabo es un profesional al que vas a visitar muchas veces y tienes que confiar en sus indicaciones.

Me dicen que lo deje

Muchas veces escucho o leo cosas como: «El pediatra me ha dicho que tengo que dejar la lactancia», «Me dice que lo mejor es que deje la lactancia», «Tengo miedo a que me digan de dejar la lactancia», «No quiero que me digan que debo destetar»...

En primer lugar, los profesionales ofrecen información, no dan órdenes. Cuando vamos a una consulta de pediatría, muchas veces nos sentimos pequeñas, que nos cuestionan o que dudan de nuestra capacidad de amamantar.

 Recursos

En algunas ocasiones va a ser necesario que el bebé reciba leche artificial y la recomendación será empezar con una lactancia mixta, pero de aquí a que lo dejes o destetes hay un paso.

Si te aconsejan dejar la lactancia por considerar que el bebé es demasiado mayor, no dudes en buscar a otro. Nadie, y menos los profesionales, deberían recomendar el cese de la lactancia solo porque el bebé ya es mayor. Esto es algo que pasa muy habitualmente cuando se acude a servicios de urgencias y te tienen que medicar. Como menciones que das el pecho y luego que tu bebé pasa de ciertos meses, puedes recibir cualquier comentario inapropiado. Una opción en estos casos es poner una queja, si tienes ganas y ánimos. Y es que de la misma manera que la sociedad no tiene interiorizada la lactancia en niños mayores, para los sanitarios también puede ser un *shock* según la edad del bebé.

A quién consultar temas de lactancia

La lactancia materna a veces puede quedar en tierra de nadie y es complicado saber a quién consultar. Los sanitarios reciben muy poca formación en el tema y no siempre están suficientemente bien informados para poder responder a las preguntas que puedas plantear. La lactancia es un proceso fisiológico normal y vas a tener dudas constantes. ¿A quién consultar? Pues depende un poco de qué tema se trate, qué edad tenga tu bebé y de algo que no sabes hasta que no lo preguntas: la formación que tenga el profesional en cuestión.

 Recursos

Según lo que te esté pasando, será más fácil acudir a un profesional en concreto, y así no tengas que dar vueltas en busca de ayuda.

SITUACIÓN	PROFESIONAL
Dolor al amamantar.	Comadrona o IBCLC.
Baja producción de leche.	Comadrona o IBCLC. Y es posible que posteriormente endocrino o ginecólogo.
Dudas habituales de lactancia.	Grupo de lactancia, asesoras.
Bebé que no gana peso.	Pediatra, y posteriormente comadrona o IBCLC.
Dudas de lactancia con bebés que ya no son recién nacidos.	Grupo de lactancia, asesoras.
Dudas sobre la crianza: sueño, alimentación sólida, relaciones con la familia.	Grupo de lactancia, asesoras, IBCLC.
Proceso de destete.	Grupo de lactancia, asesoras, IBCLC.
Bultos en el pecho o proceso de mastitis.	Ginecólogo, comadrona o mastólogo.
Manchas en el pecho, areola o pezón con manchas o descamado.	Dermatólogo.

Aprovecho para contarte qué son estas siglas, IBCLC, pues quizá es la primera vez que las lees. Las y los IBCLC (International Board Certified Lactation Consultant, por sus siglas en inglés) son personas que han sido certificadas por el IBLCE (International Board of Lactation Consultant Examiners), un organismo internacional e independiente que certifica que las personas que han superado sus requerimientos tienen un alto grado de conocimiento de la lactancia materna y cuya misión es promover cambios que la apoyen.

Existen IBCLC en todo el mundo que deben recertificar sus conocimientos cada 5 años para garantizar que están al día de los cambios y las novedades que se producen en la lactancia materna.

VIDA SOCIAL

No tengo ganas de separarme de mi bebé

Se presupone que deberías volver a llevar la vida que tenías antes del nacimiento de tu bebé, y quizá no tengas ganas o no sepas ni cómo hacerlo, aunque sea el simple hecho de salir a cenar con unas amigas o de dejar a tu bebé para volver a trabajar.

En el caso de hacer vida social, a veces no sabes ni cómo plantearte la salida: ¿cómo se va a dormir?, ¿qué hará sin la teta?, ¿va a llorar mucho?..., y las ganas de no separarnos de nuestro bebé van en aumento.

 Ideas

Esto será rápido: si no te sale, no salgas, tenga la edad que tenga el bebé. Para poder salir de casa unas horas o hacer alguna actividad, debes sentirte con ganas y tranquila. Cuando ambos estéis preparados, ese será el momento. El bebé será pequeño durante muy poco tiempo y tienes todo el derecho a decidir qué quieres hacer en vuestra crianza.

A veces es complicado que los amigos entiendan estos cambios en nuestra vida. Si no tienen hijos, no es fácil que puedan entender lo que supone, y si los tienen pero su crianza es diferente a la tuya, te puedes sentir juzgada o interpelada. En muchas ocasiones, la maternidad nos trae amigos nuevos, más afines a nuestra nueva vida.

Tengo ganas de separarme unas horas de mi bebé

Otra cosa es que tengas ganas de recuperar la vida social y no sepas cómo separarte de tu bebé unas horas o cómo organizarte. Tan normal es que no tengas ganas de salir como que tengas ganas de estar unas horas separada de tu bebé.

Las salidas pueden ser por diferentes motivos: quedar con una amiga, ir a cenar, ir al gimnasio, a dar una vuelta o hacer cualquier actividad que te apetezca.

Puede que te sientas juzgada por el simple hecho de expresarlo. Parece que no eres una buena madre si no estás siempre a todas horas con tu bebé, y que tengas ganas de hacer otras cosas es algo inadecuado.

 Ideas

Puedes hacer lo que te dé la gana, ¡solo faltaría! Entonces, vamos a por temas logísticos. Si das lactancia materna exclusiva y tu bebé tiene menos de 6 meses:

> - Intenta darle el pecho o extraerte leche antes de irte.
>
> - Si vas a tardar más de 3-4 horas en volver, dejar leche extraída previamente para que se la puedan ofrecer en tu ausencia.

- Deja bien claro a la persona que se va a quedar con el bebé los diferentes métodos de alimentación que puede usar en caso de que el bebé necesite leche.

- Controla el estado de tus pechos durante las horas en las que estés separada de tu bebé. Si lo necesitas, extráete un poco de leche a mano, aunque sea para desecharla.

- Si bebes alcohol, intenta no tomar más de una copa. Si bebes más cantidad, tendrás que esperar varias horas antes de volver a dar el pecho (como se explica en el capítulo 4).

Si ya tiene más de 6 meses y come sólidos:

- Intenta darle el pecho o extraerte leche antes de irte.

- Si vas a tardar más de 3-4 horas en volver, puedes dejar leche extraída previamente para que se la pudieran ofrecer en tu ausencia o alimentación complementaria si ya la toma.

- Controla el estado de tus pechos durante las horas en las que estés

separada de tu bebé. Si lo necesitas, extráete un poco de leche a mano, aunque sea para desecharla.

- Si bebes alcohol, intenta no beber más de una copa. Si bebes más cantidad vas a tener que esperar varias horas antes de volver a dar el pecho y ofrecerle leche artificial.

Si haces lactancia mixta, independientemente de la edad del bebé:

- Intenta darle el pecho o extraerte leche antes de irte.

- Mientras tú no estás, le pueden ofrecer leche extraída o leche artificial, o si ya es más mayor, comida sólida.

- Controla el estado de tus pechos durante las horas en las que estés separada de tu bebé. Si lo necesitas, extráete un poco de leche a mano, aunque sea para desecharla.

- Si bebes alcohol, intenta no beber más de una copa. Si bebes más cantidad ofrece leche de fórmula hasta que se haya metabolizado el alcohol.

En el caso de que bebas alcohol, no es necesario extraer leche y desecharla. Al mismo tiempo que el alcohol desaparece de la sangre, lo hace de la leche.

Me da vergüenza dar el pecho en la calle

Muchas madres me cuentan cómo las salidas que hacían las primeras semanas de vida de su bebé estaban calculadas al dedillo para no tener que dar el pecho en la calle y para que, en caso de que el bebé pidiera teta, la vuelta a casa fuera lo más rápida posible. En la práctica esto se traduce en dar una vuelta a la manzana y no ir mucho más allá. Y es que tienes miedo de todo: que te miren, que te digan, de tener que sacar la teta o enseñar otras partes de nuestro cuerpo (especialmente la barriga), de no saber colocar al bebé sin la almohada de lactancia y un largo etcétera.

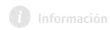 Información

Sin duda, salir de casa puede ser complicado, pero si tienes ganas de tomar el aire y hacer un poco de vida social, quedarte en casa o reducir tus salidas no te ayudará a ser demasiado feliz. Como todo en la vida, suele ser más lo que imaginamos que lo que realmente sucede cuando damos el paso.

Un truco fácil es no salir sola a la calle, busca con quién salir. Puede ser con tu pareja, con una amiga o familiar (y ya si amamanta, la cosa es aún más sencilla) o con quien quieras... Lo que sí es importante es que esta otra persona esté tranquila y viva este momento con la máxima tranquilidad, que no tengas que estar pendiente de la otra persona, vaya.

Y una vez hayas dado el paso, la cosa es ir atacando los aspectos que te resulten conflictivos:

- Si es porque se vea más o menos parte de la teta, existen camisetas de lactancia que dejan muy poco o casi nada al descubierto; es una manera ideal para no tener que levantarse o bajarse la ropa.

- Si es por las miradas o posibles comentarios: cuando amamantas a un bebé pequeño, nadie te suele mirar mal, al contrario, puedes recibir miradas de ternura o incluso facilitadoras. Los comentarios burdos suelen llegar cuando el bebé ya está más mayor y para entonces te dará tiempo a estar curtida y saber responderlos o ignorarlos.

- En el caso de que se le vaya la boca a alguien, que te pidan que te tapes, que te inviten a dar el pecho en el baño, que te digan que en ese lugar no se puede dar el pecho o cualquier cosa similar, intenta estar tranquila y pide una hoja de reclamación, tanto si es un espacio público como privado. Tu bebé tiene derecho a ser alimentado en cualquier sitio.

- Si amamantas con almohada (es un trasto, sin duda alguna), existe la opción de comprarte una pequeña. Hay almohadas de lactancia en forma de manguito cilíndrico que son mucho más fáciles de transportar.

Y, como todo en la lactancia, práctica y más práctica hasta que lo integres en vuestro día a día y las salidas se conviertan en una rutina más.

Deporte

En el momento en que la comadrona o la fisioterapeuta de suelo pélvico te den el visto bueno, puedes volver a practicar deporte o iniciarte en su práctica. La lactancia y el deporte son compatibles y, pese a que circulan muchos mitos al respecto, es perfectamente viable que lo retomes y sigas amamantando.

 Información

Existe una gran cantidad de mitos sobre la lactancia y el deporte, y **todos son falsos**:

- No puedes hacer deporte porque la leche se pone mala.

- No puedes hacer deporte porque dejas de tener leche.

- No puedes hacer hipopresivos porque disminuye la producción de leche.

- No puedes hacer deporte porque sudas y el bebé no querrá el pecho (como si las duchas no existieran).

- Si haces deporte, tu leche tendrá ácido láctico.

Y así, uno tras otro. Son mitos: la leche no se va, no se estropea, no tiene mal sabor, ni nada por el estilo. Puedes combinar deporte y lactancia. Si eres deportista profesional, consulta con un dietista-nutricionista especializado para que tu dieta sea adecuada para la lactancia a nivel calórico, y listos.

Café/té/chocolate/cafeína

Das a luz y te regalan una caja de bombones, y te mueres por zampártela entera, pero claro, siempre está el alma caritativa que te avisa que no puedes comer chocolate si amamantas. O te quieres tomar un café para ser persona y te dicen que nada de café, que descafeinado y gracias. ¿Qué hay de los excitantes durante la lactancia?

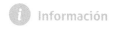
Información

En general se tiende a prohibir muchas cosas a las madres lactantes. Vamos a poner un poco de cordura:

Por supuesto, si notas que tu bebé está más irritable, reduce la cantidad que tomas.

ALIMENTO O SUSTANCIA	DESCRIPCIÓN	A TENER EN CUENTA
Café	1 o 2 cafés al día son compatibles y no deberían causar irritabilidad ni molestias en el bebé.	Ten en cuenta que quizá tomas varios de estos alimentos o bebidas con cafeína a lo largo del día, y esta suma sí puede causar irritabilidad al bebé. Si sufres isquemia en los pezones, se puede agudizar por la ingesta de cafeína.
Té	No superar las 4 tazas diarias. El té tiene menos cafeína que el café. El té matcha es el que más cafeína tiene, seguido por el té negro; el que menos tiene es el té verde.	
Chocolate	Un consumo ocasional o moderado es compatible con la lactancia.	
Mate	No superar los 200 centímetros cúbicos de mate al día.	
Otras bebidas con cafeína	Las bebidas energéticas contienen gran cantidad de cafeína. Los refrescos de cola contienen más cafeína que el café, por tanto, es ideal moderar su ingesta, también por el gran contenido de azúcar que contienen. El anhídrido carbónico de este tipo de bebidas no llega a la leche y, por tanto, no causa cólicos al bebé.	

Grupos de lactancia y crianza

Los grupos de crianza, tanto dirigidos por profesionales sanitarios como por otras madres, suelen ser un gran salvavidas para muchas mujeres en sus lactancias.

Estos grupos nacen de la necesidad de compartir con otras madres los procesos fisiológicos de esta etapa. Lo que hacen, en cierta medida, es sustituir la información transmitida por otras mujeres de la familia o del entorno. La lactancia despierta dudas a todas horas, a las que se unen las dudas sobre el proceso de crianza.

Puede provocar respeto ir a un grupo, y puede ser complicado soltar todas las dudas que tengas delante de desconocidos. No es fácil romperse y expresar lo que se está viviendo. Es fácil que esto te inquiete, porque hay que decir que en muchos grupos de lactancia las situaciones que se exponen son límite y puedes tener la sensación de que es algo horrible. Te cuento un poco más sobre su funcionamiento.

Información

Los grupos de lactancia o crianza pueden estar dirigidos por una profesional sanitaria, normalmente comadronas y/o enfermeras del centro de salud u hospital. Los grupos de apoyo van dirigidos a las madres, ya sean para atenderlas antes del alta hospitalaria o después, en el centro de salud que les toque por zona. Algunos grupos son abiertos y otros requieren que te apuntes para poder participar. También la forma de afrontar las dinámicas puede variar. Algunos de estos espacios van a tener un calendario de reuniones con temas programados para cada sesión, mientras que en otros se irán afrontando las dudas que aparezcan en la sesión sin un guion previo.

Y, por otro lado, encontramos los grupos de madres (GAM), dinamizados por otras madres. En los grupos de apoyo de lactancia se habla de lactancia, por supuesto, y de te-

mas relacionados con ella: alimentación complementaria, sueño infantil, sexualidad... La información aportada te debería servir para poder elegir qué quieres hacer. Habitualmente, estas madres son asesoras de lactancia. Esta figura se ha popularizado mucho en los últimos años, y existe un poco de confusión sobre ella. Las asesoras de lactancia nacen del voluntariado social, son madres con experiencia propia y formación específica en lactancia que ocupan sus horas libres ofreciendo información y acompañando a otras madres de manera altruista. A partir del 2008 se populariza esta función y muchas personas se forman para trabajar en el proceso de acompañamiento y, por tanto, cobran por los servicios que ofrecen. Esto genera un poco de confusión: ¿las asesoras son todas iguales?; si cobran, ¿saben más?; si no cobran, ¿su servicio no es tan bueno?... Este suele ser un tema de preferencias, percepciones y posibilidades.

Habitualmente asociamos un servicio gratuito con poca calidad mientras que, por el contrario, suponemos que una asesora que cobre tendrá más conocimiento, pero no tiene por qué ser así. Los grupos de apoyo (GAM) cuentan con asesoras formadas que tienen muchos conocimientos y han estado en contacto con muchas madres, por lo que pueden dar respuesta a muchas situaciones que quizá una asesora que trabaje por su cuenta no. También ten en cuenta que (voluntarias o independientes) están formadas en la normalidad de la lactancia y, si vuestra situación es compleja o altamente compleja, quizá necesitéis recurrir a otro tipo de experta. En este mismo capítulo tienes un cuadro orientativo.

Las asesoras independientes suelen realizar visitas a domicilio. Esto, sin duda, puede facilitar algunas situaciones en las que el bebé sea muy pequeño o tengas dolor. Las asesoras voluntarias suelen estar formadas por el grupo de apoyo al que pertenecen e, independientemente de su formación, puedes beneficiarte de compartir con otras madres lo que te está pasando. Es muy fácil verse reflejada en otra persona que haya vivido una situación similar y su experiencia te puede ayudar a encontrar tu camino. En España tenemos muchos grupos de apoyo, repartidos por casi todo el país. Para localizarlos puedes escribir en el buscador de internet «grupo de apoyo a la lactancia», y añades el nombre de tu localidad.

Sé que aún hay reparo a acudir a estos grupos y es fácil que hayas escuchado comentarios negativos, bastante alejados de la realidad: nadie te va a obligar a dar el pecho si no quieres, puedes ir si haces una lactancia mixta quieras o no quieras relactar, nadie te va a decir nada si tu bebé usa chupete o si no haces colecho... Los grupos de apoyo a la lactancia o la crianza sirven para compartir, no para juzgar ni decirte lo que haces mal. Y, por supuesto, si vas a un grupo y no te sientes cómoda o te hacen sentir mal, no vuelvas, porque no hacen bien su trabajo.

Durante muchos años, el único recurso de que disponían las mujeres eran los GAM, no había nada más, pero hoy en día existen muchos más servicios a los que acceder y elegir. Siempre que tengas dudas, rastrea un poco por internet para poder decidir qué tipo de asesora quieres consultar.

ESTÉTICA

Tatuajes

Esta es una de las preguntas que más se repiten en el día a día de cualquier persona que se dedique a la lactancia, y también es la que más controversia crea en redes sociales. Existen muchos mitos sobre la realización de un tatuaje y, de hecho, muchos tatuadores se niegan a tatuar a una mujer si está amamantando.

 Información

Los tatuajes son compatibles con la lactancia, siempre que el sitio donde se realice cumpla todas las medidas de higiene necesarias y no te hagas el tatuaje ni en el pecho ni en la areola.

Y, como te decía, hay muchos mitos alrededor del proceso:

- Si tienes dolor cuando lo hacen, se te puede cortar la leche.

- Si se infecta y debes tomar antibióticos, debes dejar la lactancia.

Pues no, no se corta la leche, y si tienes la mala suerte de que se infecte la herida, simplemente vas a tener que tomar antibióticos, la gran mayoría de los cuales son compatibles con la lactancia. Solo debes evitar tatuarte el pecho o eliminarte los tatuajes con láser durante la lactancia, pues en el proceso la tinta puede llegar al torrente sanguíneo y, por tanto, a la leche. Si quieres quitarte un tatuaje, es mejor esperar a terminar la lactancia.

Piercing en el pezón

Algunas madres tienen un *piercing* en el pezón. La perforación del pezón produce que los conductos de la leche queden perforados, y la pregunta es: ¿hay algún problema en la lactancia?

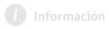 Información

Si tienes un *piercing* en el pezón y estás embarazada, lo ideal sería quitarlo durante el embarazo, unos 6 meses antes de parir para poder valorar la evolución de la herida. Una

vez eliminado, no suele causar más dificultades; la leche, eso sí, puede salir por los laterales del pezón en vez de por la parte delantera. Si el flujo fuera muy elevado y al bebé le molestara, podrías considerar el uso de pezoneras durante un tiempo para facilitar que el bebé regule mejor el flujo de leche.

Tratamientos estéticos en el cuerpo, en la cara y el pelo

Sé que voy a dejarme muchos tratamientos por puro desconocimiento. Planteo aquí los que más se consultan. También sé que muchas profesionales esteticistas van a decirte que un determinado tratamiento que puede estar aquí apuntado es incompatible, o incluso se nieguen a realizarlo si estás lactando. Y es que los mitos de la lactancia materna están ampliamente extendidos en toda la sociedad.

TRATAMIENTOS O PRODUCTOS PARA APLICAR EN EL CUERPO	
Radiofrecuencia.	Compatible.
Cavitación.	Compatible.
Escleroterapia.	Compatible.
Aumento de glúteos (peptonas).	Compatible.
Mesoterapia.	Compatible.
Desodorante.	Compatible, evitando parabenos triclosán, fragancias sintéticas con ftalatos.
Perfumes.	Evitarlos, especialmente las primeras semanas de vida del bebé.
Presoterapia.	Compatible.
Láser fraccionado.	Compatible.
Depilación láser o luz pulsada.	Compatible.
Protectores solares.	Evitar los filtros químicos y la aplicación sobre la zona del pezón o de la areola.
Cremas anticelulíticas y reductoras.	Evitar las cremas que contengan alcanfor, cafeína y algas.

TRATAMIENTOS EN EL ROSTRO	
Lifting de pestañas.	Compatible.
Aplicación de bótox (toxina botulínica).	Compatible.
Aplicación de ácido hialurónico (aplicación tópica o inyectable).	Compatible.
Aplicación de vitaminas.	Compatible.
Peeling químico.	Compatible.
Cremas de tratamiento (retinol, vitamina C, ceramidas, niacinamida, etc.).	Compatible.
Carboxiterapia.	Compatible.
Micropigmentación.	Compatible (siguiendo las medidas higiénicas sanitarias adecuadas).
Uñas acrílicas.	De forma ocasional.
Protectores solares.	Evitar los filtros químicos.

TRATAMIENTOS EN EL PELO	
Tratamientos anticaída.	Compatible.
Baño de color.	Compatible.
Tinte.	Compatible.
Alisados.	Compatible (evitando los que contengan formaldehído o glutaraldehído).
Mechas.	Compatible.
Moldeado.	Compatible (evitando los que contengan formaldehído o glutaraldehído).
Permanentes.	Compatible (evitando los que contengan formaldehído o glutaraldehído).

7

Situaciones relacionadas con la lactancia y tu salud o la de tu hijo

Ser madre es un trabajo a tiempo completo en el que no se admiten bajas laborales. Pero no somos inmunes a enfermar o a situaciones que requieran atención médica. Es bastante habitual que ante situaciones comunes, y ya no hablo de problemas graves, relacionadas con la salud de la madre o del bebé, la indicación que se reciba sea: desteta.

Por otro lado, nuestro desconocimiento del funcionamiento de la lactancia hace que, ante una situación común, experimentemos terror: ¿si tengo gastroenteritis puedo dar el pecho? ¿Me puedo someter a rayos X si estoy amamantando? ¿Puedo tomar algún medicamento para el dolor?

En este apartado no van a estar todas las situaciones en las que se puede encontrar una mujer a lo largo de la lactancia, solo he recopilado las más habituales para que te hagas una idea, sepas buscar recursos que te permitan tomar decisiones informadas y pierdas (aunque sea de manera parcial) el miedo.

ESTOY ENFERMA

Medicamentos

Cuando miras el prospecto de cualquier medicamento vas a ver dos cosas. Una es que el embarazo y la lactancia se tratan en el mismo apartado; lo segundo es que en la mayoría de ellos se afirma que el medicamento pasa a la leche y que se consulte al médico o al farmacéutico antes de ingerir o usar el producto. Entonces ¿qué hacemos?

Debemos tener en cuenta que los médicos y sanitarios pueden consultar las mismas fuentes en las que se basan las farmacéuticas para escribir el prospecto, por tanto, es probable que no consigamos mucha información extra. La fuente principal es el Vademécum, la guía que contiene la información sobre los diferentes medicamentos. Sin embargo, muchos sanitarios y farmacéuticos se curan en salud y evitan pronunciarse. ¡Menuda ayuda! Es muy frustrante y esto hace que a muchas mujeres se les nieguen medicaciones básicas y necesarias por el hecho de estar lactando o se les diga que deben dejar de dar el pecho de manera temporal o desechar su leche determinadas horas.

Y ¿ahora qué?

Pues hay que buscar información específica (que existe) y en la que podremos encontrar respuestas concretas y confiables.

 Recursos

Hay dos páginas que nos pueden ser de mucha utilidad en caso de estar lactando y tener que tomar una medicación:

- e-lactancia[1] (en castellano e inglés) es la web realizada por los pediatras y médicos de la asociación APILAM.[2]

- LactMed (En inglés. Forma parte de la página web de la Biblioteca Nacional de Medicina de EUA).[3]

Pruebas diagnósticas

No sé a qué prueba diagnóstica te tienes que someter, pero es posible que te hayan dicho que no puedes dar el pecho, que te tienes que sacar la leche y tirarla o vete a saber qué.

  Información y recursos

En general, todas las pruebas diagnósticas más habituales son compatibles con la lac-

---

[1] http://www.e-lactancia.org/
[2] https://apilam.org/
[3] https://www.ncbi.nlm.nih.gov/books/NBK501922/?report=classic

tancia y lo puedes revisar de nuevo en la web de los pediatras de APILAM. Las dos únicas pruebas que pueden ser no compatibles son la gammagrafía y el PET (tomografía por emisión de positrones). En estos casos, al usar isótopos radioactivos, es necesario suspender la lactancia de manera temporal o total según sea el isótopo. En la web tienes toda la información relativa a ellos y te indicará el tiempo de suspensión que requiere cada uno.

Por lo demás: TAC (con o sin contraste yodado), radiografías (aunque sean de tórax), mamografías, ecografías, resonancias magnéticas nucleares... son compatibles con la lactancia. Y muchas de las versiones de estas pruebas destinadas a ver una única parte de nuestro organismo también lo son, y no hacen necesaria la suspensión ni desechar la leche en ningún caso.

Enfermedades maternas habituales

Pues no, las madres lactantes no son inmunes a las enfermedades comunes que afectan a cualquier ser humano en su día a día. A pesar de que es algo habitual, es muy fácil que te digan que debes destetar o dejar la lactancia de manera temporal si estás enferma.

Dejar la lactancia es algo que solo te corresponde a ti. Si te encuentras muy mal y no puedes cuidar a tu bebé y si estás en ple-

na lactancia, deberás tener cuidado con tu pecho y extraerte leche antes de que te llegue a causar problemas.

  Información y recursos

Hay tantas situaciones que seguro que me dejo alguna, recuerda que si no la lees aquí puedes revisar la web de e-lactancia para asegurarte. Los profesionales sanitarios que te van a tratar la condición médica que tengas sabrán mucho de ella, pero muy poco de lactancia, y cuando esto pasa la recomendación más habitual es: no dar el pecho, esperar unas horas determinadas o desechar la leche.

• Revisiones oftalmológicas: la lactancia materna no aumenta la miopía. Las modificaciones en el globo ocular se producen en el embarazo, pero no en la lactancia. Por tanto, a partir de los 3 meses de vida, aproximadamente, del bebé es posible revisar y modificar la graduación de las gafas o las lentillas. No es necesario esperar a terminar la lactancia.
Las pruebas y medicaciones que se usan para dilatar la pupila tampoco hacen necesario cesar la lactancia o desechar la leche.

• Situaciones odontológicas: son compatibles con la lactancia. Blanqueamientos dentales, extracciones dentales, empastes, radiografías dentales y las anestesias y tratamientos antibióticos posteriores. No es necesario desechar o esperar a amamantar.

- Trastornos digestivos: la gastroenteritis o las intoxicaciones alimentarias permiten mantener la lactancia, solo hay que extremar las medidas de higiene cuando vas al servicio. El tratamiento contra el helicobacter pylori también es compatible.

- Patologías respiratorias: gripe y resfriados son compatibles con la lactancia y no hacen necesario suspenderla. La COVID-19 también es compatible con la lactancia si la madre está en disposición de amamantar.

- Procesos alérgicos: existen medicaciones compatibles con la lactancia que permiten a la madre tomar las mediaciones que necesite y seguir con ella.

- Vacunas: las vacunas administradas a la madre son compatibles con la lactancia. Únicamente la vacuna de la fiebre amarilla hace necesaria la suspensión de la misma durante 15 días si el bebé es menor de 6 meses.

Por supuesto, faltan muchas situaciones y patologías que podréis encontrar en la web de APILAM y revisar la compatibilidad de los tratamientos.

SITUACIONES CURIOSAS EN LA LACTANCIA

Olor corporal

¿Has notado que apestas? Pues eso es bueno, al menos para tu bebé, porque le ayuda a reconocerte. Los bebés nacen con el olfato muy fino, tanto que les permite reconocer el calostro de su madre frente a otros, ¡imagina!

 Información

Busca productos que no tengan olor o que no intenten esconder el olor corporal. La mezcla de olores es bastante peor. La ducha o duchas diarias te ayudarán a disminuir un poco la percepción tanto tuya como de los demás. Evita el uso de perfumes o productos perfumados que puedan confundir al bebé, especialmente al recién nacido. Hay bebés más sensibles que otros y algunos pueden rechazar el pecho si no hueles a mamá. Si te pasa después de aplicarte una colonia o desodorante, intenta darte una ducha sin jabón, solo con agua. Al salir de la ducha, intenta sudar un poco, hacer un poco de ejercicio en casa o moverte para volver a oler al perfume preferido del bebé: olor a mamá.

Pelos en la areola

Los mamíferos que se caracterizan por tener glándula mamaria, dan a luz y tienen pelo. Pues eso, a pesar de que las mujeres tengamos menos pelo en el torso, nos puede salir vello en la zona de la areola y a veces bastante largos. ¡Que no cunda el pánico! Primero, porque no tiene importancia y después, porque hay soluciones.

 Soluciones

Pues hay varias muy fáciles:

- La primera es no hacer nada. Si al bebé no le molestan, no hay que eliminarlos.

- La segunda, eliminarlos de la areola con una pinza si te dan vergüenza o molestan al bebé al mamar.

Suele pasar que los primeros días o semanas estés muy pendiente, pero en pocas semanas es más que probable que te olvides de ellos.

Corregir asimetría en el pecho

Los pechos no funcionan a la misma velocidad de producción. Siempre hay uno que suele ser el preferido del bebé por ser el que más produce, y como le gusta tanto, mama más de este y menos del otro. Esto se traduce en una asimetría notoria en ambos pechos que estéticamente puede causarte vergüenza o incomodidad. Es una duda habitual y también es normal querer solucionarlo.

 Solución

Pues quizá esperas una solución, pero prefiero decirte que no hagas nada. Sí, sé que estéticamente puede ser un problema y te acompleje..., pero existen riesgos en querer igualar la producción y si estás segura de que lo quieres hacer, hay que ir con mucho cuidado para evitar el riesgo de padecer una obstrucción o una mastitis.

Si lo quieres intentar, debes tener en cuenta que es un proceso que no puedes dejar de un día para otro, sino de manera gradual:

- La primera opción es intentar que el bebé mame más del pecho que menos produce. No siempre lo aceptan, pero se puede intentar.

- Si no funciona, se pueden realizar extracciones con el sacaleches. Te diría empezar de manera gradual. 1 o 2 veces al día, y poco a poco ir aumentando las extracciones para conseguir aumentar la producción.

- Si la producción aumenta y poco a poco sacas más leche, puedes volver a ofrecer el pecho al bebé y ver si ahora sí lo quiere.

- Controla el pecho en todo momento. Estás aumentando la producción de leche y es probable que el bebé no necesite tanta.

Si consigues aumentar la producción de este pecho que produce menos, quizá va a ser necesario disminuir la producción del pecho que más produce, pero no hagas nada hasta conseguir que acepte el otro pecho y que su producción aumente.

Picor en el pecho o en las axilas

Es algo que experimentan muchas mujeres cuando empieza la toma y se produce la eyección de la leche.

 Información

Cuando se produce el reflejo de eyección producida por un pico de oxitocina en la sangre, muchas madres experimentan este aumento: náuseas, dolor de cabeza y, de manera más leve, escozor en la zona de la axila y el pecho. Y esto parece producirse tanto por este aumento de oxitocina en sangre como por el aumento del flujo sanguíneo. En general, hay poco que hacer y suele ceder en varias semanas.

Mareo o náuseas al amamantar

No les pasa a todas las mujeres, pero sí a bastantes como para que lo mencione aquí. Especialmente aparecen durante las primeras semanas o sobre los 4 meses posparto. Lo que se siente es una sensación de mareo o náuseas en el momento inicial de la toma. El estómago se revuelve o si tenías hambre, dejas de tenerla. Si te pilla comiendo, puede ocurrir que no puedas seguir comiendo.

 Información

Esta desagradable sensación es por culpa del aumento de oxitocina momentánea en sangre. Al ser liberada, esta hormona produce contracciones de las fibras lisas del útero, de la glándula mamaria y también de las fibras musculares lisas del tracto gastrointestinal.[4] Además de mareos o náuseas, podemos tener ganas de ir al baño. Especialmente la sensación de náusea es muy molesta y complicada de entender. No está pasando nada raro, no es un rechazo ni nada por el estilo, es una reacción fisiológica del cuerpo. Para frenar la sensación puedes intentar comer un poco antes de iniciar la toma, algún fruto seco, un poco de pan..., algo que te guste y estabilice un poco el estómago. Suele ser una molestia que desaparece en unas semanas y que no suele mantenerse toda la lactancia.

---

[4] Ohlsson, B., *La influencia de la oxitocina sobre el tracto gastrointestinal*, Sociedad Iberoamericana de Información Científica (SIIC), 2008.

Salida de leche por la areola

En la areola encontramos unos montículos, como granitos pequeños que se observan con más claridad cuando se produce un reflejo de eyección o un orgasmo. Estos corpúsculos tienen la función de lubricar y proteger la areola y el pezón (hemos hablado de ellos en el primer capítulo) por si quieres saber más. Pero también pueden salir de ellos pequeñas cantidades de calostro o de leche.[5]

 Información

Estas glándulas exocrinas situadas en las areolas de las mujeres lactantes emiten compuestos volátiles que tienen la capacidad de activar al recién nacido y sus instintos primarios de búsqueda y alimentación, es decir, le dicen al bebé dónde está la comida. Y de ahí la importancia de evitar los procesos de rutina hospitalaria que implican la separación de madre y bebé, la limpieza del bebé o la recomendación nefasta e innecesaria de limpiar la areola y el pezón antes o después de cada toma. Habitualmente, se observa esta salida de leche los primeros meses y es más probable que cese en pocas semanas, pero en algunos casos dura toda la lactancia.

Menstruación

Durante la lactancia, lo habitual es estar un tiempo sin tener la menstruación y las dudas acerca de cualquier sangrado son frecuentes, al igual que también las generan el deseo de que la menstruación reaparezca para buscar un nuevo embarazo.

 Información

Durante la lactancia, la menstruación puede quedar inhibida, de esta manera se protege al bebé de un nuevo embarazo que le podría dejar sin leche. Cuando una mujer no da el pecho, la menstruación suele reaparecer entre las 6 y las 8 semanas de posparto. Cuando una mujer amamanta, el momento en el que reaparece la menstruación puede ser una incógnita y tan normal es que reaparezca con puntualidad británica después de unas pocas semanas de dar a luz, como que tarde meses o incluso años.

Esta amenorrea (falta de menstruación) a causa de la lactancia puede ser además un método anticonceptivo llamado MELA[6] eficaz para las mujeres si:

---

[5] Doucet, S., R. Soussignan, P. Sagot, B. Schaal, «The secretion of areolar (Montgomery's) glands from lactating women elicits selective, unconditional responses in neonates», *Plos One*, 2009, 4(10), e7579. https://doi.org/10.1371/journal.pone.0007579

[6] El método de la lactancia y amenorrea es conocido por las siglas MELA o en inglés LAM (Lactational Amenorrhea Method).

- Se encuentran en los primeros 6 meses de posparto.

- Dan de mamar de forma exclusiva.

- No han tenido la menstruación.

Cuando se cumplen estas condiciones, la tasa de embarazos es menor de 1 por cada 100 mujeres, muy similar a otros métodos anticonceptivos. Si no cumples alguno de los puntos anteriores y no quieres volver a quedarte embarazada, es mejor que consultes con tu comadrona métodos anticonceptivos compatibles con la lactancia.

Como te decía, la menstruación puede regresar cuando quiera, pero sí puedes tener sangrados vaginales durante esta etapa que te hagan dudar de si ha regresado o no:

- Cualquier sangrado anterior a los 42 días de posparto no se considera regla; es el llamado «partillo», restos de sangre que han quedado en el útero y que pueden aparecer incluso después de unos días de ya no presentar loquios.

- Algunos métodos anticonceptivos producen manchados (*spotting*) que podemos confundir con la menstruación.

Como te decía, la menstruación puede aparecer en cualquier momento a pesar de que estés haciendo lactancia materna exclusiva, y que esto pase no significa que te vayas a quedar sin leche o que sea el fin de vuestra lactancia. Se trata de un mito muy extendido. Puedes estar menstruando y seguir con vuestra lactancia.

Y también debes tener en cuenta que la mensuración no tiene por qué ser regular, un aumento súbito de la demanda del bebé puede volver a inhibir la ovulación durante un tiempo.

Por otro lado, si lo que deseas es que haga de nuevo acto de presencia para poder volver a quedarte embarazada, puedes valorar las siguientes opciones:

- No hacer nada y esperar a que regrese, ir manteniendo relaciones sin protección y ver si suena la flauta. No serías la primera mujer que se queda embarazada sin haber tenido la regla entre ambos embarazos.

- Puedes plantear un destete total o parcial. El destete parcial es el que hacemos al eliminar las tomas nocturnas.

- Para este destete parcial puedes eliminar todas las tomas nocturnas o intentar evitar o eliminar las tomas en las horas en las que se produce el ocaso del sol y el alba (entre las 20 horas de la tarde, aproximadamente, y las 5 de la mañana, que es el momento de máxima elevación de la prolactina).

- En un destete nocturno total, la menstruación puede regresar entre las 6 y las 8 semanas posteriores.

Siempre que te plantees un destete con un bebé menor de 1 año debes saber que, si te quedas embarazada, la producción de leche va a disminuir y por tanto es probable que el bebé necesite leche de fórmula.

MI BEBÉ

Cacas y colores

Cuando te conviertes en madre, una subespecialidad es la evaluación de las cacas que hace nuestro bebé. Color, olor, textura..., y analizamos el mínimo detalle. Las cacas de los bebés amamantados en exclusiva son diferentes de los bebés con una alimentación mixta o que toman leche artificial y, por supuesto, las deposiciones de los bebés son muy diferentes de las de los adultos. ¡Mo llegas a saber la cantidad de veces que recibo este tipo de consultas, con foto del pañal incluido!

i Información

Las deposiciones del bebé van a cambiar mucho, así que vamos a revisarlas. No sé si este es el apartado del libro ideal para leer antes, después o durante el desayuno, la comida o la cena, ¡aviso!

COLOR	DESCRIPCIÓN
Negra	La primera caca del bebé es el meconio, una caca muy pegajosa y completamente negra. El bebé la hará así hasta el cuarto o quinto día de vida, cuando empezarán a producirse cambios.
Hilos negros	Los hilos negros en las deposiciones de un recién nacido suelen corresponder a que la madre tenga heridas en los pezones o algún tipo de mastitis que produzca un sangrado. La ingesta de la sangre no tiene mayor importancia, el bebé la digiere y por eso aparece de ese color.

En niños más mayores, aparecen si toman suplementos de hierro. Y en niños que ya tienen una alimentación complementaria, los hilos suelen corresponder a la ingesta de plátano. |
| Hilos rojos | Son restos de sangre que pueden aparecer a cualquier edad y producirse por diferentes motivos: fisuras anales, alergia a alguna proteína de la dieta materna, reacción secundaria a alguna vacuna... Si se produce de manera aislada, no suele tener mayor importancia. Si se repite o el volumen de sangre en las heces aumenta, es necesario consultar al pediatra lo antes posible. |

COLOR	DESCRIPCIÓN
Amarilla	Es el color habitual cuando el bebé toma lactancia materna exclusiva. Son abundantes y muy líquidas. Este tipo de deposiciones pueden cambiar de color y volverse más verdosas. Se oxidan después de unas horas, por lo que es importante observarlas nada más las ha hecho.
Anaranjada	Suelen producirse después del meconio, mientras el bebé toma leche de transición. Cuando tome leche madura, las cacas serán amarillentas. No siempre aparecen, y el bebé puede pasar del meconio a la caca típica amarilla.
Grumos blancos	Pueden aparecer tanto en deposiciones anaranjadas (cuando toman leche de transición) o amarillas (cuando ya toman leche madura). No son más que restos de la grasa de la leche.
Verde	Aparecen por diferentes circunstancias y el tono puede variar de intensidad. Los primeros días pueden ser verdes, entre el meconio y la caca amarilla típica de los bebés amamantados. También adquiere este color cuando se oxida y hace un rato que el bebé la ha hecho. En los casos anteriores, suele ser un proceso limitado que no se repite. Cuando esta situación se repite en todas las deposiciones, va acompañada de moco o cada vez es más líquida, es importante consultar al pediatra por si pudiera deberse a algún tipo de alergia a alguna de las proteínas que estuvieras consumiendo.
Marrón	La caca marrón suele producirse con la introducción de la leche de fórmula en la dieta del bebé o cuando solo toman leche materna, pero no comen lo suficiente.
Gris o verdosa	Suele corresponder a los primeros días después del nacimiento, entre el meconio y la caca típica del lactante amamantado.
Blanca	En el caso que el bebé presente caca blanca es importante consultar al pediatra lo antes posible, se podría tratar de algún tipo de patología biliar.

TEXTURA	DESCRIPCIÓN
Líquida	La caca líquida en las cantidades habituales (8-12 pañales en 24 horas) suele ser normal los primeros meses de vida. Este tipo de heces amarillas y líquidas son las que corresponden a los lactantes alimentados únicamente con leche materna. No se debe confundir con la diarrea. Los bebés con diarrea presentan un aumento de deposiciones y cada vez es más líquida.
Mucosa	Los bebés cuando tienen mocos o congestión nasal no suelen saber sacarlos por la nariz y se los tragan. Esto hace que aparezcan hilos de mocos en las cacas. Cuando el bebé mejora, desaparecen. En el caso de que no desaparezcan o vayan acompañados de otros síntomas (revisa el apartado sobre la alergia a la proteína de leche de vaca APLV) es importante consultar al pediatra por si se pudiera tratar de alergia a algún alimento que consumas.
Con trozos de alimentos	Sí, cuando los bebés comen, en sus deposiciones podemos encontrar alimentos enteros. Es algo totalmente normal y a lo que no hay que dar mayor importancia.
Dura (bolitas)	Las cacas duras en bebés que solo toman leche materna hacen necesaria una consulta urgente al pediatra. En bebés que toman lactancia mixta o leche artificial puede ser necesario valorar el cambio de marca de la fórmula hasta dar con una que siente mejor al bebé. Cuando los bebés siguen tomando el pecho y también alimentos, las heces suelen ser un poco más consistentes, con una textura más de pomada. Si al empezar con los alimentos las cacas de tu bebé se vuelven duras, es importante revisar la alimentación, ofrecer agua en las comidas y si no mejora, consultar con el pediatra.

No hace caca

Los bebés con lactancia materna suelen presentar un patrón de deposiciones bastante común. Este patrón nos da información que puede ser clave para entender qué está pasando. Cuando un bebé deja de hacer caca puede ser una situación normal o que nos indique que hay que actuar.

 Información

Es importante según la edad del bebé y siempre que tome solo leche materna, puesto que si toma algo que no sea leche materna, los bebés pueden presentar variaciones en el patrón de deposiciones.

En los bebés que toman leche materna exclusiva observamos habitualmente:

EDAD	DESCRIPCIÓN	CUÁNDO CONSULTAR
Menos de 15 días	Entre 2-3 veces como mínimo al día.	Si el bebé hace menos, presenta pocos pañales mojados o con orina oscura.
Entre los 8-15 días de vida	Se suele iniciar la suplementación con vitamina D. El bebé puede estar muy inquieto y reducir la cantidad de deposiciones.	Si el bebé está muy molesto, consultar al pediatra y valorar cambiar la marca de la vitamina D.
Aproximadamente al mes de edad	El bebé está inquieto durante la toma, llora y protesta, hace menos caca de la habitual. Se inicia la disquecia del lactante. Tienes más información en el capítulo 3.	Si el bebé está extremadamente inquieto, llora a todas horas y presenta la barriga hinchada como un tambor O si cuando hace caca es dura.
Más de 1 mes	Dejan de hacer caca durante muchos días. Pueden tardar de una semana a 25-30 días en hacer caca.	Si el bebé está extremadamente inquieto y llora a todas horas, presenta la barriga hinchada como un tambor. O si cuando hace caca, es dura.
Al empezar con los alimentos sólidos	Pueden reducir la frecuencia, presentan restos de comida en las heces.	Si la caca pasa a ser dura.

Hipo

Seguro que cuando estabas embarazada notabas que tu bebé tenía hipo dentro de tu tripa. Pues una vez fuera de ella, es habitual, especialmente los primeros meses, que el bebé tenga hipo con cierta facilidad en cualquier momento del día o de la noche. Ocurre en episodios que suelen durar unos 8 minutos, normalmente cuando están despiertos.

 Información

El hipo se produce por las contracciones del diafragma, el músculo que se sitúa debajo de los pulmones y principal músculo de la respiración. Cuando se contrae de manera rítmica a la vez se cierran las cuerdas vocales, genera el ruidito característico. Un estudio del 2019 concluye que el hipo puede ser importante para el desarrollo del cerebro[7] y la respiración del bebé.

Suele ser un proceso que no podemos evitar y que, cuando ocurre, se acaba sin hacer demasiado. A pesar de ello, si quieres puedes intentar:

- Ofrecer un poco más de teta.

- Intentar que el bebé eructe.

- O, como te decía, simplemente esperar.

A medida que crecen, la situación tiende a mejorar.

Gases

Niños y adultos tenemos gases.[8] Lo que una no espera es que un bebé pequeño y angelical tenga la capacidad de expulsar gases con tremendo estruendo. Los gases les pueden dar molestias y hacerles inquietar porque no siempre consiguen expulsarlos solos.

Información

Los gases se forman por un proceso de fermentación en el intestino y, al no saber expulsarlos, pueden hinchar la tripa del bebé. Les podemos ayudar de las siguientes maneras:

- Colocar al bebé tendido en nuestro antebrazo con el culete más alto que la cabeza. Muchas veces salen solos sin hacer nada.

- Si no funciona y el bebé sigue molesto, podemos hacerle un masaje en la tripa en dirección a las agujas del reloj.

- Otra opción es llevarles las piernas flexionadas hacia el abdomen.

- Y también puedes intentar hacer la bicicleta con sus piernas y posteriormente llevar las piernas flexionadas hacia el abdomen y terminar estirándolas para volver a empezar el proceso.

De esta manera, le ayudarás a expulsar los molestos gases y que se sientan más cómodos.

---

[7] Whitehead, K., L. Jones, M. P. Laudiano-Dray, J. Meek, L. Fabriz, «Event-related potentials following contraction of respiratory muscles in pre-term and full-term infants», *Clinical Neurophysiology*, 2019, volumen 130, número 12, pp. 2.216-2.221.
[8] Tienes información sobre los eructos en el capítulo 2.

Cólicos

Todo el mundo parece saber que los bebés tienen cólicos, entendiendo por esto horas de llantos incansables y dolor abdominal. Este parece ser un trastorno típico de los bebés que causa terror a las familias. En español, cólico significa dolor agudo y espasmódico. Pero ¿cómo te quedas si te digo que realmente lo que hemos hecho con esta situación es interpretar un acrónimo del inglés? COLIC: «Cause Obscure Lengthy Infant Crying», (llanto excesivo en el lactante de causa desconocida). Lo que quiere decir, llanamente, que no tenemos la menor idea de por qué se produce.

 Información

Se cree que lo que llamamos cólico no es más que una mala adaptación al medio fuera del útero y la necesidad de todas las crías humanas de recibir protección, calor y alimentación de manera constante. En las sociedades no industrializadas, el cólico no existe, los bebés son amamantados de manera irrestricta, porteados por su madre o por un familiar y duermen al lado de su madre o sus padres. Pero hay bebés que tienen todo lo anterior y siguen llorando, aquí es cuando hablamos de cólico.

Principalmente, son episodios de llanto persistente. Además, la definición de cólico de lactante se acepta cuando:

- Les ocurre a bebés de menos de 4 meses.

- Los episodios de llanto se producen al menos durante 3 días a la semana.

- Durante más de 3 horas al día.

- Y al menos durante 3 semanas.

Por tanto, no cualquier llanto es un cólico, a pesar de que la mayoría de las veces que un bebé llora estamos seguras de que los padecen.

Los bebés lloran, es su manera de comunicarse con los adultos. Están más nerviosos al atardecer y suelen mostrarse irritables o inquietos al mamar. A veces, por su comportamiento, tenemos la sensación de que rechazan el pecho o incluso que se están quedando con hambre y les falta leche...

Estos lloros típicos al atardecer se producen por cansancio: el bebé está sobrepasado, ha recibido muchos estímulos a lo largo del día y no sabe cómo dormirse o tranquilizarse. Además, es probable que sientas el pecho más blando y creas que no tienes leche. Leche hay, e incluso la leche al atardecer contiene más grasa para saciar al bebé, pero el flujo es quizá un poco más denso, lo que tampoco parece satisfacerle. A esta hora (u horas) la llamamos la hora bruja y hay días que se nota más y otros que se nota menos, al igual que hay bebés que lo experimentan más y otros menos. Si tu bebé está irritable al final del día, puedes intentar adelantarte a ese cansancio para evitar entrar en el ciclo del llanto y:

- Salir a pasear con el bebé en un portabebés.

- Intentar si el baño templadito funciona. A veces lo que hay que hacer es justo lo contrario: cambiar la hora del baño.

- Dar el pecho en una habitación oscura y sin estímulos.

- Salir a dar una vuelta en coche.

- (...)

Cada bebé es diferente y lo que les funciona a unos no funciona a los otros. Te toca investigar cuál es el método que mejor le va a tu bebé. Y si nada parece funcionar, explorar con el pediatra la posibilidad de que el bebé padezca reflujo o algún tipo de alergia a algún alimento que consumimos y que le llega a través de nuestra leche, y más si el aumento de peso del bebé no está siendo el esperado.

Pero siempre debemos tener en cuenta que un bebé que llora en todas las tomas, indiferentemente de la hora del día, debería ser valorado por un pediatra.

Lengua blanca

Los bebés amamantados suelen tener la superficie de la lengua blanca y esto se confunde con candidiasis oral (muguet), por lo que muchos bebés amamantados son tratados innecesariamente. ¿Cómo saber si es la lengua típica del lactante o muguet? Pues te doy algunos datos para quizá evitar una visita innecesaria al pediatra.

 Información

Lo primero que te va a tocar es observar todo el interior de la boca del bebé:

- Los bebés que no tienen muguet suelen tener toda la superficie de la lengua blanca.

- Tampoco se observa nada en el interior de las mejillas o los labios.

- Si por contra se observan manchas en el interior de los labios y las mejillas, y son manchas blancas como con relieve y pelitos.

- La lengua blanca causada por la leche materna no duele ni molesta al bebé, mientras que la aparición de la candidiasis oral puede hacer que el bebé esté inquieto y más irritable.

Si el bebé tiene muguet, el pediatra te recetará una crema antifúngica para que se la apliques en la boca. No es necesario que te la apliques en los pezones. Si sientes dolor cuando el bebé mama, revisa la información del capítulo 4 sobre el dolor al amamantar.

APLV o intolerancia a la lactosa

Estas son dos situaciones que no tienen nada que ver, que se confunden con suma facilidad y de las que puedes recibir información errónea. Vamos a ir paso a paso para primero diferenciarlas. Lo primero es entender que una cosa es la proteína de la leche y otra el azúcar de la leche. La lactosa es el azúcar propio de la leche y está presente en la de todos los mamíferos, y sí, también en la nuestra. La presencia de la lactosa en nuestra leche no depende de la ingesta. Por ejemplo, si eres vegana y no comes nada de lácteos ni derivados de leche de otros animales, tu leche va a tener lactosa igual, ya que esta se fabrica dentro de la glándula mamaria. La leche materna tiene proteínas diversas: caseína, beta-lactoglobulina, alfa-lactoalbúmina, lactoferrina…, pero además de estas proteínas, la leche materna puede contener restos de proteínas que has ingerido. Estas fracciones de proteínas son las que pueden producir alergia a tu bebé. A la lactosa no se tiene alergia,[9] lo que sí se

puede es ser intolerante a ella. A la proteína de leche de vaca (APLV) o a otras proteínas (huevo, soja, cacahuete, legumbres, cereales, pescado...) sí se puede presentar alergia.

 Información

Seguro que has oído hablar de la intolerancia a la lactosa y que conozcas una amplia gama de productos sin lactosa. En el intestino tenemos una enzima llamada lactasa, que se encarga de fraccionar la lactosa en dos azúcares, glucosa y galactosa. A medida que crecemos, y más en ciertas poblaciones, la lactasa desaparece del intestino, lo que se conoce como intolerancia primaria a la lactosa y que produce malestar digestivo al consumir productos lácteos. Pero ¿los niños pueden tener intolerancia a la lactosa? Sí, se denomina intolerancia transitoria o secundaria a la lactosa y en ocasiones se produce después de una gastroenteritis, por la toma de antibióticos, porque disminuyen la lactasa intestinal. Esta es una condición totalmente benigna y temporal que nunca hace necesario suspender la lactancia materna. Sin embargo, cuando existe la ausencia congénita de lactasa, una enfermedad sumamente rara, sí imposibilita la alimentación del bebé con leche materna o artificial que contenga lactosa. En el caso de

---

[9] La alergia produce una reacción en el sistema inmunitario. Se llama alergia mediada por IgE (anticuerpos), que causa reacciones de carácter respiratorio, nervioso o eruptivo. Y cuando no se trata, produce una sintomatología digestiva.

que un bebé sufriera esta patología, se suele diagnosticar en las primeras horas de vida, por lo que saldrías del hospital con el tratamiento ya pautado.

A muchos niños se les diagnostica intolerancia a la lactosa y se recomienda a sus madres dejar la lactancia materna y, en el mejor de los casos, que la madre deje de consumir productos con lactosa. En estas situaciones, se están mezclando conceptos, y se confunde la intolerancia a la lactosa con la alergia a las proteínas de la leche de vaca, en la que sí puede ser necesario que la madre haga una dieta de exclusión. En caso de una intolerancia transitoria a la lactosa no es necesario que la mamá haga dieta. Puede ser útil extraer un poco de leche antes de ofrecer el pecho, ya que la leche del inicio de la toma es más rica en lactosa, facilitando así la digestión al bebé hasta que recupere los niveles normales de lactasa intestinal. En el caso de la alergia a las proteínas de la leche de vaca, la dieta de exclusión sí puede hacer que los síntomas que presenta el bebé desaparezcan.

En el caso que se crea o verifique mediante pruebas diagnósticas que tu bebé tiene APLV u otra alergia, una primera opción es eliminar de tu dieta la proteína que se crea causante del proceso. La proteína de la leche de vaca es una de ellas, pero cualquier alimento puede producir alergia, así que puede ser interesante anotar con mucho detalle todo lo que ingieres para poder establecer una relación causa-efecto.

La alergia alimentaria puede ser mediada o no por IgE (la inmunoglobulina responsable de las reacciones alérgicas). Dependiendo de si la alergia es o no mediada, los síntomas del bebé y las formas de diagnóstico cambian.

Un bebé con alergia mediada por IgE a un alimento que consume su madre puede presentar síntomas entre los 20 minutos a las 4 horas siguientes de la ingesta. En el caso de la alergia no mediada, los síntomas se van manifestando lentamente y pueden tardar en ser evidentes hasta una semana.

MEDIADA	NO MEDIADA
Reacciones cutáneas (habones)	Vómitos
Sintomatología respiratoria	Diarrea (o presencia de sangre en las heces)
Reacciones digestivas	Llanto incontrolable
Anafilaxis	Malestar

Como te decía, una opción en los casos de alergia no mediada es hacer una dieta de exclusión total de los alimentos sospechosos y evaluar la evolución del bebé. Es necesario esperar unas 2 semanas para ver resultados, ya que las proteínas son acumulativas y permanecen en nuestra leche a pesar de no consumirlas durante un tiempo.

Recuerda que ningún alimento es culpable hasta que se demuestra lo contrario. Si tras varias semanas haciendo dieta de exclusión de un alimento, no hay mejoría en los síntomas del bebé, significa que ese alimento no le perjudica, y por lo tanto, se puede reintroducir en la dieta sin problemas. No elimines todos los alimentos de los que sospechas de golpe, hazlo de uno en uno para que puedas identificar cuál es el que causa problemas. Así no limitas la dieta más de lo necesario. Los alimentos que se toleran no se retiran.

En el caso de las alergias mediadas, se podrá saber mediante pruebas diagnósticas. Es necesario que si la madre quiere seguir con la lactancia, tenga una dieta muy estricta a fin de evitar que la proteína que afecte al niño le llegue a través de la leche. En algunos casos, las madres deciden dejar la lactancia materna y ofrecer fórmulas altamente hidrolizadas.

Gastroenteritis

Las gastroenteritis suelen ser una enfermedad común en la infancia que causa una infección que se manifiesta con vómitos y diarrea. En los bebés y niños el riesgo está en la deshidratación, por ello es muy importante que los pequeños se mantengan hidratados.

 Información

Esta es una enfermedad que se contagia con mucha facilidad y en la que es muy importante controlar al bebé para que no se deshidrate. En bebés que solo toman leche es importante observar:

- Que no estén somnolientos y no se despierten.

- Que mojen los pañales o que dejen marcas de uratos.

- Que no tengan los ojos o la fontanela hundidos.

- Que no tengan los labios y la boca secos.

Si el bebé presenta alguna de estas señales de deshidratación, es muy importante que un pediatra lo vea inmediatamente. Aún se recomienda erróneamente retirar la leche materna en caso de que el bebé tenga gastroenteritis. Se confunde la recomendación de la retirada de la leche de vaca y derivados de la dieta con la ingesta de la leche materna. En una gastroenteritis no es necesario dejar de amamantar, lo que sí puede ser necesario es ofrecer el pecho a «chupitos» si el bebé no deja de vomitar cada vez que mama. ¿Cómo hacerlo?

- Intenta ofrecer el pecho y observa qué pasa.

- Si a los pocos minutos lo vomita todo o casi todo, empieza a ofrecer el pecho con ciertas restricciones.

- Empieza con solo 5 minutos, contados, de pecho.

- Espera 5-10 minutos más y observa qué pasa.

- Si el bebé lo retiene, sigue con la misma pauta.

- Si no retiene la leche, disminuye el tiempo de toma a 3 minutos contados.

- Espera 5 minutos.

- Poco a poco la motilidad intestinal, que hace que vomite cualquier cosa que le entre en el estómago, se calma, y debería ir tolerando la leche.

- Si la va tolerando, puedes dejar que mame un poco más.

- En bebés de más de 6 meses puedes ofrecer también suero oral hiposódico. Si lo rechaza y prefiere el pecho, no insistas con el suero.

En pocas horas debería mejorar y dejar primero de vomitar y, por último, cesará la diarrea. En los niños con lactancia materna puede alargarse unos días más por la presencia de lactosa en la leche materna. A pesar de esto, el mejor alimento que puede tomar un bebé en esta situación es la leche de su madre.

Congestión nasal o mucosidad

Los bebés, para poder mamar de manera efectiva, necesitan succionar, deglutir y respirar en una secuencia consecutiva. Cuando tienen mocos o congestión nasal se suelen desesperar, ya que no pueden mamar si no es separándose del pecho constantemente para poder respirar.

 Soluciones

Cuando los bebés tienen la nariz llena de mocos es muy complicado que puedan mamar y están muy inquietos. Para facilitar la toma podemos:

- Intentar sentar al bebé para hacer la toma lo más vertical posible y que le sea más fácil respirar.

- Si no funciona, puedes intentar hacer una limpieza nasal con suero. Existe un poco de controversia sobre la necesidad de realizar esta técnica, pero a veces no queda otra que intentar que saquen toda la mucosidad posible.

- Si no da resultado y el problema es la congestión nasal (parece que no hay mucosidad), puedes intentar llenar el baño de un poco de vaho, y ofrecerle el pecho también lo más vertical posible.

- Por la noche, si le das el pecho tendida en la cama, es posible que te tengas que sentar para que pueda respirar con más facilidad.

El bebé puede estar unos días molesto hasta que consiga respirar con más facilidad y poder mamar de nuevo con tranquilidad.

Frenillo lingual corto

Estoy segura de que has oído hablar del frenillo lingual corto. Desde hace más de 10 años hemos vuelto a aprender la importancia de que todas las estructuras orales del bebé funcionen perfectamente para conseguir una lactancia materna placentera y eficaz.

En la boca hay varios frenillos: vestibulares, dental y lingual. Este último es el que puede producir dificultades en la lactancia. Este pequeño tejido mucoso que une la lengua al suelo de la boca puede dificultar que el bebé realice los movimientos necesarios tanto para extraer la leche como para proteger el tejido del pezón y la areola.

 Información

No pretendo que esta sea una guía sobre los frenillos cortos, o por qué ahora parece que todos los niños tengan el frenillo de la lengua corto o por qué no es una moda... La idea es proporcionar información para tomar decisiones con respecto a la duda más habitual: ¿qué hago si mi bebé tiene el frenillo de la lengua corto?

Los frenillos se describen anatómicamente según el punto de inserción con la lengua en cuatro tipos. Los tipos I y II son los que se sitúan en la punta de la lengua del bebé, los III y IV son los que están en una posición más posterior y tienen además una banda de tejido muscular que también dificulta los movimientos de la lengua.

Aún tenemos dificultades para encontrar profesionales que lo sepan detectar y valorar de manera adecuada. Si tienes dolor o dificultades en vuestra lactancia, es posible que te hayan dicho o hayas llegado a la conclusión de que el problema es el frenillo de la lengua. Y puede que así sea, pero antes de dar cualquier paso sería interesante una valoración presencial por un profesional formado que pueda pasar una batería de test para evidenciar si el frenillo corto está efectivamente interfiriendo en el funcionamiento de la lactancia.

Antes de hacer nada, también es importante explorar y trabajar con una experta:

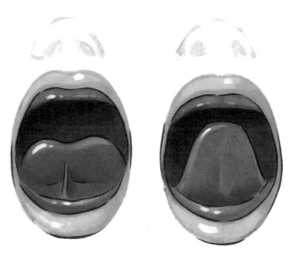

El frenillo lingual corto impide que el bebé pueda realizar los movimientos adecuados para succionar y deglutir la leche.

- Realizar un agarre profundo o asimétrico.

- Mejorar la posición del bebé al pecho.

- Y revisar también el resto de las estructuras orales, especialmente el paladar del bebé.

Si a pesar de trabajar todos estos aspectos las dificultades se mantienen, lo siguiente sería trabajar de la mano de un fisioterapeuta o un logopeda experto en succión y deglución. Sé sobradamente que esto no siempre es posible, lo que sin duda no facilita la resolución de todas las dificultades que podáis estar experimentando.

Si has podido explorar todos estos aspectos y se verifica que las dificultades están producidas por el frenillo, el siguiente paso es valorar si se quiere intervenir o no. Este es también un tema que genera mucha polémica y en el que no todos los profesionales se ponen de acuerdo. Cortar o no cortar, es la cuestión.

Otra dificultad que tenemos es encontrar profesionales que puedan intervenir de manera efectiva. Si descubrimos que el bebé lo tiene, pero no causa molestias, también es complicado decidir qué hacer. Sabemos que el frenillo lingual corto no solo puede tener repercusiones en la lactancia, y que interfiere tanto en la formación de las estructuras orales como en el futuro desarrollo del bebé:

- Los bebés con el frenillo lingual corto son respiradores orales, lo que aumenta la probabilidad de que padezcan infecciones en las vías respiratorias.

- Modificaciones en el patrón de deglución.

- Dificultades logopédicas en la pronunciación de diversas consonantes.

- Modificaciones en las estructuras maxilo-faciales.

Es complicado saber qué repercusiones exactas se van a producir a medida que el bebé crezca, y el hecho de cortarlo o no va a depender esencialmente de si tenéis o no profesionales disponibles para realizarlo y de vuestras experiencias previas (en muchas ocasiones, uno de los padres o los abuelos han sufrido alguna dificultad por tener el frenillo lingual corto) que pueden determinar la decisión.

Varicela/mano-pie-boca/ aftas en la boca

Son enfermedades y situaciones diferentes, pero todas producen lo mismo al bebé: mucho dolor al mamar si tiene aftas en la boca. La leche materna contiene sustancias protectoras que, cuando entran en contacto con las heridas, producen un escozor muy fuerte. Y si a eso le unimos los movimientos que tiene que realizar con la musculatura oral, hace que el bebé rechace el pecho por el dolor que siente al mamar.

 Recursos

En ocasiones hay poco que hacer cuando el bebé se contagia de una de estas enfermedades o tiene una pequeña lesión en la boca.

Primero, si el bebé empieza a rechazar el pecho y sospechamos que tenga alguna de estas afecciones, es necesario revisarle la boca, lo que a veces es complicado. El pediatra puede recetar algún producto para intentar aliviar el dolor.

Si el bebé a pesar del tratamiento rechaza el pecho, hay que valorar qué quieres hacer. Hay madres que aprovechan esta situación para realizar un destete completo. Pero si no quieres que este sea el final de vuestra lactancia, vas a tener que echarle un poco de paciencia.

- No fuerces ni coloques al bebé a mamar si ves que llora solo con acercarse al pecho.

- Si no es capaz de mamar y quieres mantener la lactancia, recurre a la extracción de leche.

- Ofrece tu leche en un vaso. En ocasiones, si las lesiones se producen en la parte delantera de la boca, beber la leche en un vaso les resulta menos doloroso.

- Las lesiones pueden tardar una semana en curarse y, por tanto, que el bebé vuelva a mamar.

- Si a pesar de tener las lesiones curadas sigue rechazando el pecho, puedes intentar las llamadas «técnicas de reenamoramiento» que te describo en el capítulo 5 para intentar que el bebé vuelva a mamar.

Ten paciencia, porque a veces esta etapa puede durar semanas y pueden tardar un mes en aceptar de nuevo el pecho.

PRODUCTOS PARA LA LACTANCIA

Almohadas de lactancia

Hace unos años que las almohadas de lactancia se han puesto muy de moda y parecen indispensables para amamantar cuando en realidad pueden complicar el agarre y, por tanto, no son nada adecuadas para amamantar.

 Información

Quizá has escuchado lo de que es importante colocar al bebé «tripa con tripa», «vientre con vientre» o cualquier variable de estas. Cuando se extendió esta frase, al poco tiempo se pusieron de moda las almohadas de lactancia. Es probable que hayas usado una para poder dormir durante el embarazo, que es una maravilla, ¿y en la lactancia? Pues pueden complicar un poco el agarre del bebé, especialmente al inicio, cuando más atención hay que prestar a la posición y al agarre.

Hay diversas variedades de cojines: blandos, rígidos y con formas diferentes. En general, no es necesario comprar una almohada de lactancia, ya que no necesitamos elevar al bebé para mamar. Los casos en las sí la podemos necesitar son:

• Cuando queremos amamantar gemelos o mellizos a la vez.

• Si existe alguna lesión en los brazos o muñecas de la madre que dificulta mantener al bebé colocado.

• También si tienes el pecho muy pequeño y los pezones dirigidos hacia adelante.

Para el resto de las lactancias no suelen ser necesarias. Es más interesante colocar almohadas debajo de nuestros brazos que debajo del bebé si estamos en posición de cuna, y almohadas en la espalda y las piernas si estamos tendidas con el bebé en la cama. Y para ello no es necesario que sean almohadas especiales, con las que tengas en casa tienes suficiente.

Absorbentes para la leche

Los discos absorbentes sirven para evitar que la ropa se manche con la leche que, especialmente las primeras semanas, sale de manera espontánea del pecho. Hoy en día existen muchas variedades. En general los podemos dividir en los que son desechables y los reutilizables. Te cuento los pros y contras de cada uno.

Información

Las primeras semanas tras el nacimiento de nuestro primer bebé pueden ser indispensables, y más cuando vas dejando leche por todas partes en plan fuente. Elegir unos u otros va a depender de tus necesidades:

- Los desechables tienen una mayor absorción que los reutilizables.

- Con los reutilizables evitas malbaratar plástico.

- Si tienes heridas o dolor en el pezón, puede ser más adecuado el uso de los reutilizables, ya que son de algodón o materiales naturales que permiten que la zona esté más aireada, lo que favorece la cicatrización.

- Si usas desechables, es importante cambiarlos con frecuencia cuando los notes muy saturados para evitar que la zona se mantenga demasiado húmeda.

- Tanto con unos como con otros debes tener cuidado si tienes grietas, ya que al retirarlos para amamantar se pueden haber pegado y este proceso puede ser muy doloroso. Si se ha pegado un disco puedes intentar, antes de separarlo, mojarlo con un poco de suero fisiológico para evitar más dolor o que la grieta se agrande.

Los discos no se suelen usar durante toda la lactancia, solo si se produce una hiperproducción de leche. De hecho sobre los 3 meses, cuando la producción de leche tiende a regularse, es probable que no los necesites más.

Apósitos para el pecho

Existen otros apósitos para la lactancia con diferentes funciones en el caso de tener heridas o dolor en los pezones. En general podemos encontrar los parches que contienen hidrogel y los que contienen glicerol o sustancias que favorecen la cicatrización.

 Información

Los parches de hidrogel calman la piel del pezón y la areola, a la vez que, por la textura que tienen, amortiguan los golpes y roces en la zona:

- Los parches se pueden usar fríos, dejándolos previamente unas horas en la nevera, o sin el efecto frío.

- Para colocarlos tan solo debes separar la lámina protectora y colocarlo sobre el pecho.

- No llevan adhesivos, pero se quedan pegados en el pecho, por tanto, hay que evitar usarlos en caso de grietas o grietas sangrantes.

- Los parches se pueden usar durante 24 horas y posteriormente se desechan.

En el caso de los parches que contienen glicerol y otros productos de limpieza y absorción, este tipo de parches sí se pueden colocar en caso de grietas o grietas sangrantes:

- Se activan mojando ligeramente el pezón con agua, se colocan en el pezón y se retiran para amamantar.

- Por su textura pueden reducir el dolor y amortiguar golpes.

- Este tipo de parches no se pega en el pezón, por lo que la retirada es casi indolora. Se desechan cuando se saturan de leche (se hinchan).

Todos estos productos pueden ser de utilidad, pero por sí mismos no consiguen curar ninguna grieta o eliminar el dolor. Antes de usarlos, revisa con una experta en lactancia los aspectos básicos.

Formadores de pezón

Aún se venden este tipo de productos con la finalidad de que el pezón plano o umbilicado protruya (salga hacia afuera). Se recomienda su uso durante el embarazo o los primeros días de lactancia, pero ¿son necesarios?

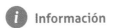 **Información**

No, no son necesarios. De hecho, es de esos productos que podrían eliminarse porque juegan con el miedo a que los pezones no sean adecuados para la lactancia. En el capítulo 4 tienes información específica sobre los diferentes tipos de pezones y recuerda que para mamar, el bebé necesita la areola, no el pezón.

Este tipo de artilugios pueden generar, aparte de dudas sobre nuestra capacidad para dar el pecho, obstrucciones si se usan demasiadas horas seguidas. Además, con los formadores que hacen el vacío, un uso inadecuado puede causar dolor o hematomas en la areola.

Si te preocupa tu pezón, no dudes en consultar con una experta en lactancia que pueda acompañarte en el proceso previo al nacimiento de tu bebé y si fuera necesario, en los primeros días de vida.

Cremas y ungüentos para los pezones

Las grietas dan miedo, intentar evitarlas o curarlas lo más rápido posible es lo que nos gustaría que pasara, pero de nuevo una cosa es la realidad y otra la publicidad. No hay ningún producto que pueda evitar la aparición de grietas ni que las pueda curar en pocas horas. ¡No hay cremas mágicas!

Sean con lanolina, vitaminas o aceites, las cremas pueden tener un efecto coadyuvante, pero en ningún caso curar por sí mismas.

Seré más gráfica: imagina que empiezas a trabajar en un restaurante. Y como buen pinche de cocina te ponen a pelar unos cuantos kilos de cebolla. Y como buena aprendiz, no tienes ni idea de cómo se hace, lo que te lleva a cortarte una y otra vez. Y para solucionarlo, lo que haces es poner una tirita tras otra. Pero no vas al fondo de la cuestión: aprender la técnica. Si te enseñan una técnica adecuada, a retirar los dedos y colocar el cuchillo en paralelo a los nudillos, no te vas a cortar y las heridas van a mejorar en pocos días. Pues lo mismo pasa con las grietas de los pezones. Puedes ponerte tiritas (cremas), pero si no aprendes la técnica o la mejoras, no vas a solucionar nada.

Protectores de pezón y conchas recolectoras

Este tipo de cubiertas protectoras tienen diversas funciones según cómo estén realizadas. Unas sirven para tener el pezón aireado, lo que favorece la cicatrización, y las otras permiten recoger la leche que va cayendo.

Las conchas pueden ser unas aliadas los primeros días o semanas de lactancia, especialmente si tienes heridas en los pezones o solo de tocarlos te molestan.

Además, pueden tener unos pequeños agujeros en la parte superior que permiten que la zona esté aireada, lo que facilita la cicatrización.

Las conchas recolectoras se usan en sustitución de los apósitos absorbentes. Si tienes grietas o heridas, suelen ser más agradables que los apósitos, ya que estos se pueden pegar a las heridas y suele ser muy doloroso el tenerlos que retirar del pecho. Las conchas permiten recolectar la leche y evitar que se adhiera nada.

La leche que se queda en la concha se puede aprovechar si la vas vaciando en otro recipiente y refrigerando de manera continua, cada 20 minutos aproximadamente.

Es importante no llevarlas todo el día puestas y usarlas de manera discontinua para evitar que la presión que realizan sobre el pecho pueda producirte obstrucciones.

Pezoneras

De todos los productos de lactancia, uno de los más conocidos sin duda son las pezoneras. E igual que con muchos otros productos, se ha abusado de ellos y recomendado en exceso. Esto causó un efecto de rechazo hacia su uso y durante mucho tiempo, cuando una madre las llevaba, se le animaba a retirarlas casi sin explorar la situación y si existía o no la necesidad de usarla. Por cierto, y antes de ofrecerte más información, si alguna vez te han dicho que por usar pezoneras estás haciendo a tu bebé adicto al plástico, borra ese mensaje de tu mente.

 Información

Hace unos años las pezoneras eran de materiales inconcebibles: madera, metal, marfil, caucho... Todos estos materiales son muy duros y hacían imposible que el bebé pudiera estimular el pecho y conseguir la leche necesaria. Después comenzaron a fabricarse con silicona, lo que las hace mucho más finas, y se popularizaron de nuevo. El capuchón de la pezonera, al ser más largo que el pezón, estimula con facilidad el paladar del bebé. Por ello se les recomiendan con facilidad a las madres cuyos bebés, en las primeras horas de vida, presentan dificultades para mamar, en el agarre o causan dolor.

Algo importante al elegir una pezonera es que sea de la talla adecuada para la medida de tu pezón (en el capítulo 4 tienes información para que sepas qué talla necesitas). En ciertos casos, los bebés prematuros, con dificultades de succión, que presenten un frenillo lingual corto, que tengan alguna alteración oral, hiperproducción de leche..., pueden verse beneficiados de su uso. Este puede ser temporal, al igual que con los bebés que la usan por recomendaciones inadecuadas o realizadas con demasiada prisa.

Hay dos preguntas habituales cuando se usan pezoneras: ¿hasta cuándo las puedo usar? y ¿cómo quitarlas? Así que vamos a ello. Lo ideal, de todas formas, sería determinar el porqué de su uso y valorar si el bebé está preparado para dejarlas.

Para quitarlas, lo primero a saber es que podemos tardar un cierto tiempo en conseguirlo. Hay bebés a los que se las podremos sacar de golpe y otros que van a necesitar semanas para poder mamar sin ellas. Y algunos no consiguen dejarlas nunca, lo que nos lleva a la primera pregunta: ¿hasta cuándo se pueden usar? Pues hasta que las necesites, hay madres que dan el pecho durante años con pezoneras.

Pero sin duda, puedes tener ganas de eliminarlas, así que ¡trucos van!

- Inicia la toma con la pezonera y, cuando el bebé lleve un rato mamando, o esperas a que se separe o le separas, y entonces quitas la pezonera. Intenta que mame sin ella. Puede ser que mame un poco y se enfade, en cuyo caso se coloca de nuevo. Si se agarra y está un rato, fantástico. Hay que ir repitiendo la técnica en cada toma.

- Si el bebé está relajado, intenta empezar sin ella, sujetando el pecho por la zona de la areola, como si fuese un sándwich, para que de esta manera le sea más fácil encontrar el pecho. De nuevo, si se enfada, colocamos rápidamente la pezonera.

- Otro truco es intentar que el bebé succione tu dedo meñique antes de empezar la toma. Una vez adquiera cierto ritmo, se le acerca rápidamente al pecho. Al estimular la succión, les suele ser más fácil agarrarse al pecho.

- A parte de todo lo anterior, puedes intentar un agarre espontáneo con tu bebé. Siéntate un poco recostada hacia atrás, desnuda de cintura para arriba. Deja a tu bebé adormilado, solo con pañal, en la zona de tu cuello y deja que se vaya despertando y buscando el pecho solo.

- Si el bebé tiene cerca de los 3 meses, juega a hacerle cosquillas, que se ría mucho. Los dos también desnudos, que tenga el pecho a «pedir de boca».

- Y por último, a veces no queda otra que no hacer nada. Esperar, porque muchos bebés sobre los 3 meses dejan de necesitar solos las pezoneras.

Las pezoneras sin duda son engorrosas y suelen necesitar mucha paciencia a la hora de sacarlas.

Por cierto, también existen otros tipos de pezoneras: las de plata y las de cera. Ambas se promocionan con eslóganes muy prometedores que garantizan la curación en pocos días.

En general, si algún producto en cuestión te asegura una curación milagrosa y la remisión de todos tus males en horas, desconfía.

Recolectores de leche

Los recolectores de leche han aparecido como una evolución de las conchas recolectoras. Las conchas tienen la dificultad de que hay que vaciarlas cada 20 minutos aproximadamente, además de que por su funcionamiento solo recogen la leche que cae de manera espontánea. Los recolectores están a medias de la función de una concha recolectora y de un extractor manual.

 Información

Hay diversos tipos de recolectores de leche: los que tiene una copa y una botella para recolectar la leche (al ser de silicona flexible, la botella también se puede comprimir para realizar el vacío y que la leche fluya como si fuera un sacaleches manual) y los que tienen forma de concha, pero permiten comprimir el depósito para realizar el vacío. La ventaja de estos últimos es que los puedes colocar dentro del sujetador y no te tienes que preocupar de nada. La leche puede estar un rato más dentro del recolector de lo que estaría en las conchas.

Es importante tener cuidado cuando empezamos usarlas y valorar la presión de vacío que ejercen sobre el pecho. Cuando le damos la vuelta a la copa, puede hacer demasiado vacío y esto puede causarte dolor o hematomas. Es probable que con solo realizar el vacío comprimiendo la botellita sea más que suficiente.

Suelen ser muy útiles las primeras semanas, cuando la producción de leche aún no está regulada. Por cierto, otra pregunta habitual es si esta leche que se recolecta sirve para ofrecérsela al bebé, ya que puede tener menos grasa al ser leche del inicio de la toma. Esto es cierto, pero sin duda, si consigues leche de esta manera tan simple, se la puedes ofrecer sin más problema.

Sacaleches

El sacaleches es uno de los productos para la lactancia que a la mayoría de las madres les va a tocar usar en algún momento de su lactancia. En el capítulo 5 tienes información sobre los sacaleches que te pueden ser de utilidad.

Productos para tener más leche

Como el miedo a no tener leche es casi universal, hay múltiples productos, preparados y alimentos que se venden para aumentar la producción. Y como cada cultura tiene sus propuestas, la variedad que pueden recomendarte es infinita.

 Información

¿Qué hay de cierto en estos productos? Pues muy poco, se juega más con el efecto placebo que con otra cosa. Un placebo no es más que una sustancia, procedimiento o producto que se ofrece bajo la idea de que producirá una serie de cambios sin que estos se den realmente. El efecto placebo es el que se consigue cuando la persona ingiere el producto y siente que sí tiene un efecto en su cuerpo. En este caso, un aumento de la producción de leche.

En realidad, casi la totalidad de los productos de los que están hechos no tienen ninguna evidencia científica de su eficacia: cardo santo, cardo mariano, eneldo, gallega, ajo, anís, eneldo, avena, sardinas, bacalao, almendras, cerveza, chufas, germen de trigo..., y así hasta el infinito.

Estos productos, además, se presentan en múltiples versiones: galletas, infusiones, jarabes...

No esperes efectos mágicos. Y en el caso de que lo necesites, puedes consultar con tu médico de cabecera o ginecóloga para valorar el uso de fármacos que, como efecto secundario, aumenten la prolactina en sangre y puedan ser coadyuvantes en los procesos de baja producción de leche. Si tienes problemas con la producción de leche, lo ideal sería buscar las causas, porque algunas tienen solución, y trabajar en ellas.

AGRADECIMIENTOS

Si habéis leído alguno de los otros dos libros anteriores, ya sabéis que esta es una de mis partes preferidas. Este libro se escribió principalmente durante el mes de agosto de 2021. Estábamos de vacaciones y todo el mundo sabe que dedicar el mes de vacaciones a escribir es lo mejor del mundo, y no es ironía.

Escribo este agradecimiento mientras reviso el libro. Te pido disculpas anticipadas por todas las situaciones y conceptos que he podido olvidar y que quizá estabas esperando encontrar. Creo que nunca nadie podrá llegar a escribir todas las preguntas y dudas que surgen en la lactancia, esto sí es una misión imposible.

Bueno, vamos a ello:

En primer lugar, gracias a todas las madres y bebés que estáis siempre a la hora del desayuno en Instagram, en esta locura de preguntas y respuestas que ya es una rutina más en mi vida. A todas las que me mandáis privados que no puedo responder, aunque quiera (perdonadme). Y a las que habéis venido y venís a la consulta presencial u *online*. Gracias por todo lo que me enseñáis cada día y por lo afortunada que soy de aprender de vosotras y vuestros hijos. Si la lactancia me sigue apasionando es porque nunca me aburre, siempre puedo y quiero saber más.

A mi pequeña familia de cuatro (más la peluda de la casa incluida, que no se ha separado de mi lado literalmente).

Rome, por toda la paciencia que has tenido este verano, en el que has cocinado platos veganos para sorprenderme y no me has dejado mover un dedo para que me pudiera centrar en escribir. Baba, gracias por tu romesco, que me alegra los días, por acogerme un mes a mí y a la peluda. María, por los ratos que hemos pasado en la piscina y en el sofá, por terminar el maldito puzle. Abril, el terremoto de la familia, gracias por enseñarme a tener más paciencia y hacerme reír con casi todas tus locuras.

¡Os quiero!

María y Laia. ¿Qué puedo decir que no sepáis? Gracias por estar siempre, por leer, sugerir y corregir, por reírnos, por soñar e imaginar que sí es posible. Por no aceptar los no por respuesta, por querer estar siempre al lado de las mujeres, por ponerlas en el centro y que sean motor de cambio. El mundo sería mejor con más personas como vosotras al mando.

Enric, y vamos 3 a 0, esto ya no sé si lo vas a remontar. Por cierto, ¡menos mal que te acordaste del hipo!

Gracias a Alicia Vilaret, que es la *crack* que me ha ayudado a revisar todos los cuadros relacionados con los tratamientos estéticos. ¡Eres muy *top*!

Gracias Núria Carrasco, por el trabajazo que te marcaste en 5 días revisando el libro de la primera a la última página, detectando cada pequeña cosa. Un honor que aceptaras leerlo. Emma, ¡tu madre es la leche!

A Isabel María Fernández Mayén, por revisar el apartado sobre alergias alimentarias. Por todo su conocimiento y su cordura. ¡Mil gracias por esto y por toda la ayuda que prestas a las madres con bebés alérgicos!

Al equipo que forma LactApp al completo. Si pudiera soñar con un equipo, soñaría con este. Gracias por hacer realidad el sueño de que las mujeres puedan conseguir la lactancia que desean, gracias por los buenos y los malos momentos, gracias por reírnos tanto y hacer de nuestro trabajo nuestra pasión.

A mi «equipo A» de la UOC, Rosa y Kiko, por ser los mejores compañeros de universidad y compartir aventuras y desventuras con la creación de este libro.

Natalia Sánchez, gracias por decir sí aquella noche y escribir este maravilloso prólogo. Gracias por normalizar la lactancia y el tándem. Gracias por tu amabilidad y dulzura. Tú también eres parte de esas madres que me han enseñado tanto, que me han demostrado que la voluntad mueve montañas y que somos muy poderosas.

Teresa Petit, por ser como eres, por llamarme siempre con buenas noticias, por tu pasión y confianza.

Y finalmente quiero dedicar este libro a mi padre que, aunque no esté con nosotros, creo que es la única persona del mundo que leía todos los manuales de instrucciones, por lo que sé que este libro le hubiera gustado.

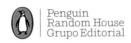

Penguin
Random House
Grupo Editorial

Primera edición: abril de 2022

© 2022, Alba Padró
© 2020, Penguin Random House Grupo Editorial, S.A.U.
Travessera de Gràcia, 47-49. 08021 Barcelona

Printed in Spain – Impreso en España

Ilustraciones de interior: Chelen Écija

ISBN: 978-84-18055-50-8
Depósito legal: B-3163-2022

Compuesto por Eva Arias
Impreso en Gómez Aparicio, S.A.
Casarrubuelos, Madrid

DO 55508